Gabriele Kiesling

KNIE

SCHMERZFREI IN 30 TAGEN

Bibliografische Information der Deutschen Nationalbibliothek
Die Deutsche Nationalbibliothek verzeichnet diese Publikation in der Deutschen Nationalbibliografie. Detaillierte bibliografische Daten sind im Internet über http://dnb.d-nb.de abrufbar.

Für Fragen und Anregungen
info@m-vg.de

Wichtige Hinweise
Dieses Buch ist für Lernzwecke gedacht. Es stellt keinen Ersatz für eine individuelle medizinische Beratung dar und sollte auch nicht als solcher benutzt werden. Wenn Sie medizinischen Rat einholen wollen, konsultieren Sie bitte einen qualifizierten Arzt. Der Verlag und die Autorin haften für keine nachteiligen Auswirkungen, die in einem direkten oder indirekten Zusammenhang mit den Informationen stehen, die in diesem Buch enthalten sind.

Ausschließlich zum Zweck der besseren Lesbarkeit wurde auf eine genderspezifische Schreibweise sowie eine Mehrfachbezeichnung verzichtet. Alle personenbezogenen Bezeichnungen sind somit geschlechtsneutral zu verstehen.

Originalausgabe
1. Auflage 2024

Türkenstraße 89
80799 München
Tel.: 089 651285-0

Redaktion: Ulrike Reinen
Umschlaggestaltung: Sonja Vallant
Umschlagabbildungen: Nils Schwarz
Fotos: sämtliche Fotos im Innenteil von Nils Schwarz, nilsschwarz.com, außer S. 207 Roswitha Kaster
Models: Christine Rose c/o FREISTIL Sportmodels; Thomas Ebner c/o FREISTIL Sportmodels
Illustrationen: sämtliche Illustrationen im Innenteil von Gabriele Kiesling, außer: S. 12 shutterstock/Axel_Kock
Satz: Daniel Förster
Druck: Firmengruppe APPL, aprinta Druck, Wemding
Printed in Germany

ISBN Print 978-3-7423-2589-1
ISBN E-Book (PDF) 978-3-7453-2379-5
ISBN E-Book (EPUB, Mobi) 978-3-7453-2378-8

Wir produzieren nachhaltig
www.m-vg.de

Weitere Informationen zum Verlag finden Sie unter
www.riva-verlag.de
Beachten Sie auch unsere weiteren Verlage unter www.m-vg.de

Gabriele Kiesling

KNIE

SCHMERZFREI IN 30 TAGEN

Mit über 100 Übungen gegen akute und chronische Beschwerden

riva

INHALT

3 SCHRITT FÜR SCHRITT SCHMERZFREI WERDEN

4 DIE ÜBUNGEN

VORWORT

Knieschmerzen gehören laut *DAK-Versorgungsreport 2022* in der Bevölkerung zu den häufigsten Gelenkerkrankungen. Ab dem 50. Lebensjahr nehmen sie deutlich zu. Übergewicht, Binnenverletzungen, aber auch rückenbedingte Kniebeschwerden sind Auslöser für diese Volkskrankheit. Beinlängendifferenzen oder Beinachsenfehlstellungen begünstigen einen negativen Krankheitsverlauf an den Knien. Im Altersbereich von 18 bis 79 Jahren leiden Frauen nach den Ergebnissen des letzten bevölkerungsrepräsentativen Gesundheitssurveys des Robert-Koch-Instituts mehr als Männer unter Schmerzen im Kniegelenk.

Akute Kniediagnosen haben nach meiner Erfahrung eine sehr gute Heilungsprognose. Als chronische Verschleißerkrankung verschlechtert sich eine Gonarthrose im Zeitverlauf und im Alter meist kontinuierlich. Gerade in solchen Fällen ist es gut, mein 30-Tage-Programm strikt durchzuführen, um den Teufelskreis aus Schmerz und Bewegungsverlust zu stoppen. Denn: Die Verschlimmerung von Knieerkrankungen ist mit zunehmenden Bewegungseinschränkungen, Mobilitätseinbußen, Einschränkungen im Alltag und wiederkehrenden oder anhaltenden Schmerzen verbunden. Mit der Zeit kommt es für die Betroffenen zu einem erheblichen Verlust an Lebensqualität. Grund genug, die Kniegesundheit zu verbessern oder sie wieder ganz zu erreichen.

»Knie heilt nie«, sagten meine Patienten noch vor Jahrzehnten. Das hat mich als junge Physiotherapeutin sehr gestört und auch zum Widerspruch gereizt. »So ein Blödsinn«, dachte ich über eine derart negative Einstellung. Heute weiß ich, wie wichtig ein klares 30-Tage-Konzept zur Kniegesundheit ist. Bei Knieschmerzen und Bewegungseinschränkungen ist das Wissen rund um das Knie und entschlossenes Handeln durch geeignete Maßnahmen und Übungen wichtig. Ein Zeitraum von mehr als vier Wochen erlaubt einen ausreichenden Fortschritt in der Beschwerdeverbesserung und Heilung.

Scheuen Sie sich nicht, während Ihres Trainingsprogramms auch immer wieder im Theorieteil dieses Buches nachzuschlagen. Leser meiner Vorgängerbücher berichten mir, dass sie schnell zum praktischen Teil kommen wollten – aber erst, als sie auch die ersten Kapitel vollständig gelesen und verstanden hatten, ihre Erfolgskurve wirklich nach oben zeigte.

Auch der richtige Einstieg ins 30-Tage-Programm ist entscheidend. Eine Leserin schrieb mir: »Meine Beschwerden schienen mir nicht so schlimm, dass ich bei Tag eins beginnen musste, also startete ich in Woche drei; das hat sich gerächt. So begann ich Ihr Programm, wie empfohlen, deutlich früher, an Tag vier, und schon bald setzte die Besserung ein.«

Häufig werde ich presseseitig nach einer guten Knieübung gefragt. Da bin ich dann eher etwas einsilbig. Eine Übung? Kniebeschwerden sind doch äußerst verschieden. Die Entstehung, das Lebensalter, die persönlichen anatomischen Voraussetzungen oder die individuellen Bewegungsabläufe spielen dabei eine entscheidende Rolle. Aber es gibt ja »Experten«, die »Wunderübungen« versprechen. Das verkauft sich vielleicht mal flott, hilft dem Kniegeplagten aber medizinisch nicht weiter.

Auch teure Zutaten zur Selbstbehandlung sind oft unnötig. Schon vor 50 Jahren hat ein Tischler, nach meiner Idee, dreieckige Holzkeile für die Wadendehnung meiner Patienten hergestellt. Die Dinger kosteten 50 Pfennig und sind seither, wenn auch etwas teurer, goldwert zum täglichen Üben. Heutzutage hat sich jemand meine Idee zu eigen gemacht und verkauft Ähnliches sehr teuer als »Knieretter«. Was für ein Name, oder?

In meinem Programm verwende ich nicht nur diesen Wadendehnkeil, sondern auch weitere nützliche Übungshilfen. Vieles können Sie mit ein wenig Fantasie ganz einfach und ohne zusätzliche Ausgaben verwandeln. Anstelle eines Zirbenstäbchens tut es auch ein Kugelschreiber mit eingezogener Mine. Anstatt sich gleich ein Balance-Pad anzuschaffen, funktioniert auch erst einmal eine Matratze. Und etwas Salz oder Quark haben Sie sicher auch im Haus. Das beste Übungsgerät ist meiner Meinung nach der eigene Körper. Daher habe ich mein 30-Tage-Programm für Sie so unkompliziert wie möglich gestaltet.

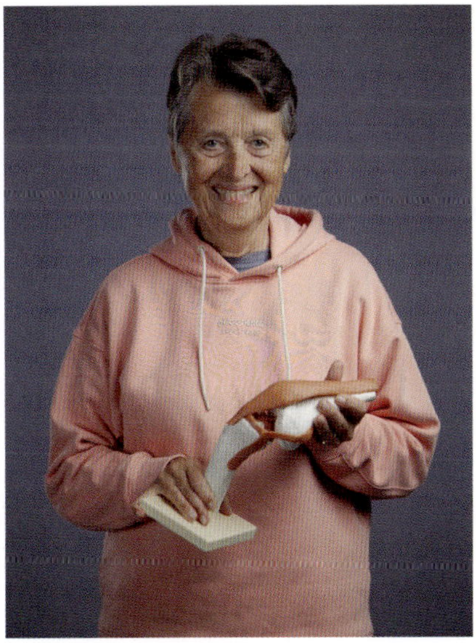

Viel Erfolg und Freude beim Mitmachen, denn: Gesund ist, was auch Freude macht!

Gabriele Kiesling

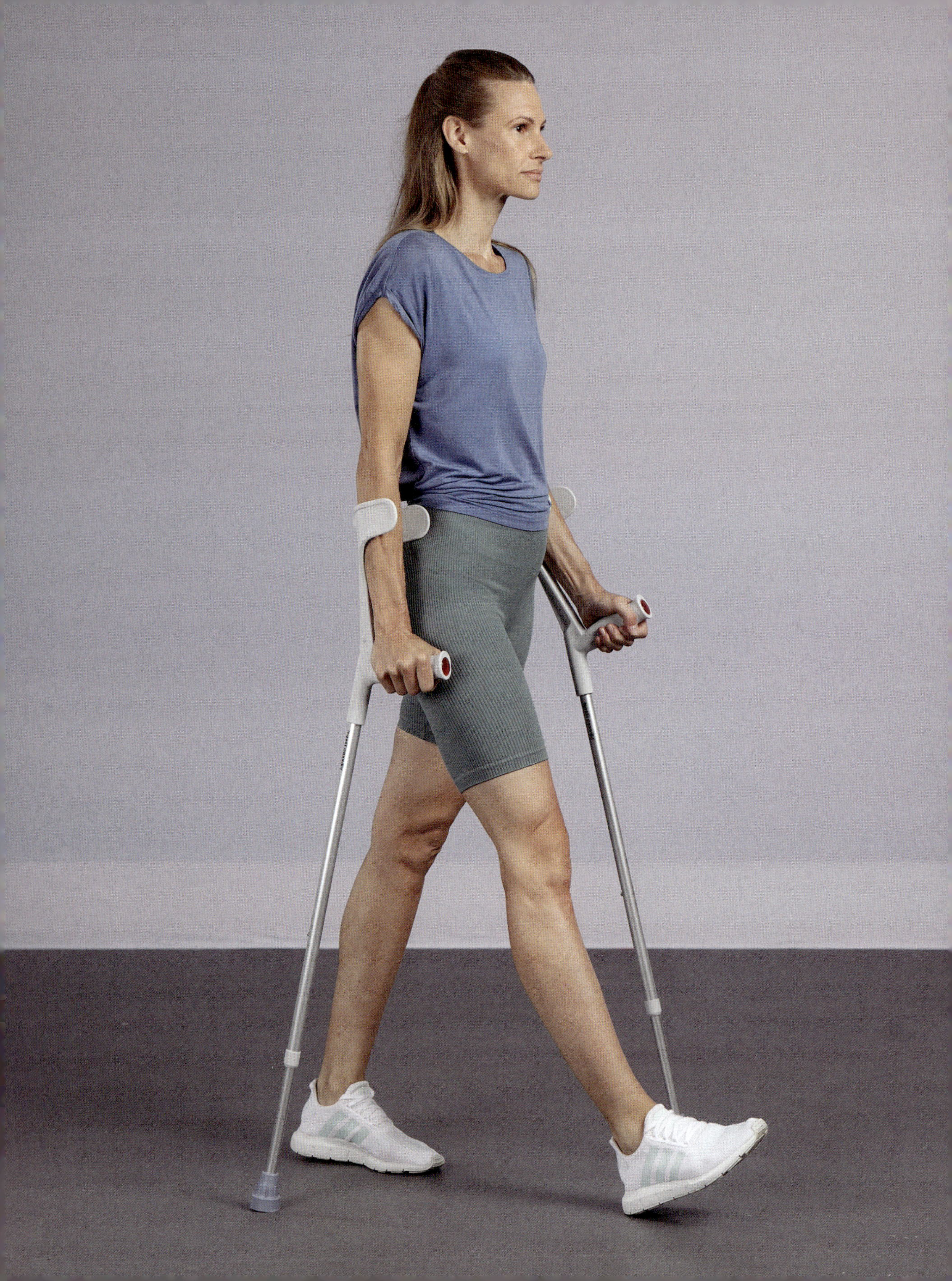

1

HILFE, MEIN KNIE SCHMERZT!

BESCHWERDEN UND IHRE AUSLÖSER

In diesem Kapitel erhalten Sie notwendiges theoretisches Grundlagenwissen über das Knie, die Entstehung von Schmerzen und die Bedeutung der Selbstbehandlung. Auslöser von Kniebeschwerden sind häufig Verletzungen, arthrotische Veränderungen, Beinachsenfehlstellung, Rücken- oder Fußbeschwerden oder myofasziale Disbalancen. Aus meiner langjährigen Berufserfahrung weiß ich, dass es sich lohnt, sich erst einmal ein genaues Bild zu machen, bevor es in die Praxis geht. Nehmen Sie sich bitte etwas Zeit dafür.

AUFBAU DES KNIEGELENKS

Das Kniegelenk ist eines der größten und kräftigsten Gelenke im menschlichen Körper. Als Drehscharniergelenk ist das Knie in der Lage, jeden Tag allen besonderen Belastungen standzuhalten. Es ist bis zu 150 Grad beugbar (Flexion), bis zu 10 Grad überstreckfähig (Extension) und lässt sich auch leicht nach innen und außen drehen. Bänder, Sehnen und Muskeln sorgen für Stabilität.

WELCHE KNOCHEN SIND BETEILIGT?

Im Wesentlichen handelt es sich um drei Knochen: den Oberschenkelknochen (Femur), das Schienbein (Tibia) und die Kniescheibe (Patella). Die Condyli des Gelenkkopfes am Oberschenkelknochen haben zwei kräftige Knochenvorsprünge, die mit Gelenkknorpel überzogen sind. Die Gelenkfläche des Schienbeins ist das Tibiaplateau.

Das Drehscharniergelenk zwischen Oberschenkel und Schienbein und das Femoropatellargelenk (Kniescheibe und Oberschenkel) sind die zwei Teilgelenke.

Die Menisken (Außen- und Innenmeniskus) bestehen aus Faserknorpel und bilden das Verbindungsstück zwischen Oberschenkelknochen und Schienbein. Sie sorgen außerdem für eine bessere Kraftverteilung im Knie. Der Innenmeniskus ist mit dem Innenband verwachsen.

BÄNDER, SEHNEN UND MUSKELN: DER HALT DES KNIEGELENKS

Die Bänder im Knie verhindern, dass sich die knöchernen Strukturen zu stark gegeneinander verschieben:

- **Seitenbänder:** Die Seitenbänder stabilisieren das Knie hauptsächlich bei Biegebelastungen und verhindern das seitliche Wegknicken.
- **Kreuzbänder:** Im Inneren des Kniegelenks befinden sich das vordere und das hintere Kreuzband. Diese beiden Bänder stabilisieren das Knie gegen verschiedene Bewegungen des Schienbeins: Das vordere Kreuzband verhindert das Verschieben des Schienbeins nach vorn (vordere Schublade). Dementsprechend verhindert das hintere Kreuzband das Verschieben des Schienbeins nach hinten (hintere Schublade).

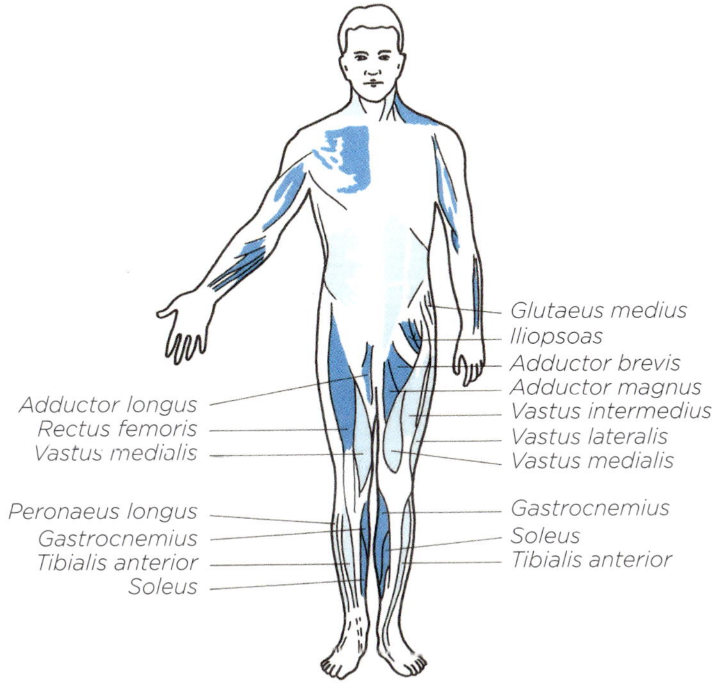

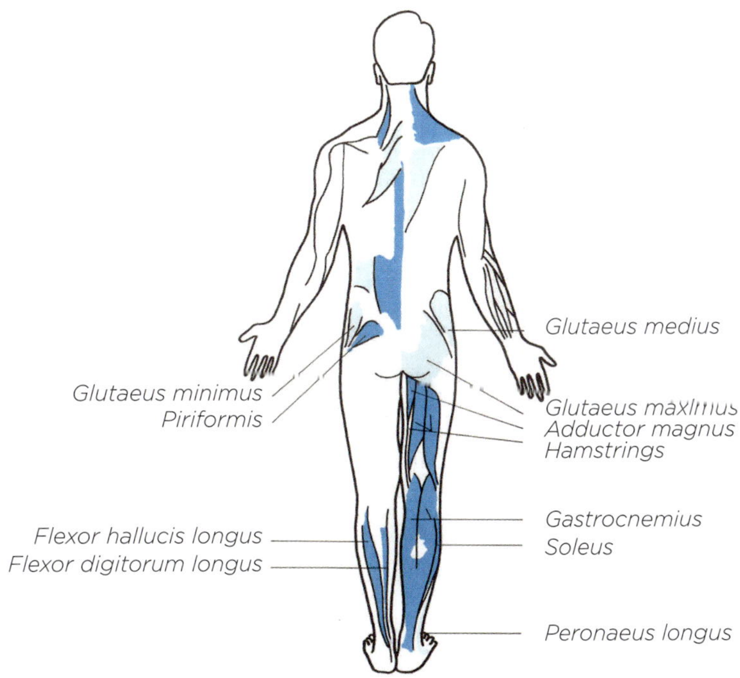

Die Abbildungen zeigen tonische (dunkelblau) und phasische (hellblau) myofasziale Strukturen. In der Regel neigen die tonischen Muskeln zur Verkürzung und sollten zunächst auf ihre Solllänge gedehnt werden, bevor die Kräftigung der phasischen Muskeln erfolgt.

SCHUTZ DURCH SCHLEIMBEUTEL

Die Schleimbeutel schützen das Gelenk vor übermäßiger Reibung und Druckbelastung. Sie befinden sich über der Kniescheibe vor und hinter der Patellasehne. Schleimbeutel sind verschiebbare, elastische, mit Flüssigkeit gefüllte »Polster«, die sich auch entzünden können.

DIE ROLLE DER KNIESCHEIBE

Die Kniescheibe (Patella) ist das größte Sesambein des Menschen. Sie ist in die Sehnenstruktur eingewachsen und zieht vom Oberschenkelmuskel zum Schienbein. Der Abschnitt oberhalb der Kniescheibe ist die »Quadrizepssehne«, der Bereich unterhalb die Patellasehne.

Die Patella ist eine Art Abstandshalter der Sehne zum Gelenk und ermöglicht eine erhebliche Hebelwirkung und weniger Kraftaufwand, um das Knie zu strecken. Sie verhindert die Schädigung der Sehnen beim Hin- und Herbewegen des Kniegelenkes.

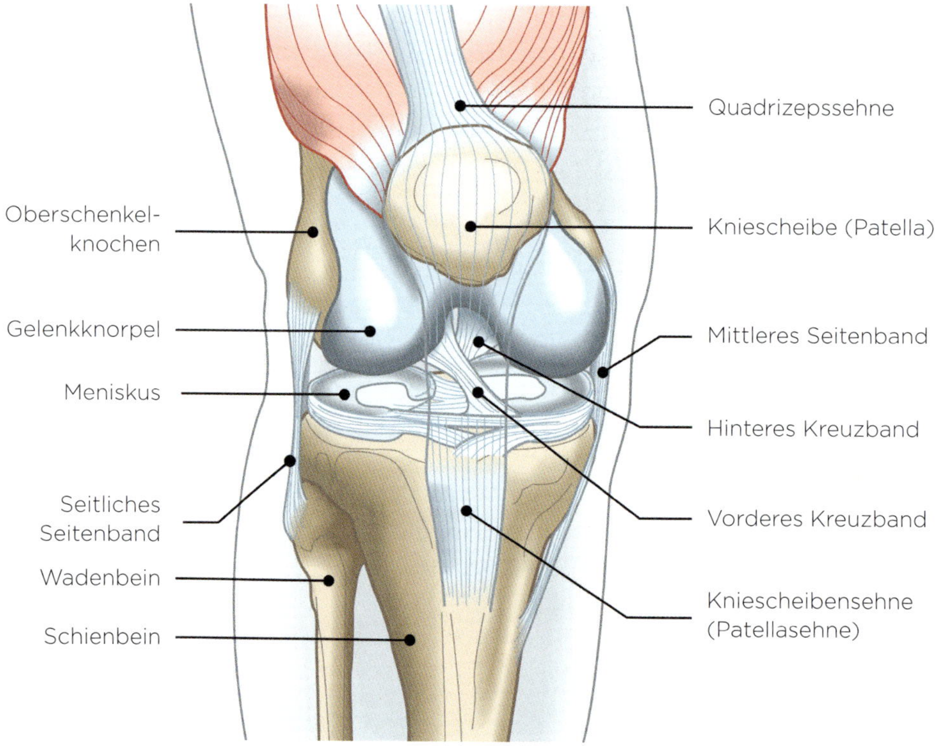

Das gesunde Kniegelenk

FUNKTION DES WADENBEINS

Als langer Röhrenknochen befindet sich das Wadenbein *(Fibula)* seitlich des Schienbeins. Das obere Ende des Wadenbeins *(Caput fibulae)* liegt zwar außerhalb des Kniegelenkes, ist aber Ansatz und Ursprung wichtiger Muskeln, die auf das Kniegelenk wirken: Es hat eine entscheidende biomechanische Bedeutung für dessen Bewegung. Das untere Ende des Wadenbeins ist der Außenknöchel *(Malleolus lateralis)*. Er stabilisiert das obere Sprunggelenk. Waden und Schienbein sind mit einer kräftigen Membran verbunden; sie sorgt für Stabilität und Funktionalität des Unterschenkels.

DAS »WADENBEIN DER NATION«: RUDI VÖLLER VERLETZT

Es geschah im Halbfinale der Fußballweltmeisterschaft zwischen Deutschland und England am 4. Juli 1990. Rudi Völler, der Stürmer, erlitt einen seitlichen Tritt gegen das rechte Knie und brach zusammen. Mannschaftsarzt Dr. Hess und Masseur Katzenmeier rannten aufs Feld, um zu helfen. Der Fernsehsprecher rief: »Sicher ist etwas gebrochen, er kann ja nicht mehr laufen. Wie furchtbar, Völler, unser bester Mann!« Nach der Auswechselung hopste der Spieler, am Unterschenkel bandagiert, auf seine Betreuer gestützt und auf Socken in die Katakomben des Stadions in Rom. Erstaunlicherweise joggte er etwa 15 Minuten später im Trainingsanzug fröhlich zurück zur Ersatzbank der Nationalmannschaft. »Ein Wunder!«, rief der Reporter.

Ich dachte: »Da hat mein befreundeter Kollege Klaus Eder beim DFB aber wieder sauber die Ursache der Beschwerde erkannt.« Später mal rief ich den Sportphysiotherapeuten an. Er bestätigte meinen Verdacht. Was war bei dem Tritt passiert? Das Wadenbein war luxiert, aber nicht gebrochen. So konnte der Sportphysiotherapeut des DFB eine gezielte Handgrifftechnik einsetzen, um den Spieler blitzartig wieder fit zu bekommen.

Die Sportphysiotherapie war vor mehr als 30 Jahren im Spitzensport noch nicht etabliert; daher hockte der Fachmann noch im Untergrund des Stadions. Das änderte sich aber nach und nach. Heute ist sie unverzichtbar, nicht nur für Spitzensportler. Wie oft habe ich bei meinen Einschätzungen von Kniebeschwerden an diesen Fall gedacht. Eine scheinbar kleine Ursache kann große Auswirkungen haben. Wie Sie Ihr Wadenbein auch selbst mobilisieren können, lesen Sie auf Seite 157.

URSACHEN VON KNIESCHMERZEN

Knieschmerzen fallen in der Regel nicht vom Himmel. Stets haben Schmerzen eine Warnfunktion. Daher ist es wichtig, die Ursache der Beschwerden zu erkennen, anstatt einfach gegen das Symptom eine Eigenmedikation mit Medikamenten vorzunehmen. Fragen Sie sich am besten erst einmal selbst:

- Was war vielleicht zu viel für meine Knie (Sport, Yogasitz, Umzug ...)?
- Was habe ich an meinen Gewohnheiten verändert (neue Schuhe, Laptop auf den Knien, Krafttraining, tiefere Sitzmöbel ...)?
- Was hat mir mal ordentlich am Bein wehgetan (Stoß, Zerrung, Prellung ...)?
- Habe ich Rheuma, Gicht oder Durchblutungsstörungen?
- Stehe ich nicht richtig (X- oder O-Beine, Standbein- oder Spielbein-Stereotyp)?
- Bewege ich meine Beine überhaupt genug (Unterforderung)?

TREPPENSTEIGEN UND RADFAHREN BEI KNIEPROBLEMEN?

Es ist erstaunlich, wie oft das Treppengehen medizinisch empfohlen wird. In Bezug auf das Herz-Kreislauf-System mag das vertretbar sein. Den schmerzhaften Knien ist die Treppe jedoch ein Gräuel. Auch das Radfahren gilt als Nonplusultra bei Knieproblemen. Ergometer-Radeln ist tatsächlich eine wunderbare Bewegungsübung für das gesamte Bein, das harte Bergauffahren mit dem Rad jedoch eher belastend für die Knie.

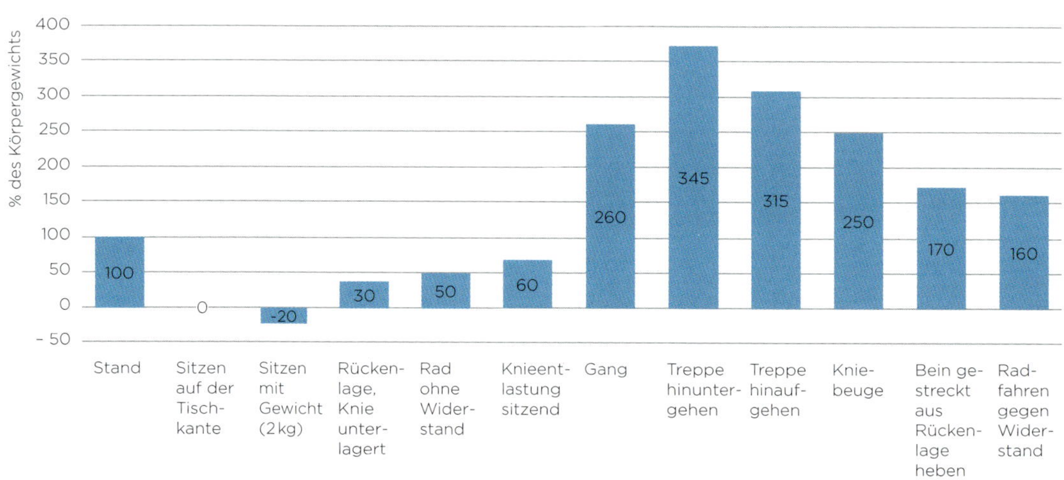

Im Vergleich zum aufrechten Stand belastet das Treppengehen nach unten das Knie um mehr als das Dreifache. Wirksame Hilfe bieten Entlastungslagerungen. Die Knietraktion mit Gewicht erzeugt Unterdruck.

DAS SOLLTEN SIE VERMEIDEN

- Tiefe Kniebeuge trainieren
- Breitbeinig mit überstreckten Knien lange stehen
- Knien bei der Arbeit, zum Beispiel im Garten
- Schuheinlagen zur »Beinachsenkorrektur«
- Crocs, Flip-Flops, Schlappen oder andere Schuhe, die hinten offen sind, tragen
- Treppe hinunterspringen
- Große Kinder hochheben und herumtragen
- Schwere Gewichte tragen
- Beine übereinanderschlagen

Sehr entlastend ist das Bein-Baumeln von der Tischkante, besonders mit der Verstärkung einer Gewichtsmanschette. Das beschreibt auch mein österreichischer Kollege Elias Hassane in seiner Abschlussarbeit am Institut für Sportwissenschaft in Graz.

DIE BEDEUTUNG DER FASZIEN

Faszien sind das größte Sinnesorgan des Körpers. Bereits über 250 Millionen Sensoren sind wissenschaftlich erkannt und bewertet worden. Sie steuern das Schmerz- und Bewegungsempfinden entscheidend. Wie ein Taucheranzug umhüllen Faszien den Körper ganz und gar. Auch innerlich durchziehen sie die Organe, das Gehirn, Knochen, Muskeln und viele weitere Körperbereiche. Sie sind das Binde- und Verbindungsgewebe. Faszien machen ein Drittel des Körpergewichts aus. Sie mögen keinen Stress, lieben aber basenüberschüssige Ernährung. Eine gezielte Faszienregeneration ist in nur sieben Monaten möglich. Zur Selbstbehandlung der Faszien ist Achtsamkeit zielführend; ein »Wohlweh«-Empfinden ist heilsamer als ein starker Schmerzreiz.

DER FORTGELEITETE SCHMERZ

Viele Knieschmerzen entstehen oft erst nach und nach aufgrund lumbal- und bandscheibenbedingter Irritationen. Sie machen sich in der Folge auch in den Beinen bemerkbar. Ursachen hierfür können Verletzungen, Stürze oder verschiedene Rückenerkrankungen sein. Lumbale Bandscheibenveränderungen aus den Bereichen L3 bis S3 können segmental die Knie motorisch und oder sensibel stören. Oft wird das nicht ausreichend erkannt und berücksichtigt. Beispielsweise sind seitliche Knieschmerzen dem Wirbelsegment L5/S1 zugeordnet, Knieschmerzen an der Innenseite kommen aus den Segmenten L3 bis L4.

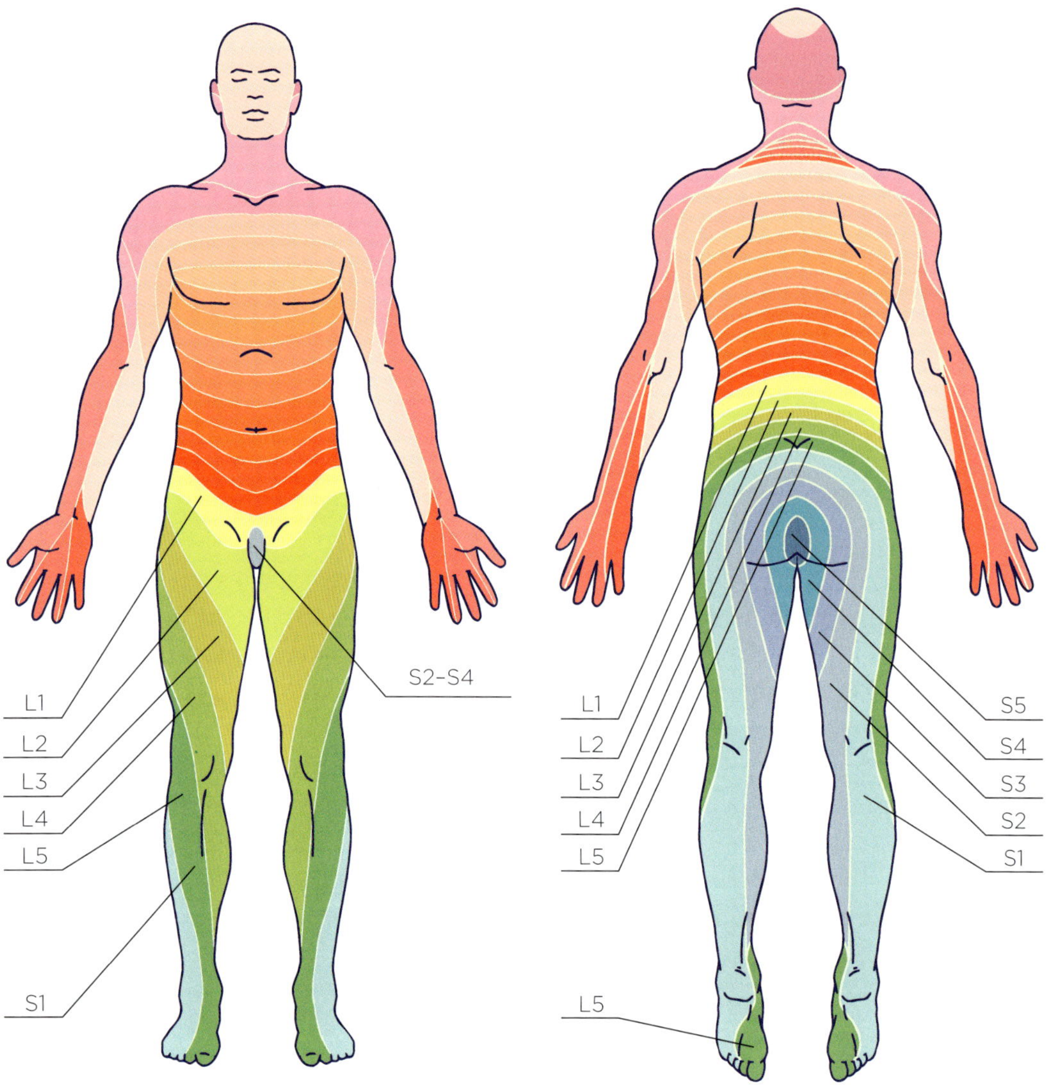

Kompressionen der Nervenwurzeln durch die Bandscheiben zwischen den Wirbelkörpern L3 bis S1 und im Bereich S1/S2 können in den von ihnen versorgten Beinarealen zu Kraftminderungen oder sensiblen Störungen führen.

WORAUF WEIST DER ORT DES SCHMERZES HIN?

- **Vordere Knieschmerzen, die von der Patella ausstrahlen:** Verschiebung der Kniescheibe, Arthrose der Patella, Schleimbeutelentzündung, Beinachsenfehlstellung oder Verletzung
- **Kniekehlenschmerzen:** Kreuzbandschaden, Arthrose oder Bakerzyste
- **Knieschmerzen an der Innenseite:** Innenmeniskusschaden, Sehnenprobleme, Schleimbeutelentzündung
- **Knieschmerzen an der Außenseite:** Schädigung des Außenmeniskus, Fibula-Fehlstellung, Arthrose oder Läuferknie.

LÄSST SICH AN DER ART DER SCHMERZEN DIE URSACHE ERKENNEN?

Nicht alle Schmerzen sind gleich und in vielen Fällen kann es schwierig sein, den Auslöser zu bestimmen. Hier finden Sie eine Übersicht, die Ihnen hilft, die verschiedenen Schmerzbilder einzuordnen.

- **Anlaufschmerzen** sind ein Arthrose-Symptom. Dabei handelt es sich um Schmerzen, die sich zu Beginn der Bewegung beispielsweise morgens zeigen und insbesondere beim Treppehinabgehen. Wenn das Kniegelenk weiter aktiv ist, lassen sie langsam wieder nach.
- **Bewegungsschmerzen** treten bei Verletzungen der Menisken und Bänder auf. Dann schmerzen die Knie vor allem während der Bewegung.
- **Ruheschmerzen** gelten als Symptom der Arthrose oder einer rheumatoiden Arthritis. Knieprobleme treten in Ruhe auf, etwa nachts.
- **Überlastungsschmerzen** zeigen sich druckempfindlich bei Berührung; die Kniebewegungen können einige Tage lang eingeschränkt sein. Diese Schmerzen sind zwar unangenehm, aber ihre Ursache ist leicht auszumachen. Ungewohnte Bewegungen und Überlastungen führen zu einem »Faszienkater«, denn das myofasziale Gewebe macht in solchen Fällen buchstäblich zu, es übersäuert, verkrampft sich und verfilzt. Entlastungshaltungen und physikalische Maßnahmen wie ein körperwarmer Salzwickel oder eine Eiseinreibung helfen sehr gut.
- **Radikuläre Schmerzen** sind messerscharf, konstant und strahlen in die Bereiche, die der Nerv versorgt, aus. Sie folgen dem Verlauf der Nerven am Bein und sind dort ganz genau aufzeigbar. Husten und Niesen verstärken den Schmerz deutlich. Hinzu können neurologische Symptome wie Taubheit oder motorische (Teil-) Ausfälle, zum Beispiel eine Fußheberschwäche, kommen. Ein radikulärer Schmerz tritt bei einer Bandscheibenvorwölbung (Protrusion) auf, wenn eine Bandscheibe zu stark auf einen aus der Wirbelsäule austretenden Nerv drückt. Ruhe und Ent-

lastung helfen am besten. Wichtig sind auch rückenschonende Haltungen und Bewegungen wie richtiges Sitzen, Bücken und Stehen. Eine Kontraindikation für alle Übungen ist ein Kontrollverlust der Beinbewegungen und der motorische Totalausfall, zum Beispiel beim Auftreten. Das sind Hinweise auf einen Bandscheibenvorfall (Prolaps), bei dem Sie sich unmittelbar in klinische Behandlung begeben sollten.

- **Pseudoradikuläre Schmerzen** kommen nicht von der Bandscheibe. Diese Schmerzen sind dumpf und diffus und das Schmerzareal ist nur ungenau und flächig aufzeigbar. Husten und Niesen haben keine schmerzverstärkende Wirkung. Ein pseudoradikulärer Schmerz hat nichts mit der Bandscheibe zu tun. Er kann aber ebenfalls in das Bein ausstrahlen und wird daher oft als radikulärer Schmerz fehlgedeutet. Auslöser für pseudoradikuläre Schmerzen am Knie können beispielsweise Störungen des Iliosakralgelenks, Hüftbeschwerden oder ein Piriformis- beziehungsweise Tractus-Iliotibialis-Syndrom sein.
- **Blockierungsschmerzen** werden oft als hell und stechend beschrieben und machen sich bei der kleinsten Bewegung bemerkbar. Sie können 8 bis 48 Stunden nach einem Unfall oder einer Verletzung anhalten. Beim akuten Blockierungsschmerz gibt es einen unmittelbaren Auslöser, beispielsweise wenn Sie sich verdreht, verrenkt, gekniet oder mit zu hohem Krafteinsatz bewegt haben. Dann blockiert das Kniegelenk, es macht zu, ganz einfach, um weiteren Schaden zu verhindern. Der Körper versucht zusätzlich, das blockierte Gelenk durch myofasziale Verspannungen zu schützen. Sanfte Mobilisationen bringen Linderung.

MEIN VATER HATTE »KNIE«

Nach seiner aktiven Zeit als Rennruderer litt mein Vater zunehmend unter Knieschmerzen, insbesondere beim Treppengehen. Dummerweise wohnten wir jahrelang im fünften Stockwerk eines Mietshauses ohne Aufzug. Eines Tages sah ich meinen Vater die Treppe rückwärts hinuntergehen. Er hatte sich das als Mathematiker selbst überlegt. Später, als Physiotherapeutin, habe ich diese Gangart biomechanisch verstanden und sie meinen Patienten gerne als Hausübung mitgegeben. Selbst wenn diese Gangart etwas ungewöhnlich ist, bietet sie auch Sicherheit und aufgrund ihrer Besonderheit einen Schutz vor rüpelhaftem Schubsen oder Anstoßen. Mein Vater ist übrigens ohne Operationen oder Hilfsmittel 96 Jahre alt geworden. Hilfreich für ihn war in zunehmendem Alter auch der ebenerdige Zugang zur Wohnung.

- **Gelenkschmerzen** zeigen an, dass ein Gelenk überreizt ist. Dann treten Warnanzeichen auf wie beispielsweise Rötung, leichte Schwellung und Überwärmung. Das Gelenk ist berührungsempfindlich und möchte weitere Belastungen vermeiden.
- **Gelenkentzündungen** hingegen verursachen höllische Schmerzen. Gelenkschmerzen entstehen häufig durch einen zu großen knöchernen Aufdruck im Gelenk (Kompression). Dann verschließt sich die Gelenkkapsel und es entsteht ein Ungleichgewicht in den Faszien (eine myofasziale Disbalance), das wiederum den Gelenkdruck erhöht.
- **Myofasziale Schmerzen** fühlen sich wie verkrampft, dumpf und schwer an, die Gelenkbeweglichkeit ist eingeschränkt. Ein myofaszialer Schmerz kann sich aufgrund von Inaktivität, einseitigen Bewegungsstereotypen oder Überbeanspruchung einstellen. Die faszialen Gewebeschichten verkleben und verfilzen.
- **Inaktivitätsschmerzen** (Disuse) zeigen sich dumpf, verkrampft und ziehend. Auslöser ist ein chronischer Bewegungsmangel. Der Teufelskreis aus Nichtbenutzung der muskuloskelettalen Strukturen und Verfilzungen der Faszien im gesamten Bein, zum Beispiel nach regelmäßig zu langem Sitzen, führt zu chronifizierten Knieschmerzen.

WAS SAGT DIE STÄRKE DES SCHMERZES AUS?

Jeder Mensch hat ein unterschiedlich starkes Schmerzempfinden, die Stärke wird immer subjektiv empfunden. Bei einem Fliesenleger, der ständig auf den Knien arbeitet und über seine monotone Arbeit grübelt, können gegen Feierabend vermehrt Schmerzen spürbar sein. Ein Leichtathlet, der kurz vor einem großen Erfolg steht, wird im Gegensatz zum Fliesenleger seine Schmerzen vorübergehend gar nicht wahrnehmen.

Ihre ganz persönliche Schmerzeinschätzung ist entscheidend. Erst daran können Sie täglich messen, wie es Ihnen geht. Die Schmerzskala bietet Ihnen die Möglichkeit, im Laufe des 30-Tage-Programms tagesaktuell Erfolge zu messen. Sie ist eine Weiterentwicklung der in der Medizin bekannten Visuellen Analogskala (VAS). Mit dieser Skala fragen auch Ärzte oft beim Patienten den jeweiligen Istzustand der Schmerzen ab.

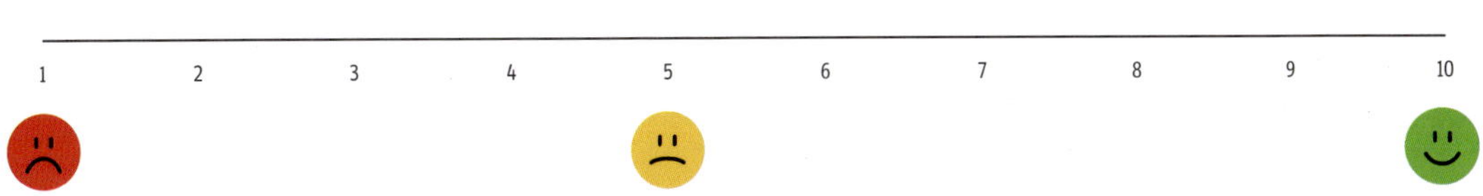

Auf der Schmerzskala sind sehr starke Schmerzen mit 1 zu bewerten, gerade noch aushaltbare Schmerzen mit 5 und keine oder kaum merkbare Schmerzen mit 10.

BEWEGUNGSSTÖRUNGEN ERKENNEN

Häufig sind Störungen der Bewegungsabläufe für das Entstehen von Knieschmerzen bedeutsam. Allgemein wird Bewegung eher positiv bewertet. Ein Zuviel oder Zuwenig kann allerdings zu erheblichen Kniebeschwerden führen. Es sind die kniebelastenden Bewegungsgewohnheiten, wie das Knien, die Knieüberstreckung und vieles mehr, die unmittelbar oder im Laufe der Jahre zu Schmerzen führen können. Daher kommt der Bewegungsdiagnostik und der Bewegungsanalyse große Bedeutung zu.

ÜBER- UND MINDERBEWEGLICHKEIT

Wie jedes Gelenk im Körper hat auch das Knie eine Normbeweglichkeit. Sie ist altersentsprechend und verringert sich im Laufe des Lebens erheblich. Üben Schulkinder noch die tiefe Kniebeuge im Schulsport, so ist das gut für die Bewegungsanbahnung und die Mobilität der kindlichen Knie. Kinder sollten das locker können. Spätestens in den 30er-Lebensjahren verändert sich die Beweglichkeit und die Beschaffenheit bereits physiologisch. Mit zunehmendem Alter ist die Kniebeuge-Übung gar nicht mehr so gesund. Entsprechend dem Lebensalter sollten Sie sich angepasst bewegen, um die jeweilige Kniemobilität zu erhalten. Eine Überbeweglichkeit, wie oft bei Alltagshaltungen, beim Yoga oder beim Fitnesstraining zu beobachten, kann ins Pathologische und dadurch zu Kniebeschwerden führen. Auf den Bildern unten sehen Sie Beispiele für Überbeweglichkeit.

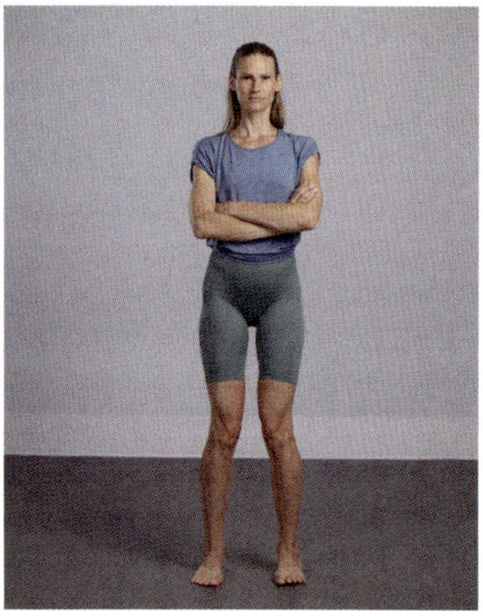

Eine gravierende Innenkniebelastung durch X-Beine sollte im Alltag vermieden werden.

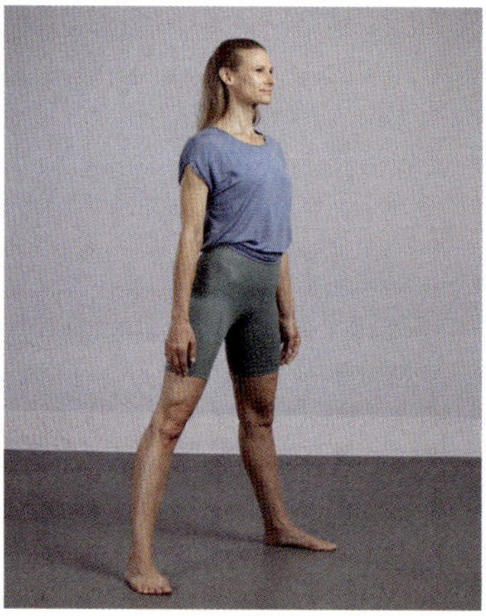

Der breitbeinige Stand mit der Überstreckung der Knie ist eine Form der Knie-Überbeweglichkeit, die ebenfalls schaden kann.

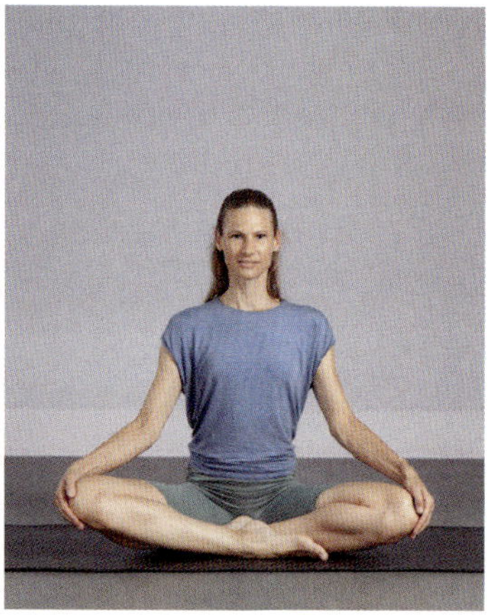

Der Yogasitz sieht sehr schick aus. Allerdings zwingt er die Knie in eine unphysiologische Position und überdehnt die Knie.

BLOCKIERUNG IM KNIE

Die Gelenkblockierung ist ein Begriff aus der Manuellen Medizin. Sie beschreibt eine vorübergehende Fehlstellung von einzelnen Gelenkkörpern zueinander. Entstehungsmechanismen sind:

- Falsches Krafttraining
- Verletzungen durch äußere Krafteinwirkungen wie Schläge, Stöße, Stürze oder Unfälle
- Falsches Bewegungstraining
- Falscher Bewegungsstereotyp
- Fehl- und Überbelastungen der Beinmuskulatur
- Unterkühlung
- Abgeschwächte Beinmuskulatur durch Bewegungsmangel
- Falsches Heben von schweren Lasten

STEREOTYPE ALLTAGSBEWEGUNGEN

Im Tagesablauf werden häufig viele Bewegungen gemacht, die den Knien schaden können, oder es werden Bewegungsabläufe immer in derselben Art ausgeübt. Das sind dann oft unbewusste Bewegungsstereotype. In Summe können sie zu erheblichen Knieschmerzen führen. Gemein ist, dass die Knie oft nicht sofort, sondern erst in der Folge wehtun. Den Schmerz bringen Sie dann vielleicht ursächlich nicht mehr in den Zusammenhang mit einem Ihrer Bewegungsstereotypen, wie, dass Sie sich beispielsweise immer auf den harten Boden knien. Das Knien auf dem Boden drückt die Gelenkstrukturen zu stark ineinander. Besonders die Kniescheibe wird nicht nur gedrückt, sondern kann dabei aus ihrer Position verschoben werden. Auch die Weichteile im Knie, Schleimbeutel, Meniskus und die Bänder, werden dadurch irritiert.

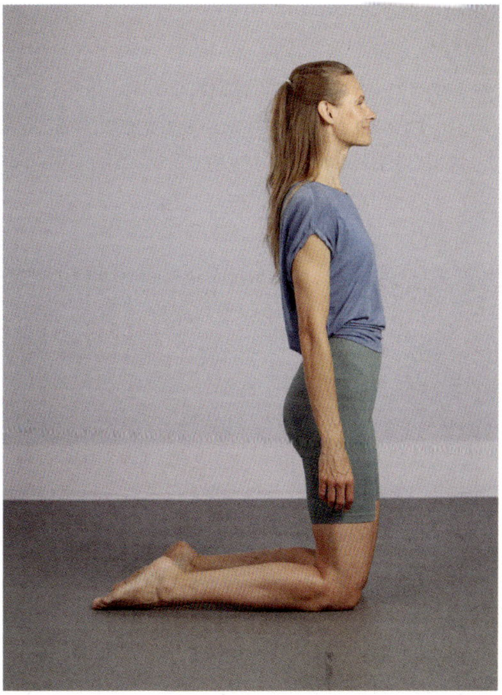

Bitte vermeiden: das Knien auf hartem Boden

Die Begeisterung über eine tolle Kniebeweglichkeit wird durch die hohen Kompressionsbelastungen auf die Kniescheiben überschattet. Wurde man im Schulsport noch sehr dafür gelobt, sollte man, je älter man wird, zu einem anderen Bewegungsstereotyp wechseln. Beispielsweise lässt sich auf einem Hocker sitzend der Kniewinkel verbessern.

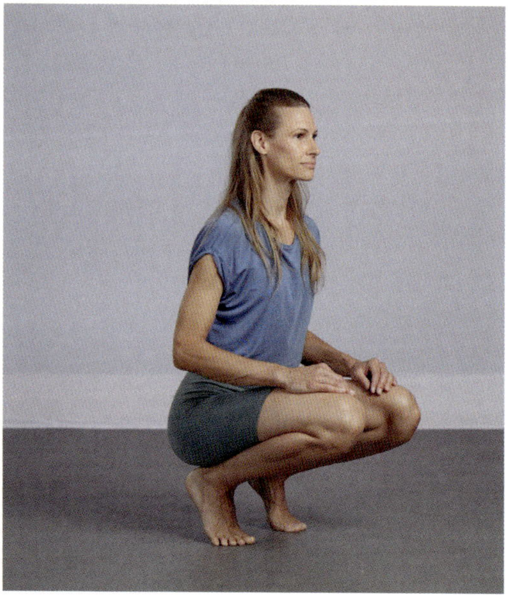

In der tiefen Hocke ist das Kniegelenk maximal und mit dem Druckgewicht des Körpers belastet.

DIE BEINACHSE

Die Beinachse ist eine gedachte Linie, die sich vom Sprunggelenk über den Gelenkmittelpunkt des Knies bis zum Hüftgelenk zieht. Beim Gehen, Stehen oder Laufen sollten alle Gelenke der Beine lotgerecht eingeordnet sein. Diese Ausrichtung der Beinachsen führt zu einer optimalen Gelenkbelastung. Die Position des Kniegelenks ist dabei bedeutsam. Idealerweise liegen die Gelenkmittelpunkte von Sprunggelenk, Kniegelenk und Hüftgelenk genau übereinander. Die Gewichtsbelastung wird somit optimal auf die Beingelenke verteilt und sorgt für eine gute Kraftübertragung.

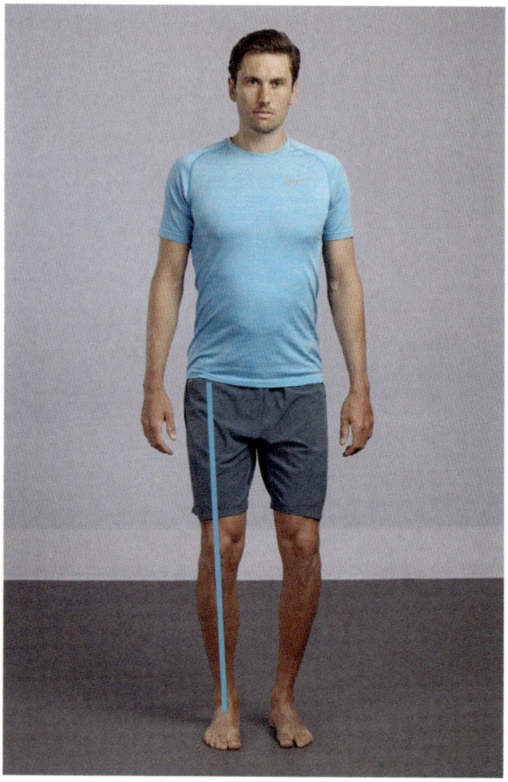

Die physiologische Beinachse verläuft in etwa wie eine gedachte Verbindungslinie vom Hüftgelenk über das Kniegelenk zum Sprunggelenk. Sind die Gelenke innerhalb dieser Linie übereinander eingeordnet, ist ihre Belastung ausgeglichen.

Prinzipiell kann man zwischen zwei Abweichungen der Beinachse unterscheiden. Befindet sich das Knie im Verhältnis zu den anderen beiden Gelenken zu weit innen, spricht man von X-Beinen *(Valgus)*. Diese häufige Abweichung der Beinachse geht meist mit einer Drehung nach innen (Innenrotation) des Oberschenkelknochens einher. Frauen sind aufgrund des breiten Beckens häufiger von X-Beinen betroffen als Männer. O-Beine *(Varus)* sind das andere Extrem, wobei sich die Knie im Vergleich zu Hüft- und Fußgelenk zu weit außen befinden. O-Beine gehen in vielen Fällen auf eine muskuläre Disbalance zurück.

NACHTEILE VON CROCS UND FLIP-FLOPS

- Mit Crocs und Co kann der Fuß nicht richtig abgerollt werden.
- Das Gangbild verändert sich infolgedessen.
- Das Einsinken des Fußes in das weiche Gummi isoliert den Fuß von Umgebungsreizen und verhindert die »Rückstellreflexe« der Fußsohle.
- Sehnen und Bänder werden überlastet.
- Fußfehlstellungen wie Knick-, Spreiz- oder Senkfuß treten als Folge auf.
- Rücken-, Hüft- und Kniebeschwerden können sich daraus entwickeln.

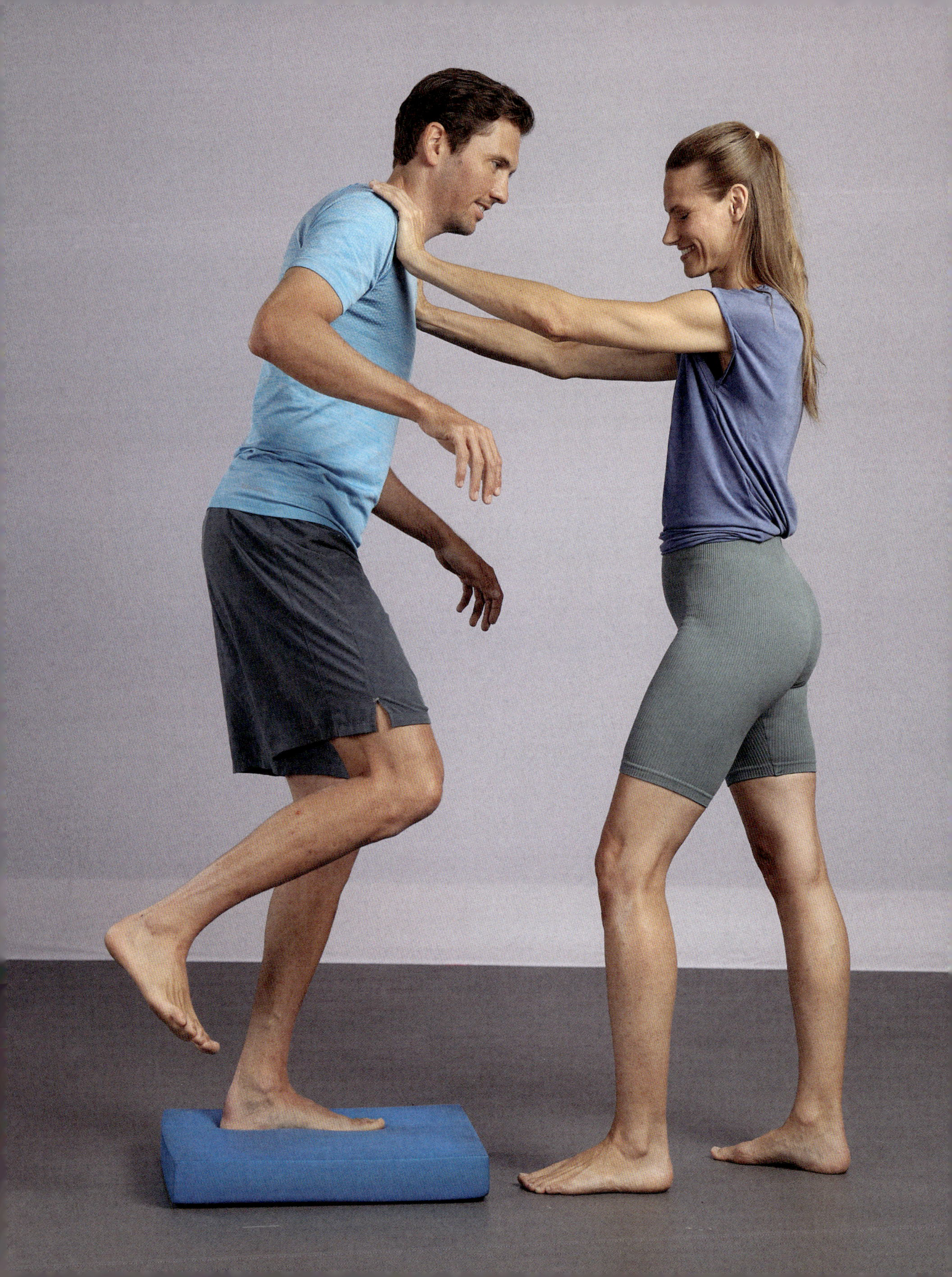

2

WAS, WIE, WO

VORBEREITUNG AUF DAS 30-TAGE-PROGRAMM

Ausgerüstet mit dem nötigen Fachwissen können Sie innerhalb von gut vier Wochen Ihre Knieschmerzen loswerden. In diesem Kapitel erkläre ich Ihnen alles Notwendige zu Ihrer Kniediagnose. Tipps zu Erste-Hilfe-Maßnahmen und zur Vermeidung von Stolpersteinen auf Ihrem Weg zu Heilung und Kniegesundheit weisen Ihnen den Weg. Mit Ihrem persönlichen Erfolgsdiagramm während der 30 Tage, einem Selbsttest und dem Quickfinder für verschiedene Beschwerdebilder sind Sie bestens vorbereitet, um optimal und sicher voranzukommen.

HIER WIRKT DAS 30-TAGE-PROGRAMM

Das Programm eignet sich bei akuten und chronischen Kniebeschwerden. Von akutem Knieschmerz spricht man innerhalb der ersten sechs Wochen; danach, spätestens nach zwölf Wochen, gilt er als chronisch. Die Übergänge von akut zu chronisch sind eher fließend. Daher ist auch eine zeitliche Betrachtung Ihrer Beschwerden nützlich.

Akute Knieschmerzen, die mithilfe des 30-Tage-Programms behandelt werden können, sind:

- Knieblockierungen
- Patellaspitzensyndrom
- Kniedistorsionen
- Knieprellungen
- Habituelle Beinachsenfehlstellungen
- Fibula-Dysfunktionen
- Mangelhaftes Schuhwerk
- Übergewicht
- Muskeldisbalancen
- Rückenbeschwerden
- Schleimbeutelentzündungen
- Kniearthrose Grad 1
- Kniegelenkserguss
- Bänderzerrungen
- Leichte Sportverletzungen
- Nachbehandlung diverser Knieoperationen

Chronische Knieschmerzen, die mithilfe der Übungen behandelt werden können, sind:

- Arthrosen Grad 2–4
- Meniskusschäden
- Knieinstabilität
- Sportverletzungen mit guter Prognose
- Kreuzbandverletzungen

GRENZEN DER SELBSTBEHANDLUNG

Viele Kniediagnosen sind reversibel, also umkehrbar. In diesem Buch erfahren Sie umfassend, wie Sie Ihre Knie selbst behandeln können. Bitte beachten Sie dabei aber stets Ihre persönlichen Grenzen. Fragen Sie sich zunächst:

- Traue ich mir das wirklich zu?
- Habe ich gravierende Bedenken?
- Hilft mir eine Beratung durch den Therapeuten meines Vertrauens zusätzlich?

Suchen Sie in jedem Fall einen Arzt oder direkt das Krankenhaus auf, wenn ...

- Sie starke Blutungen haben.
- Sie schwer verletzt sind.
- etwas gebrochen ist.
- Sie Ihr Knie nicht vollständig spüren.
- Sie Ihren Fuß nicht mehr hochziehen können.
- Ihr Gangbild massiv gestört ist.
- Sie glauben, dass es besser ist, unverzüglich ärztliche Hilfe zu rufen.

Bei diesen Kontraindikationen ist das Knieprogramm nicht für Sie geeignet:

- Manifeste Kniearthrose Grad 4
- Knochentuberkulose
- Metastasen einer Krebserkrankung
- Infektionen nach Operation oder Injektionen
- Frische Frakturen
- Bandscheibenvorfall mit Nervenbeteiligung

WARUM 30 TAGE DER PERFEKTE ZEITRAUM SIND

Über vier Wochen konsequent »am Ball« zu bleiben, ist eine gute Zeiteinheit, um neue Prozesse zu erlernen, alte Bewegungsfehler abzubauen und neue Knieroutinen einzuüben. Bewusste, hilfreiche Bewegungsabläufe und Trainingskonzepte brauchen ausreichend Zeit, bis sie in Fleisch und Blut übergehen. Ihre Motivation für die nächsten 30 Tage ist klar definiert: Schmerzen müssen zunächst aufhören, am besten ganz verschwinden und nie wieder kommen.

ÜBEN SIE IM ALLTAG

Immer wieder mal höre ich von meinen Patienten, dass sie »keine Zeit für so etwas haben«. Da sind gleich zwei Abwehrmechanismen im Spiel: »Keine Zeit« heißt »keine Lust«. »So etwas« heißt »bringt sicher nichts«. Doch diejenigen, die ihre Übungen in den Tagesablauf einbauen, kleine Wartezeiten als Bewegungspause nutzen und dadurch Zeit sparen, geben mir durchweg positives Feedback.

WEITERE TIPPS FÜR DEN ALLTAG

- Machen Sie kleine Schritte.
- Halten Sie im Sitzen die Beine parallel und schlagen Sie sie nicht übereinander.
- Überstrecken Sie Ihre Knie nicht.
- Halten Sie die Beine im Stand fußbreit und spreizen Sie sie nicht stark.
- Vermeiden Sie im akuten Zustand möglichst das Treppensteigen.
- Wenn Sie die Treppe nehmen müssen, springen Sie nicht, um Stoßbelastungen zu vermeiden.
- Legen Sie sich möglichst hohe Sitzmöbel zu. Das Becken sollte beim Sitzen höher als die Knie stehen, um die Knie beim Aufstehen und Hinsetzen zu entlasten.

Dazu möchte ich auch Sie motivieren. Es bedarf keines zusätzlichen Zeitaufwandes oder bestimmter Geräte aus der Muckibude, um das Beste für sich zu tun. Mit kleinen Bewegungen können Sie große Trainingseffekte erzielen. Ganz selbstverständlich lassen sich diese Übungen in Ihren Alltag integrieren. Machen Sie eine Routine daraus, beispielsweise morgens schon mal die Wade zu dehnen; so werden diese Übungen zur Selbstverständlichkeit. Bestenfalls animiert Ihr Tun im Laufe des Tages dann noch andere zum Mitmachen.

Die Vorteile der Übungen sind:

- Sie sind auch zwischendurch machbar.
- Sie können als aktive Pause in den Alltag eingebaut werden.
- Kleine Bewegungen bewirken einen großen Trainingseffekt.

LANGSAM UND SICHER ZUM ERFOLG

Dieses Buch verspricht keine Wunderheilung, sondern liefert Ihnen Anleitungen für kleine, aber spürbare Besserungen. »Jeden Tag wird es ein bisschen besser« ist ein brauchbares Konzept, denn Heilung braucht Geduld und Zeit. Spüren Sie sich immer genau in den Zustand Ihrer Knie ein. Nur Sie selbst erleben, wie die Schmerzlinderung einsetzt. Lesen Sie sich die Maßnahmen ganz genau durch und versuchen Sie, sich diese gut einzuprägen. Lassen Sie lieber eine Übung aus, als dass Sie ungenau werden. Aus meiner Erfahrung sind Wiederholung und Nachlesen der einzelnen Schritte sehr hilfreich, um Ungenauigkeiten zu vermeiden. Weniger Anstrengung bringt oft mehr Erfolg.

MIT SYSTEM ANS ZIEL

Verwenden Sie dieses Buch wie einen Baukasten, der Ihnen die passenden Werkzeuge zur Verfügung stellt. Das Erfolgsdiagramm (siehe Seite 34) weist Ihnen den Weg. Das Diagramm veranschaulicht Ihnen täglich Ihre Erfolge in Bezug auf Schmerzen, Beweglichkeit und Motivation.

SCHMERZEN RICHTIG EINORDNEN

Zur Einordnung Ihrer Schmerzen gibt es die fünf W-Fragen, die Sie sich stellen sollten:

1. **Wo tut es genau weh?** Ist es nur ein Punkt im Gewebe oder ist es das ganze Knie?
2. **Wann trat der Schmerz auf?** Lassen sich die Schmerzen auf ein bestimmtes Ereignis zurückführen, zum Beispiel auf eine Verletzung oder einen Sturz? Wie lange liegt dieses Ereignis zurück?
3. **Wie ist der Schmerz?** Hell stechend und gemein? Bohrend, dumpf und aushaltbar?
4. **Was verstärkt den Schmerz?** Was sollte ich jetzt vermeiden?
5. **Was lindert den Schmerz?** Hilft eine Entlastungslagerung, -haltung oder -mobilisation?

INTERPRETATION DER SCHMERZEN DURCH ART UND DAUER

Art und Dauer der auftretenden Schmerzen verraten Ihnen einiges über die Ursachen.

- **Akute Schmerzen** stehen in einem direkten zeitlichen Zusammenhang zum Auftreten. Sie sind in der Regel schrill, hell, stechend und vordergründig. Sie klingen nachts meistens ab.
- **Chronische Schmerzen** haben sich über einen längeren Zeitraum aufgebaut und zeigen sich hintergründig, dumpf, bohrend und permanent. Sie können auch arthrotisch bedingt nachts schlimmer werden.
- **Faszial bedingte Schmerzen** werden eher emotional empfunden und mit Begriffen wie »fies«, »gemein« oder »hinterhältig« beschrieben.
- **Muskulär bedingte Schmerzen** werden eher sachlich empfunden und als »drückend«, »bohrend« oder »dumpf« beschrieben.

HILFREICHE MASSNAHMEN: VOM QUARKWICKEL BIS ZUR ACHTSAMKEIT

Auch scheinbar kleine Maßnahmen können große Erfolge bringen. Einen Quarkwickel (siehe Seite 134) werden Sie wohl noch nicht ausprobiert haben. Vielleicht haben Sie ihn als nicht so wichtig eingeordnet? Probieren Sie es am besten gleich einmal aus. Spüren Sie die Wohltat und entscheiden Sie selbst, was für Sie passend ist. Auch Crosstape (siehe Seite 129), Cupping (siehe ab Seite 143) oder eine einfache Knieentlastung im Sitzen (siehe Seite 130) können zielführend sein.

»Achtsamkeit« gehört heutzutage zu den Modewörtern. Der Wissenschaftler und Judoka Dr. Moshé Feldenkrais begründete seine Methode jedoch schon vor Jahrzehnten auf dem Konzept des organischen Lernens: das Lernen am eigenen Leib. Die achtsame Selbstbeobachtung einzelner Bewegungsabläufe, wie beispielsweise das Übereinanderschlagen der Beine, helfen später, den Bewegungsstereotyp einfach umzuschulen und dadurch mehr Gehirnareale zu erreichen und neue Bewegungsfunktionen zu erlernen. Dazu ist Konsequenz im Einüben nötig; es fällt Ihnen nicht über Nacht zu. Jedoch führen auf diese Weise Konsequenz und Achtsamkeit zum Ziel.

DIE RICHTIGE REIHENFOLGE

Beginnen Sie mit den Übungen erst, wenn Ihre Schmerzen abgeklungen sind. Denn: Wiederauftretende Schmerzen können bereits erzielte Behandlungserfolge spontan zunichtemachen. Wenn Sie beispielsweise bei einer bestehenden Gelenkblockierung Dehnübungen machen, verschlimmern Sie die Blockierung und wahrscheinlich damit auch die Schmerzen. Darum achten Sie auf die richtige Reihenfolge.

1. **Physiotherapeutische Aktivitäten im täglichen Leben:** Immer wieder ergeben sich im Tagesverlauf zahlreiche Möglichkeiten, alltägliche Bewegungen besonders kniefreundlich auszuführen. Das bringt dem Knie in Summe eine deutliche Schmerzreduktion. Es ist kein Fitnessprogramm in dem Sinne, sondern eher ein »Drandenken« und eine wirksame Entlastung der Kniestrukturen.

2. **Schmerzbefreiung – Erste Hilfe:** Schmerz und Stress strapazieren Ihre Knie so enorm, dass zunächst Schmerzentlastung für Sie das A und O sein sollte. Im ersten Schritt brauchen Ihre Faszien Ruhe und Entlastung, später hilft dann die Mobilisation. In diesem Buch finden Sie das jeweils passende Vorgehen. Nehmen Sie 12 bis 15 Minuten lang die Entlastungsposition ein, entspannen Sie sich und atmen Sie ruhig und gleichmäßig; spüren Sie den Unterschied.

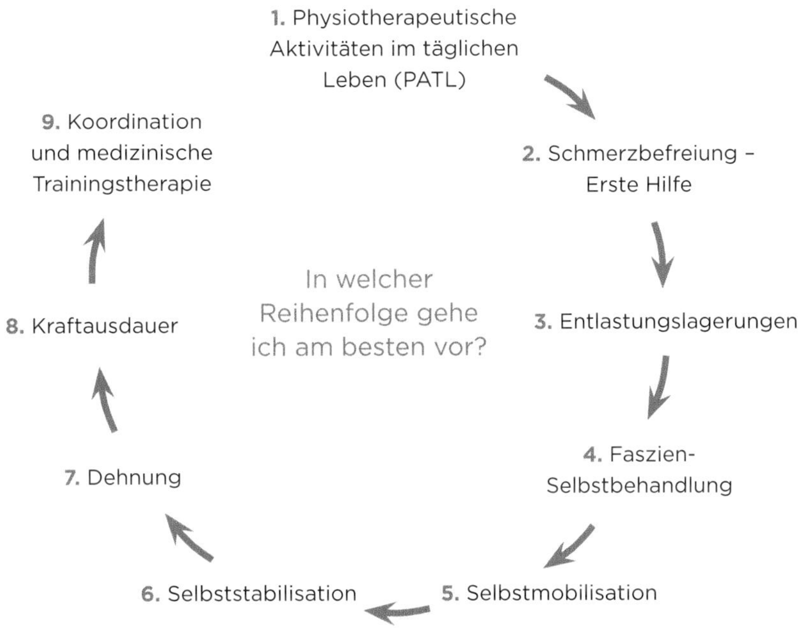

3. **Entlastungslagerungen:** Das beste Mittel nach übermaßigen Druckbelastungen des Knies ist die Entlastung mit Zug. Mit diesen gelenkspezifischen Ausgangsstellungen werden die knöchernen Strukturen leicht auseinandergezogen, die Gelenkkapseln können sich beruhigen und das myofasziale Gewebe entspannen.

4. **Faszienselbstbehandlung:** Es gibt eine Vielzahl von Möglichkeiten, Ihre Faszien wirksam zu entlasten. Zunächst gilt es, auffällige Schmerzpunkte oder -zonen aufzuspüren. Häufig liegen diese Areale auch etwas vom eigentlichen Schmerzort entfernt. Beginnen Sie mit einer wohldosierten Selbstbehandlung, zuerst mit Ihren eigenen Händen! Behandeln Sie sich sanft durch Drücken, Verschieben, Zupfen, Herausziehen oder durch Einreibung mit einer guten Salbe wie Arnikasalbe oder einem Medizinprodukt, das Schmerzen reduziert, Entzündungen hemmt oder die Durchblutung fördert. Fünf Minuten sind oft schon ausreichend, um eine erste Besserung zu erzielen. Mit der Hilfe von Cups, Flossing und Tapes können Sie sich Ihre eigene Faszientherapie ins Haus holen.

5. **Selbstmobilisation:** Die Mobilisationsbehandlung Ihrer Gelenke ist die Grundlage für die optimale Faszienspannung. Ich habe die Mobilisationsübungen für Sie so ausgewählt, dass sie auch schmerzreduzierend wirken. Beginnen Sie zunächst mit fünf Wiederholungen und spüren Sie nach, wie die Wirkung ist.

6. **Selbststabilisation:** Die Stabilisationsbehandlung Ihrer Gelenke wirkt schmerzreduzierend und entlastet Ihre Faszien. Bei Überbeweglichkeit reguliert sie das Ge-

lenk mit seinen myofaszialen Strukturen. Dosieren Sie die Anwendung und spüren Sie ihrer Wirkung nach, um das Gelenk auf die neue Situation einzustellen. Beginnen Sie mit fünf Wiederholungen und erhöhen Sie später, wenn sich die Gelenkstruktur etwas stabilisiert hat, auf zehn Wiederholungen.

7. **Dehnung:** Die tonischen Haltemuskeln in Ihrem Körper halten Sie aufrecht. Sie setzen sich mit der Erdanziehungskraft auseinander, sind häufig in einer Dauerspannung und neigen zur Verkürzung. Auch die myofaszialen Strukturen folgen im Alltag oft dem beugenden Prinzip (Flexionsmuster), wie zum Beispiel in krummer Sitzhaltung. Der Mensch zieht sich eher zusammen, als dass er sich streckt. Diesem Verhaltensmuster ist mit Dehnübungen zu begegnen. Wichtig ist das gelenkschonende Dehnen; es wird immer nur mit der Beteiligung von zwei bis maximal drei Gelenken durchgeführt! Für die optimale Muskeldehnung nehmen Sie 60 Sekunden lang die jeweilige Dehnposition ein. Beginnen Sie sanft und verbleiben Sie einfach in dieser Position. Atmen Sie entspannt weiter und wippen oder federn Sie währenddessen nicht. Um eine myofasziale Verkürzung zu beseitigen, sollten Sie diese Übungen vier Wochen lang fünfmal pro Woche je 60 Sekunden durchführen. So können Ihre myofaszialen Strukturen in nur 20 Minuten wieder ihre Sollänge erreichen.

8. **Kraftausdauer:** Mit der gezielten Kräftigung der phasischen Bewegungsmuskeln sollten Sie erst beginnen, wenn Sie schmerzfrei sind und Ihre vorher verkürzten Muskeln und Faszien durch die Dehnungen wieder ihre Sollänge erreicht haben. Nehmen Sie die jeweilige Ausgangsstellung ein und führen Sie eine Testbewegung aus. Verläuft diese problemlos, testen Sie auch gleich einmal Ihre maximal mögliche Wiederholungsanzahl. Sie gibt Ihnen Aufschluss über die Kraftausdauer in dieser Körperpartie. Nach den Prinzipien der medizinischen Trainingstherapie (MTT), die auf den Schweden Rolf Gustavson zurückgeht, können Sie Ihre Leistung messen, stets submaximal (bei zwei Dritteln der maximalen Leistung) nachhaltig trainieren und ideal steigern.

   - Beispiel: Sie schaffen maximal 15 Wiederholungen der Kraftübungen der vorderen Oberschenkelmuskulatur. Dann machen Sie im Training zehn Wiederholungen der Kraftübungen der vorderen Oberschenkelmuskulatur (Dauer 20 Sekunden). Wiederholen Sie eine solche Übungsserie jeweils 3-mal mit jeweils 20 Sekunden Pause dazwischen.
   - Testen Sie 14 Tage später Ihre Maximalwiederholungen. Sind Sie jetzt ausdauernder? Dann steigern Sie die Wiederholungsanzahl, aber auch die Pausendauer dazwischen entsprechend.
   - Trainieren Sie bei Übungen, die zu einer Seite gehen, zunächst immer erst die eine, dann die andere Seite.

9. **Koordination und medizinische Trainingstherapie:** Die koordinativen Übungen sind das Ziel Ihrer Physiotherapie für zu Hause. Sie beinhalten die anderen, vorher genannten Prinzipien. Stets sollte Ihr medizinisches Training nach dem Motto »schmerzfrei motiviert üben« erfolgen. Das schafft die Voraussetzung, dass Sie sich behutsam weiterführende Ziele in Sport und Freizeit setzen können. So sollten Sie beispielsweise an fünf Tagen üben und Ihrem Körper an den restlichen zwei Tagen Zeit lassen, sich zu regenerieren.

SICHTBARE ERFOLGE DURCH DIAGRAMME

Drei Diagramme werden Ihnen Tag für Tag helfen, Ihre aktuelle Situation selbst einzuschätzen.

SCHMERZEMPFINDEN

Wie fühlt sich Ihr Knie an? Bewerten Sie das ganz individuell auf der Skala. Beurteilen Sie, wie Sie Ihre Schmerzen empfinden: Haben Sie sehr starke Schmerzen, befinden Sie sich auf der Skala beim Wert 1. In einem solchen Zustand kann es sinnvoll sein, einen Arzt aufzusuchen. Bei Werten zwischen 3 und 6 ist der Schmerz gerade noch aushaltbar; bei einer Einordnung zwischen 7 und 10 bewegen Sie sich Richtung Wohlwehbereich. Dann ist der Schmerz noch vorhanden, aber Sie können damit umgehen.

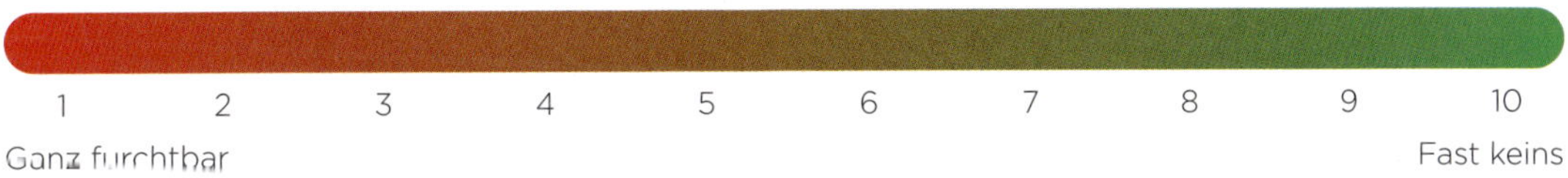

BEWEGUNGSGEFÜHL

Wie ist Ihr Bewegungsgefühl? Wenn Sie sehr steif sind und Ihr Knie sich komplett blockiert anfühlt, dann befinden Sie sich auf der Skala bei 1. Löst sich die Versteifung, dann erreichen Sie langsam den Bereich zwischen 3 und 5. Bei den Werten zwischen 4 und 10 sind die Bewegungen noch limitiert, sie werden aber zunehmend flüssiger.

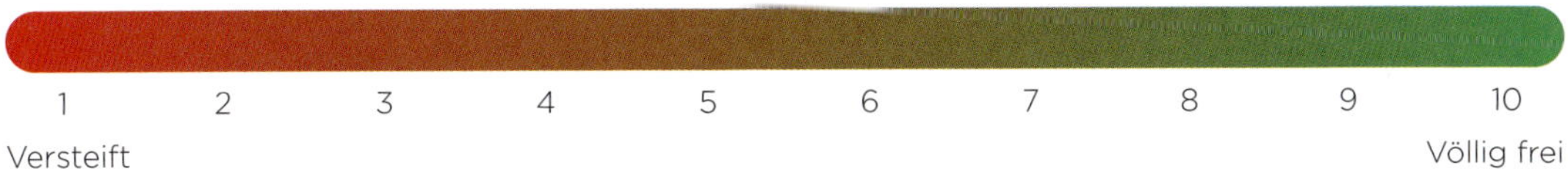

BAUCHGEFÜHL

Wie ist Ihr Bauchgefühl? Haben Sie den Eindruck, Ihren Schmerzen hilflos ausgeliefert zu sein, oder glauben Sie, sich gut selbst helfen zu können? Wie nehmen Sie Ihre aktuelle Situation wahr? Der Wert 1 ist hier Ausdruck einer ernst zu nehmenden Problematik. Wenn Sie glauben, dass Sie es allein nicht schaffen, sollten Sie ärztliche oder psychotherapeutische Unterstützung in Anspruch nehmen. Werte zwischen 2 und 5 zeigen, dass Sie hoffen, Ihre Kniebeschwerden selbst in den Griff zu bekommen. Ab 6 nimmt Ihr Selbstbewusstsein zu und ab 9 auch die Gewissheit, Ihre Knie selbst heilen zu können.

1 2 3 4 5 6 7 8 9 10

Das schaffe ich nie — Ich habe alles im Griff

DAS ERFOLGSDIAGRAMM: BRINGEN SIE IHRE ERGEBNISSE AUF DEN PUNKT

Tragen Sie Ihre persönliche Beurteilung der drei Erfolgsfaktoren in Ihr Diagramm ein, um Ihre Entwicklung im Blick zu behalten. Diese Aufgabe begleitet Sie durch die 30-Tage-Challenge (siehe ab Seite 54). Auf der senkrechten Skala tragen Sie Ihre Erfolge in der Verbesserung Ihrer Beschwerden ein: 1 steht für sehr starke Schmerzen, 10 für völlig auskuriert und beschwerdefrei. Die waagerechte Skala folgt den 30 Tagen des Programms. Hier vermerken Sie täglich die drei Parameter Schmerzempfinden, Bewegungsgefühl und Bauchgefühl. Das fiktive Beispiel zeigt eine positive, lineare Entwicklung des Erfolgsgefühls auf, während in den Bewegungs- und Schmerzdiagrammen die Schwankungen zwar vorherrschen, aber das Endergebnis positiv ist. Ein solches Diagramm könnte auch für Sie Realität werden. Verwenden Sie zur Unterscheidung am besten drei unterschiedliche Farben.

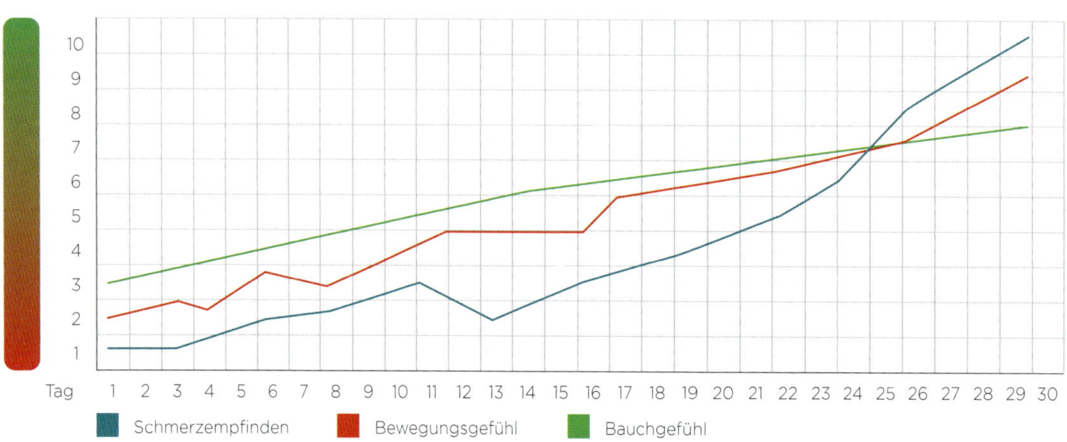

MOTIVATION – QUELLE FÜR DEN ERFOLG

Sichtbare Erfolge werden Sie nicht sofort auf allen drei Skalen verzeichnen können. Vergleichen Sie einmal die folgenden Aussagen miteinander. Beide beschreiben den gleichen Zustand, drücken aber eine andere innere Haltung aus:

- »Die Kniebewegung wird zwar freier, aber ich glaube, ich schaffe das nicht.«
- »Das Knie tut noch weh – ich bekomme das aber bestimmt wieder hin!«

Mit der zweiten Einschätzung werden Sie mehr Erfolg haben. Unterschätzen Sie nicht Ihre Motivation, die Sie dabei unterstützt, schwierige Prozesse ohne anhaltende Beeinträchtigungen zu meistern.

BEURTEILEN SIE IHRE SITUATION

Die Selbstanalyse hilft Ihnen dabei, Ihre Lage einzuschätzen. Stellen Sie sich die fünf W-Fragen (siehe Seite 29) und testen Sie sich selbst mit der Bewegungsanalyse (siehe ab Seite 39). Nehmen Sie sich ausreichend Zeit dafür. Besprechen Sie mit einem nahestehenden Menschen, wie er Sie sieht. Vielleicht waren Sie zu schnell, zu intensiv oder auch zu nachlässig in Ihrem Fortschreiten? Dann beginnen Sie noch einmal weiter vorn im Programm.

Die Frage »Kann ich das wirklich allein?« sollten Sie sich ehrlich beantworten. Es gibt viele Gründe, einen Arzt oder einen Therapeuten aufzusuchen. Scheuen Sie sich nie, dies zu tun, vor allem, wenn Ihr Bauchgefühl Ihnen sagt, dass Sie allein nicht vorankommen. Aber auch das »Zurück auf Los« kann oft das Mittel der Wahl sein.

KNIE LIEBEN SLOW JOGGING

Der neue Trendsport aus Japan heißt Slow Jogging. Dahinter verbirgt sich eine ganz besonders kniegelenkschonende Bewegungsform. In Studien konnte die Wirksamkeit dieser Art der Fortbewegung nachgewiesen werden. Die Beanspruchung des Knies ist durch die Mittelfußberührung des Fußes am Boden sehr stark abgefedert. Die extrem kleinen Schritte verhindern die Innenrotation des Oberschenkels. Dadurch wird das Knie physiologisch belastet und die Beinachse bleibt stabil.

MASSNAHMEN FÜR EINEN KNIEFREUNDLICHEN ALLTAG

Im Knie-Alltag liegt oft schon der Schlüssel zum Erfolg. Bedenken Sie, wie viele Jahre Sie Ihre Knie möglicherweise Tag für Tag in Unkenntnis verschiedener Belastungsparameter strapaziert oder überstrapaziert haben. Wichtig ist, ein neues, frisches Kniebewusstsein zu erlernen. Schaffen Sie neue Alltagsroutinen im Sinn einer Knieschule, beim Treppegehen, Aufstehen und Hinsetzen oder Bücken. So nutzen Sie Ihren Alltag als Trainingsplatz!

PHYSIOTHERAPEUTISCHE STANDARDS IM ALLTAG

PATL (physiotherapeutische Aktivitäten des täglichen Lebens) sind ein Lernprogramm, das Sie anleitet, tagsüber immer und überall mit wiederkehrenden Tätigkeiten bestimmte Grundübungen durchzuführen (siehe ab Seite 116). Oft ist keine zusätzliche Zeit und kein Fitnessgerät nötig, um das Programm erfolgreich einzuüben. Die von mir definierten Vorschläge schützen Ihre Knie gezielt und machen sie zukunftsfit.

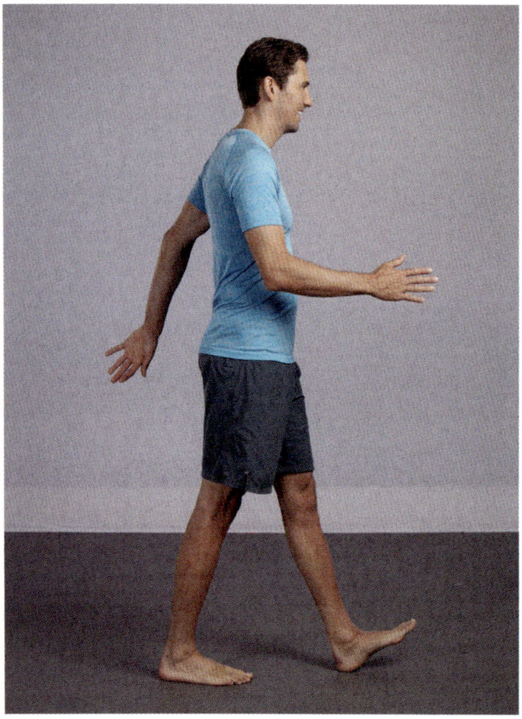

PATL-Gang: Aufrechter Gang mit diagonalem Armschwung (siehe Seite 118)

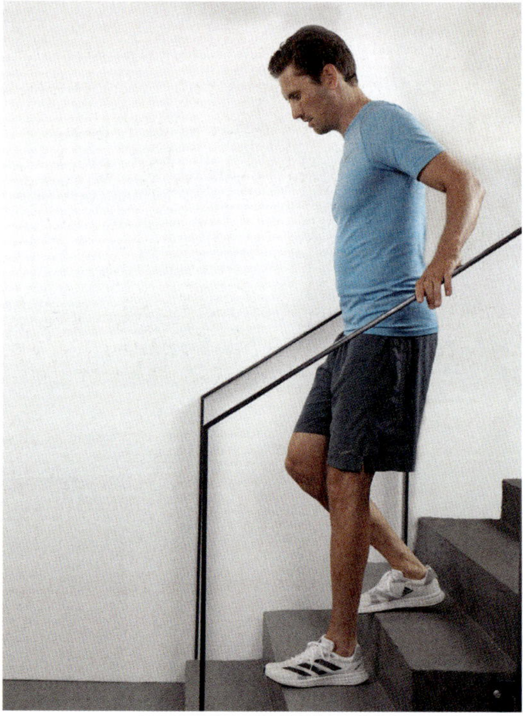

Treppe hinuntergehen mit Geländer (siehe Seite 120)

ERSTE-HILFE-MASSNAHMEN

Viele der Maßnahmen in diesem Buch sollten Sie bei Bedarf immer wieder einmal in Ihr 30-Tage-Programm einbauen. Suchen Sie sich heraus, was Ihnen besonders guttut, und genießen Sie die Schmerzlinderung. Auch einige kleine Hilfsmittel stehen zur Auswahl. Finden Sie heraus, welche Ihnen am besten helfen.

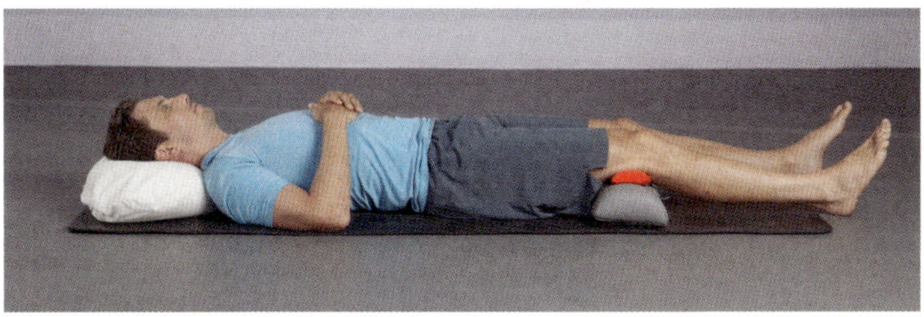

Entlastungslagerung mit Kühlung von der Kniekehle aus (siehe Seite 133)

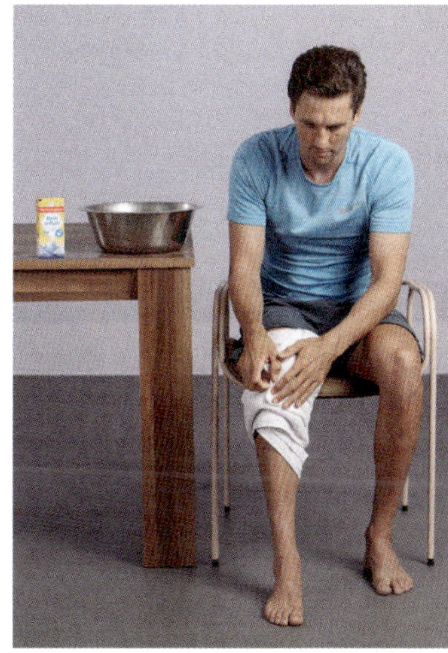

Salzwickel (siehe Seite 135)

MOBILISIEREN, DEHNEN UND KRÄFTIGEN

Zur Schmerzbeseitigung ist die spezifische Kniemobilisation entscheidend. Vor der ersehnten Kräftigung steht nach meinem Konzept die gekonnte, gelenkschonende myofasziale Dehnung, um langfristig widerstandsfähige Knie zu entwickeln.

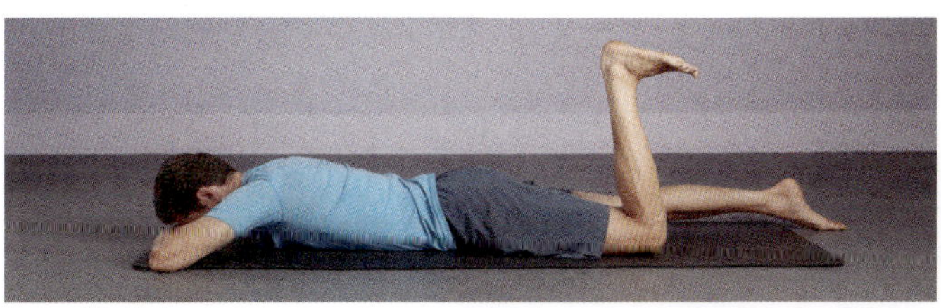

Selbstmobilisation des Wadenbeins (siehe Seite 157)

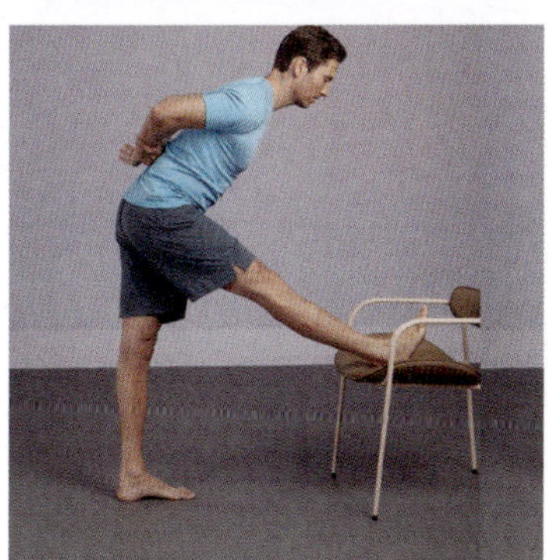

Hamstringsdehnung im Stand (siehe Seite 160)

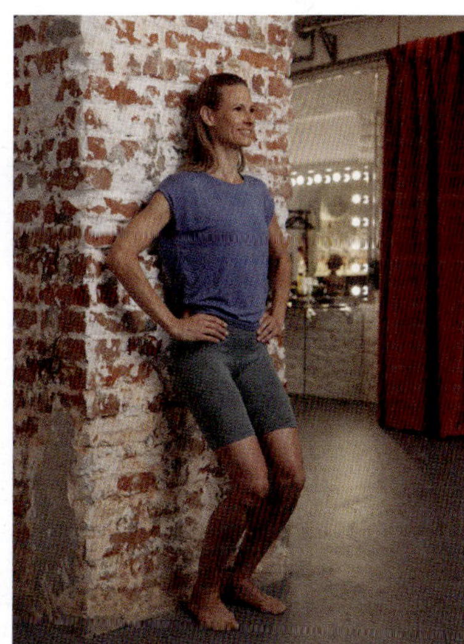

Kniebeuge an der Wand zur Kräftigung (siehe Seite 172)

EQUIPMENT UND HAUSHALTSGEGENSTÄNDE FÜR IHR 30-TAGE-KNIEPROGRAMM

Viele Fitnessgeräte sind für das 30-Tage-Programm nicht nötig. Einiges davon haben Sie vielleicht bereits zu Hause und für viele der Tools können Sie günstige Alternativen finden (meine Vorschläge dafür finden Sie jeweils in Klammern). Deswegen schauen Sie erst einmal in Ihrem Haushalt nach, bevor Sie Equipment kaufen.

- Arnikasalbe (Alternative: andere antientzündliche Salbe aus Ihrer Hausapotheke)
- Balance-Pad (Alternative: Matratze)
- Ball
- Buch
- Coolpack (Alternative: in Wasser getränktes Tuch aus dem Eisfach)
- Crosstape
- Cup
- Decke
- Faszienrolle, klein (Alternative: eigene Faust)
- Flossingband (Alternative: Strumpfhose)
- 2 Gewichtsmanschetten, 1 kg (Alternative: Sandsäckchen, mit Einweckgummi fixieren)
- Halbrolle (Alternative: zusammengerolltes Badetuch)
- Handtuch, groß
- Holzkeil (Alternative: Ast, Stein, erhöhte Türschwelle)
- Kasten (zum Beispiel Getränkekiste)
- Keilkissen (Alternative: Aktenordner)
- Kissen
- Kniebandage
- 2 Leinentücher
- Löffel
- Luftballon
- Matte (Alternative: Wolldecke)
- Quark
- Salz
- Schere
- Schüssel
- Schwingstab (Alternative: Besentiel)
- Socken
- Springseil
- Stuhl
- Tapes
- Tisch
- Treppe (mit Geländer)
- Triggerdrücker (Alternative: eigener Finger oder stumpfer Gegenstand wie ein Bettpfosten)
- 2 Unterarmstützen
- 2 Waagen
- Wand
- Widerstandsband mit Schlaufen (Alternative: zu einem Ring geknotete Strumpfhose)
- Zirbenstäbchen (Alternative: Kugelschreiber mit eingezogener Mine)

BEWEGUNGSANALYSE: TESTEN SIE SICH SELBST

Eine wunderbare Möglichkeit, selbst zu ermitteln, was Ihnen fehlen könnte, ist die Testung Ihrer Bewegung. Nicht immer ist die große, radiologische Untersuchung nötig, um eine Einordnung des Befundes zu erzielen. Ursächlich kann auch eine Verkürzung des Oberschenkelmuskels *(Musculus rectus femoris)* der Auslöser Ihrer Knieschmerzen sein – das würde ein MRT nicht aufzeigen. Testen Sie sich mit den folgenden Übungen. Schließen Sie diese mit einem »positiven« Ergebnis ab, weist dies auf fehlende Mobilität, also eine Störung des Kniegelenkes hin.

WAAGENTEST

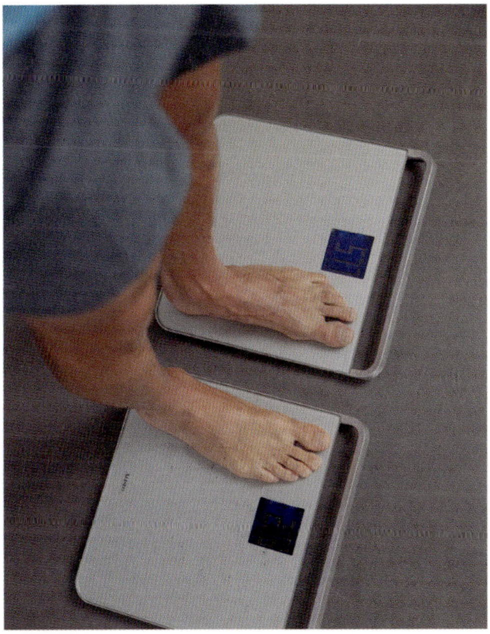

Stellen Sie sich mit Ihren Füßen auf zwei Waagen. Kontrollieren Sie auf beiden Ihr Gewicht.

Ergebnis: Der Test ist positiv, wenn sich Ihr Gewicht von rechts und links um mehr als 2 Kilogramm unterscheidet.

EINBEINSTANDTEST

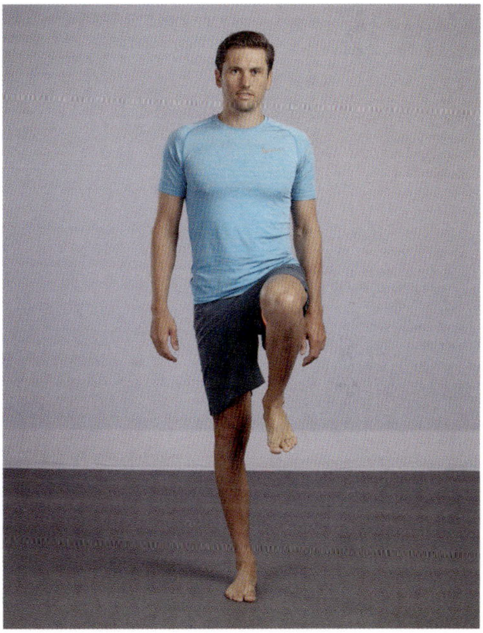

Stellen Sie sich aufrecht hin und ziehen Sie Ihr nicht betroffenes Bein gebeugt hoch.

Ergebnis: Der Test ist positiv, wenn Sie gar nicht oder nicht länger als 10 Sekunden auf Ihrem betroffenen Bein stehen können.

OBERSCHENKELROTATIONSTEST

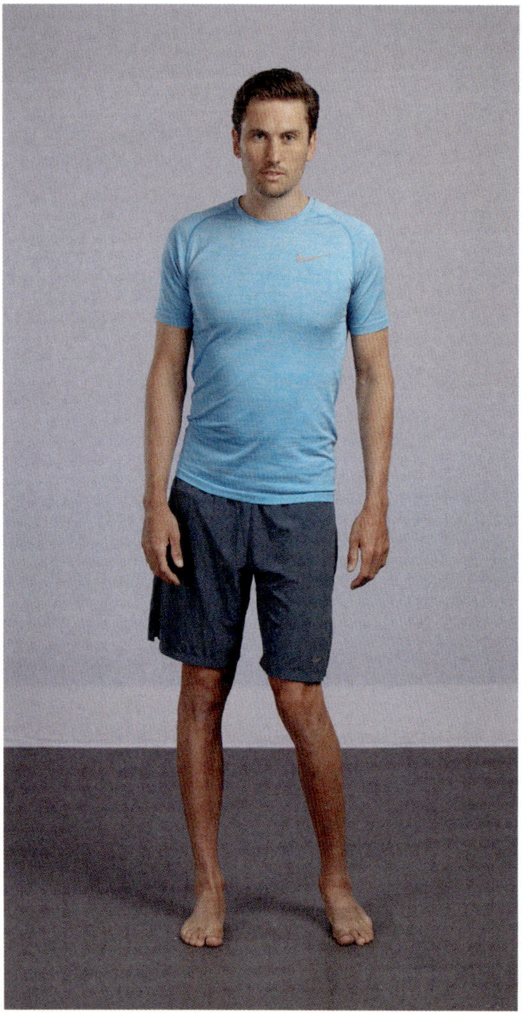

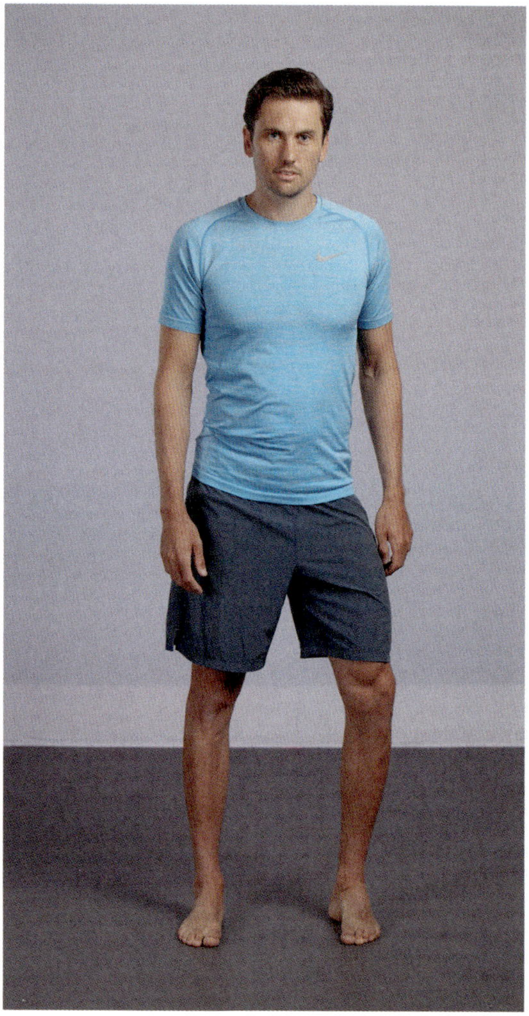

1 Stellen Sie sich aufrecht hin und rotieren Sie Ihr Knie einwärts.

2 Stellen Sie sich aufrecht hin und rotieren Sie Ihr Knie auswärts.

Ergebnis: Der Test ist positiv, wenn eine der gezeigten Übungen gar nicht möglich ist.

BEUGETEST

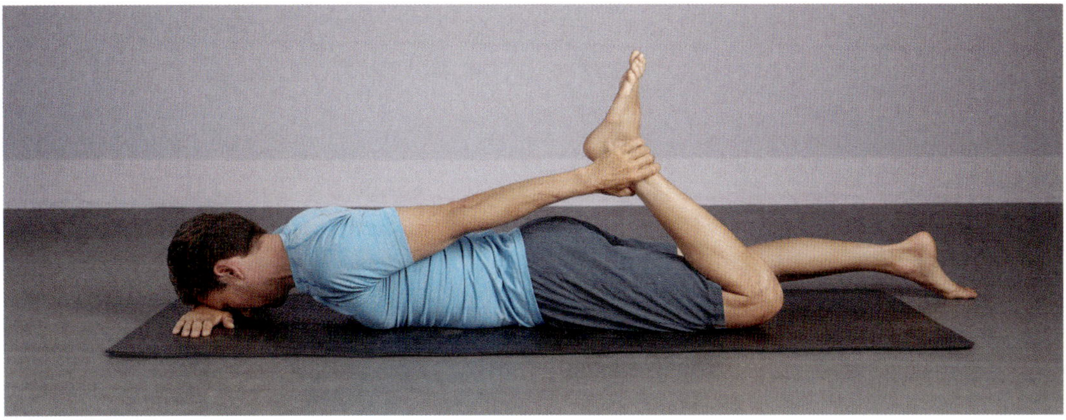

Legen Sie sich auf den Bauch. Ziehen Sie mit der Hand am Unterschenkel und Ihr Knie in die maximale Beugung. Die Ferse zielt Richtung Gesäß.

Ergebnis: Der Test ist positiv, wenn der Abstand zwischen Ferse und Gesäß mehr als 20 Zentimeter beträgt.

STRECKTEST

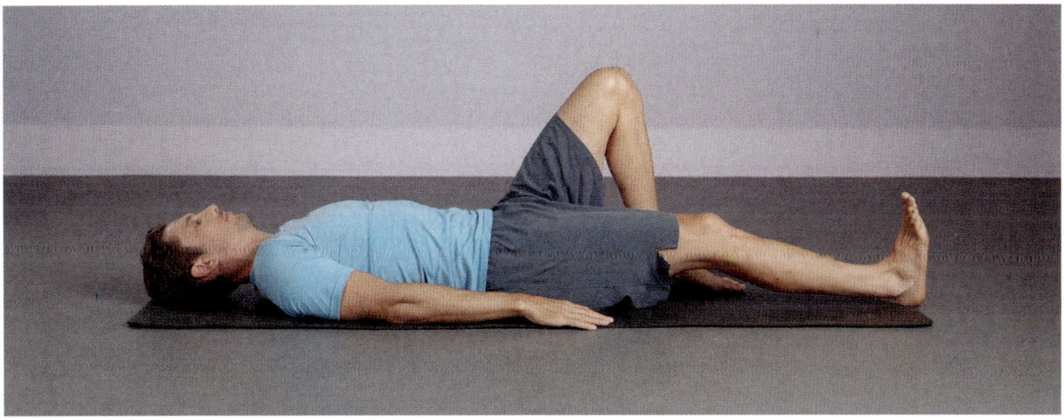

Legen Sie sich auf den Rücken und stellen Sie ein Bein auf. Das andere Bein wird maximal ausgestreckt und der Fuß hochgezogen.

Ergebnis: Der Test ist positiv, wenn der Abstand zwischen Kniekehle und dem Boden mehr als 3 Zentimeter beträgt.

ADDUKTORENTEST

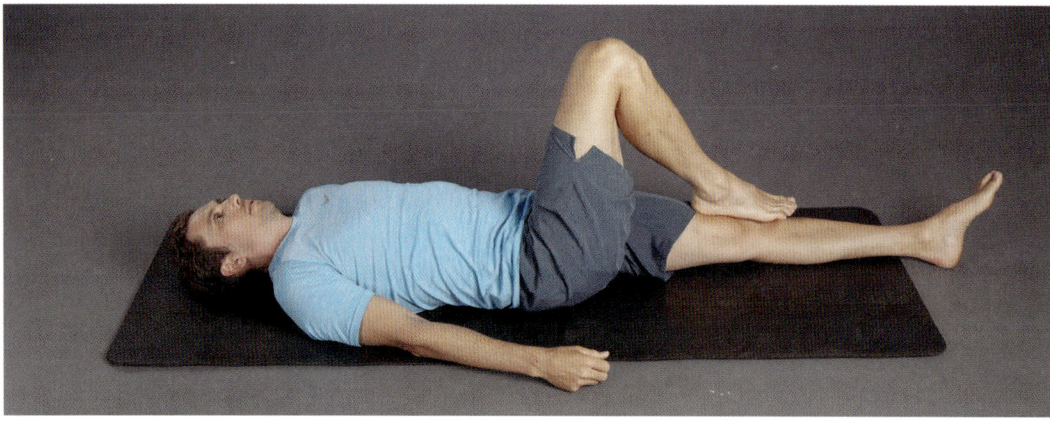

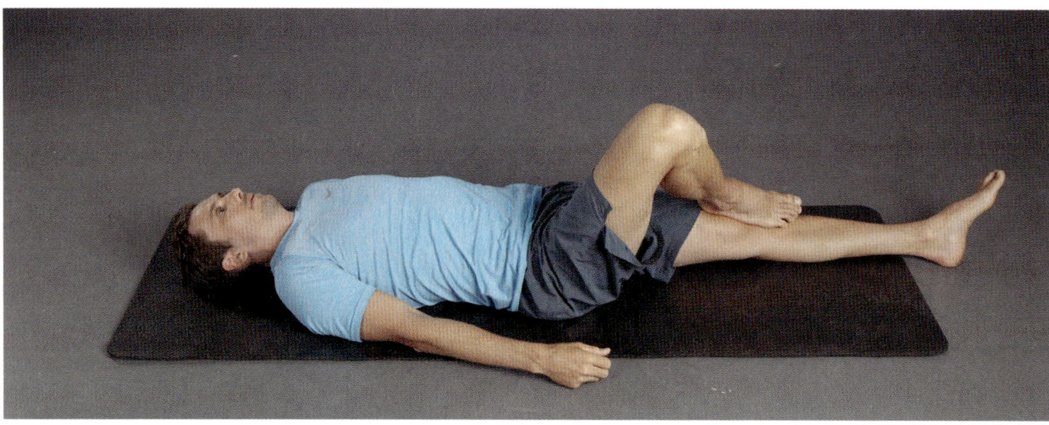

1 Legen Sie sich mit gestreckten Beinen auf den Rücken und stellen Sie einen Fuß auf das Knie des gestreckten Beines.

2 Bewegen Sie Ihr gebeugtes Bein maximal zur Seite in Richtung des Bodens. Der Fuß bleibt dabei auf dem anderen Knie stehen.

Ergebnis: Der Test ist positiv, wenn der Abstand zwischen der Außenseite Ihres Oberschenkels und dem Boden mehr als 10 Zentimeter beträgt.

RECTUS-FEMORIS-TEST

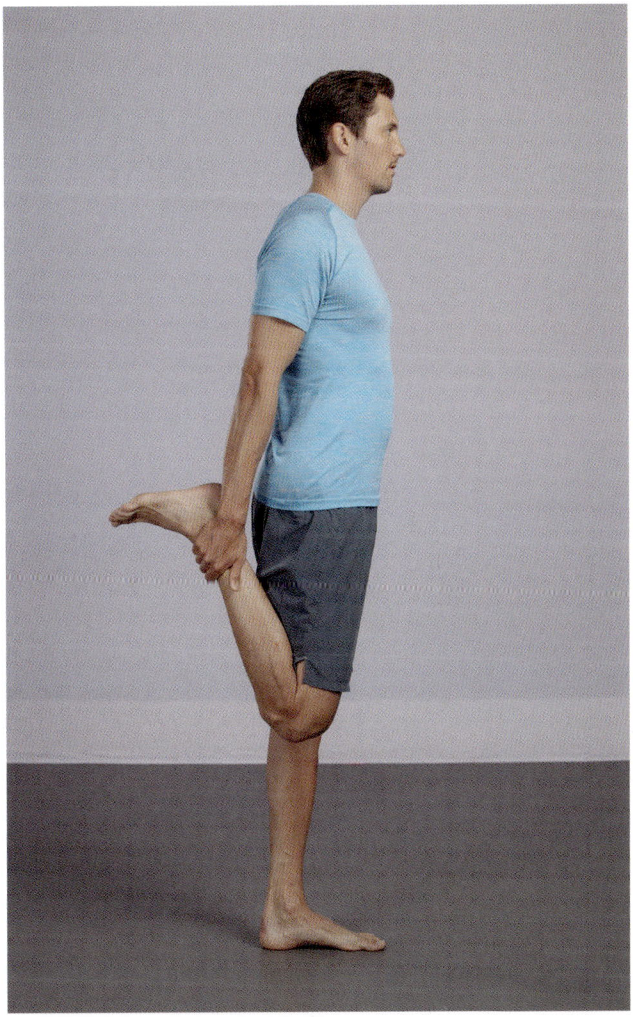

Stellen Sie sich aufrecht hin und ziehen Sie mit Ihrer Hand den Unterschenkel in die Kniebeuge.

Ergebnis: Der Test ist positiv, wenn der Abstand zwischen Ihrer Ferse und Ihrem Gesäß mehr als 5 Zentimeter beträgt.

WADENMUSKELTEST

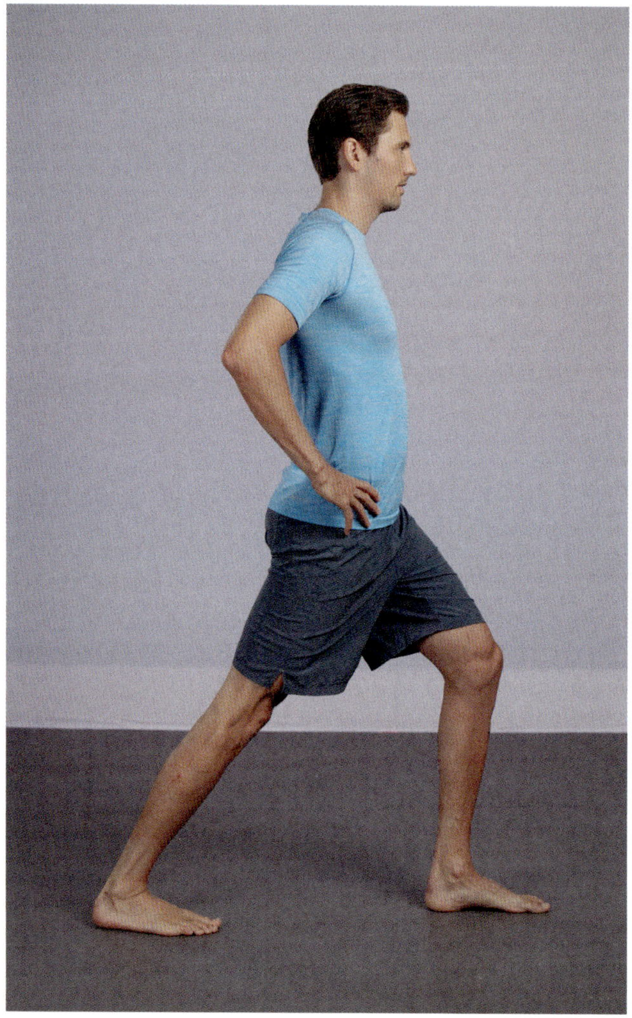

Stellen Sie sich in Schrittstellung aufrecht hin, die Füße mindestens 80 Zentimeter voneinander entfernt. Legen Sie Ihr Körpergewicht auf das vordere Bein und drücken Sie Ihr hinteres Knie in die Streckung.

Ergebnis: Der Test ist positiv, wenn sich dabei Ihre hintere Ferse vom Boden abhebt.

HAMSTRINGSTEST

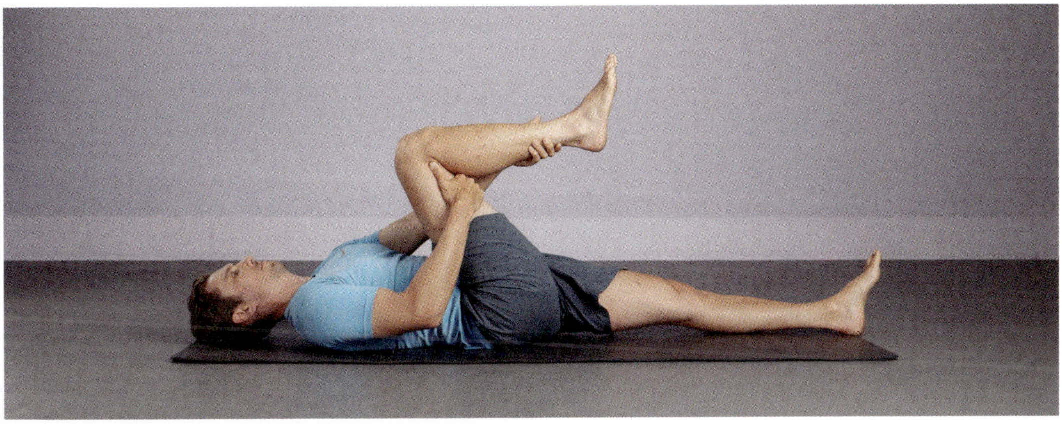

Legen Sie sich rückwärts auf den Boden und strecken Sie ein Bein aus. Ziehen Sie mit einer Hand den Oberschenkel des anderen Beines zur Brust und bewegen Sie mit der anderen Hand den Unterschenkel in Richtung der Kniestreckung. Das ausgestreckte Bein bleibt während der Testung auf dem Boden liegen.

Ergebnis: Der Test ist positiv, wenn die Kniestreckung weniger als 140 Grad aufweist.

ILIOPSOASTEST

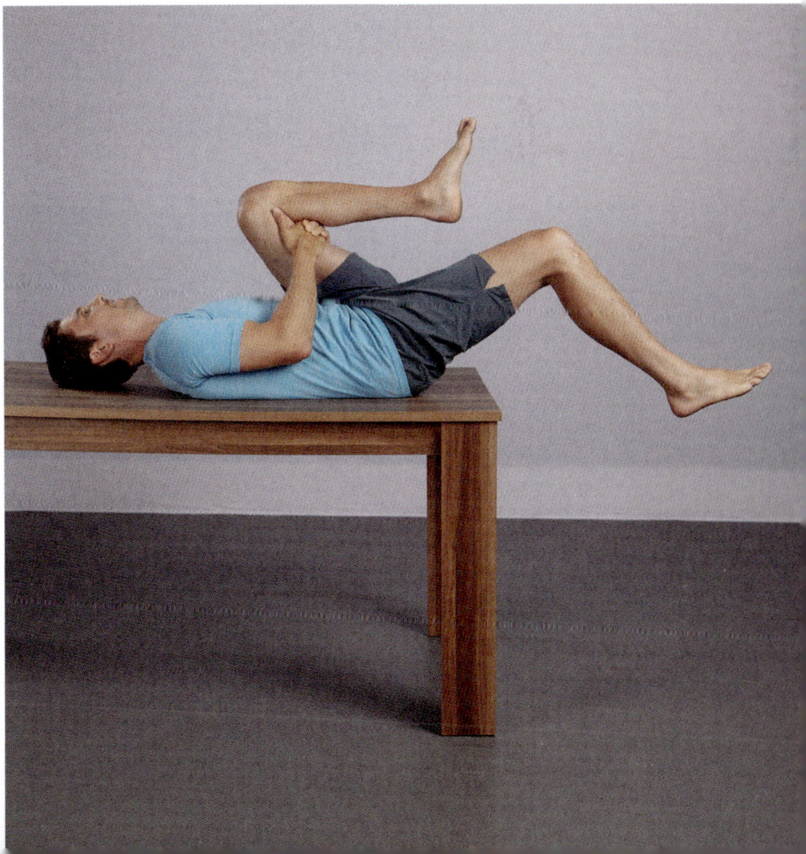

Stellen Sie sich rückwärts gegen eine Tischkante. Umgreifen Sie einen Oberschenkel mit beiden Händen und legen Sie sich rückwärts mit dem angebeugten Bein auf einen Tisch in die Rückenlage. Lassen Sie das andere Bein über die Tischkante maximal abhängen.

Ergebnis: Der Test ist positiv, wenn Ihre Hüfte nicht mehr als 180 Grad gestreckt ist und das Knie nicht locker abhängen kann.

QUICKFINDER FÜR GÄNGIGE BESCHWERDEBILDER

Diese Übersicht zur Lokalisation, zur Schmerzart und zum Schmerztyp sowie weiteren Begleiterscheinungen hilft Ihnen, eine Diagnose und die richtigen Maßnahmen zu finden. So können Sie den besten Zeitpunkt festlegen, um mit dem Programm zu starten.

Wo tut es weh?	Wie tut es weh?	Wirkt sich der Schmerz auf die Bewegung aus?	Welche Symptome treten sonst noch auf?	Schmerztyp
Ganzes Knie	Spannungsschmerz	Streckung geht nicht	Schwellung	Gelenkschmerz
Unterhalb der Kniescheibe	Heller, stechender Schmerz	Beugung schmerzt	Wärme, Rötung	Entzündungsschmerz
Innen und außen am Knie	Starker, heller Schmerz bei jeder Bewegung	Man mag sich nicht bewegen	Schwellung, Bluterguss	Heller Verletzungsschmerz
Auf der Kniescheibe	Spitzer Schmerz	Beugung und Streckung eingeschränkt	Schwellung, Bluterguss	Traumatischer Gelenkschmerz
Innenknie	Dumpfer Schmerz	Außenrotation eingeschränkt	Fußschmerzen	Gelenkschmerz

Diagnose	Einstieg ins Programm	Besonders gut geeignete Übungen
Knieblockierung	Tag 10	Akupressur Ma 36 (Seite 138) Einreiben mit Arnikasalbe (Seite 133) Knietraktion mit Gewichtsmanschette (Seite 131) Selbstmobilisation des Wadenbeins (Seite 157) Alle PATL (Seite 116–122)
Patellaspitzen-syndrom (Jumper's Knee)	Tag 1	Knie bandagieren (Seite 123) Diagonalgang mit Stützen (Seite 126) Akupressur GB 34 (Seite 138) Popliteus triggern (Seite 141) Salzwickel (Seite 135) Knietraktion (Seite 131) Selbstmobilisation der Kniescheibe (Seite 156)
Kniedistorsion	Tag 1	Knie bandagieren (Seite 123) Mit Unterarmstützen aufstehen und hinsetzen (Seite 124) Akupressur Di 4 (Seite 137) und 3 Yin (Seite 136) Entlastung im Liegen (Seite 129) Kühlen in der Kniekehle (Seite 133) Knieflossing (Seite 139)
Knieprellung	Tag 1	Knie bandagieren (Seite 123) oder Knie tapen (Seite 128) Diagonalgang mit Stützen (Seite 126) Entlastung im Liegen (Seite 129) Entlastungssitz (Seite 130) Kühlen in der Kniekehle (Seite 133) Einreiben mit Arnikasalbe (Seite 133) Alle PATL (Seite 116–122)
Habituelle Beinachsen-fehlstellung	Tag 11	Knietraktion mit Gewichtsmanschette (Seite 131) Vorderen Oberschenkel ausrollen (Seite 146) Knieflossing mit Kniebeuge (Seite 140) Alle PATL (Seite 116–122) Sternschritt auf dem Balance-Pad (Seite 177) Kräftigung des gesamten vorderen Oberschenkels (Seite 186) Kniestabilisation auf dem Balance-Pad (Seite 180)

Wo tut es weh?	Wie tut es weh?	Wirkt sich der Schmerz auf die Bewegung aus?	Welche Symptome treten sonst noch auf?	Schmerztyp
Außenknie	Ziehender Schmerz	Fußhochziehen	Außenknöchel ist blockiert	Gelenkschmerz
Ganzes Bein	»Fieser« und tief liegender Schmerz	Man mag sich nicht unnötig viel bewegen	Bewegungsunlust	Myofaszialer Schmerz, pseudoradikulär
Innen- oder Außenknie	Ausstrahlender Schmerz, wie elektrisiert	Kann ziehenden und ins Bein einschießenden Schmerz auslösen	Taubheitsgefühl	Nervenschmerz, radikulär
Innen- oder Außenknie	Helle oder stechende Schmerzen	Bewegung und Daraufdrücken verstärken den Schmerz	Rötung, Schwellung	Entzündungs-schmerz
Ganzes Knie	Dumpf und bohrend	Anlaufschmerzen, wird nachts schlimmer	Schwellung, Gelenk-verformungen	Gelenkschmerz
Innen- oder/und Außenknie	Hell und stechend	Streckung eingeschränkt	Schwellung	Myofaszialer Schmerz
Ganzes Knie	Wackelig	Stehen auf dem betroffenen Bein ist schwierig	Gangbild gestört	Gelenkschmerz
Ganzes Knie	Akute Vernichtungs-schmerzen	Beugung und Streckung eingeschränkt	Bluterguss	Myofasziale und Gelenkschmerzen
Ganzes Knie	Dumpf und bohrend	Besser in Ruhe	Leichte Schwellung	Gelenkschmerz

Diagnose	Einstieg ins Programm	Besonders gut geeignete Übungen
Fibuladysfunktion	Tag 14	Selbstmobilisation des Wadenbeins (Seite 157) Unterschenkel-Cupping (Seite 143) Selbstmobilisation des Fußes (Seite 158) Kniestabilisation auf dem Balance-Pad (Seite 180) PNF-Beinmuster I und II (Seite 153 und 154)
Muskeldisbalancen in den Beinen	Tag 16	Akupressur Ma 36 und GB 34 (Seite 138) Salzwickel (Seite 135) Alle Cupping-Übungen (Seite 143–145) Kühlen in der Kniekehle (Seite 133) Alle Dehnungen (Seite 159–168) Kniestabilisation auf dem Balance-Pad (Seite 180)
L4/L5- oder L5/S1-Syndrom	Tag 1	Akupressur Ma 36 und GB 34 (Seite 138) Diagonalgang mit Stützen (Seite 126) Entlastungslagerung für den Rücken (Seite 130) Alle PATL (Seite 116–122)
Schleimbeutelentzündung, Bursitis	Tag 1	Akupressur 3 Yin (Seite 136) Salzwickel (Seite 135) Alle Cupping-Übungen (Seite 143–145) Knietraktion mit Gewichtsmanschette (Seite 131)
Kniearthrose Grad 3–4	Tag 1	Alle PATL (Seite 116–122) Knietraktion mit Fußhochziehen (Seite 132) Quarkwickel (Seite 134) Knieflossing (Seite 139) Oberschenkel-Cupping (Seite 144) Alle Dehnungen (Seite 159–168)
Meniskusschaden	Tag 1	Knie bandagieren (Seite 123) oder Knie tapen I (Seite 128) Entlastung im Liegen (Seite 129) Diagonalgang mit Stützen (Seite 126) Entlastungssitz (Seite 130) Knietraktion mit Gewichtsmanschette (Seite 131)
Knieinstabilität	Tag 1	Knie bandagieren (Seite 123) Knie tapen II (Seite 128) Diagonalgang mit Stützen (Seite 126) Kniestabilisation auf dem Balance-Pad (Seite 180)
Kreuzbandverletzung	Tag 1	Knie bandagieren (Seite 123) oder Knie tapen II (Seite 128) Akupressur Di 4 (Seite 137) und 3 Yin (Seite 136) Entlastung im Liegen (Seite 129) Kühlen in der Kniekehle (Seite 133)
Arthrose Grad 1–2	Tag 11	Alle PATL (Seite 116–122) Knietraktion mit Gewichtsmanschette (Seite 131) Alle Dehnungen (Seite 159–168) Kniestabilisation auf dem Balance-Pad (Seite 180) Funktionelles Oberschenkeltraining (Seite 187)

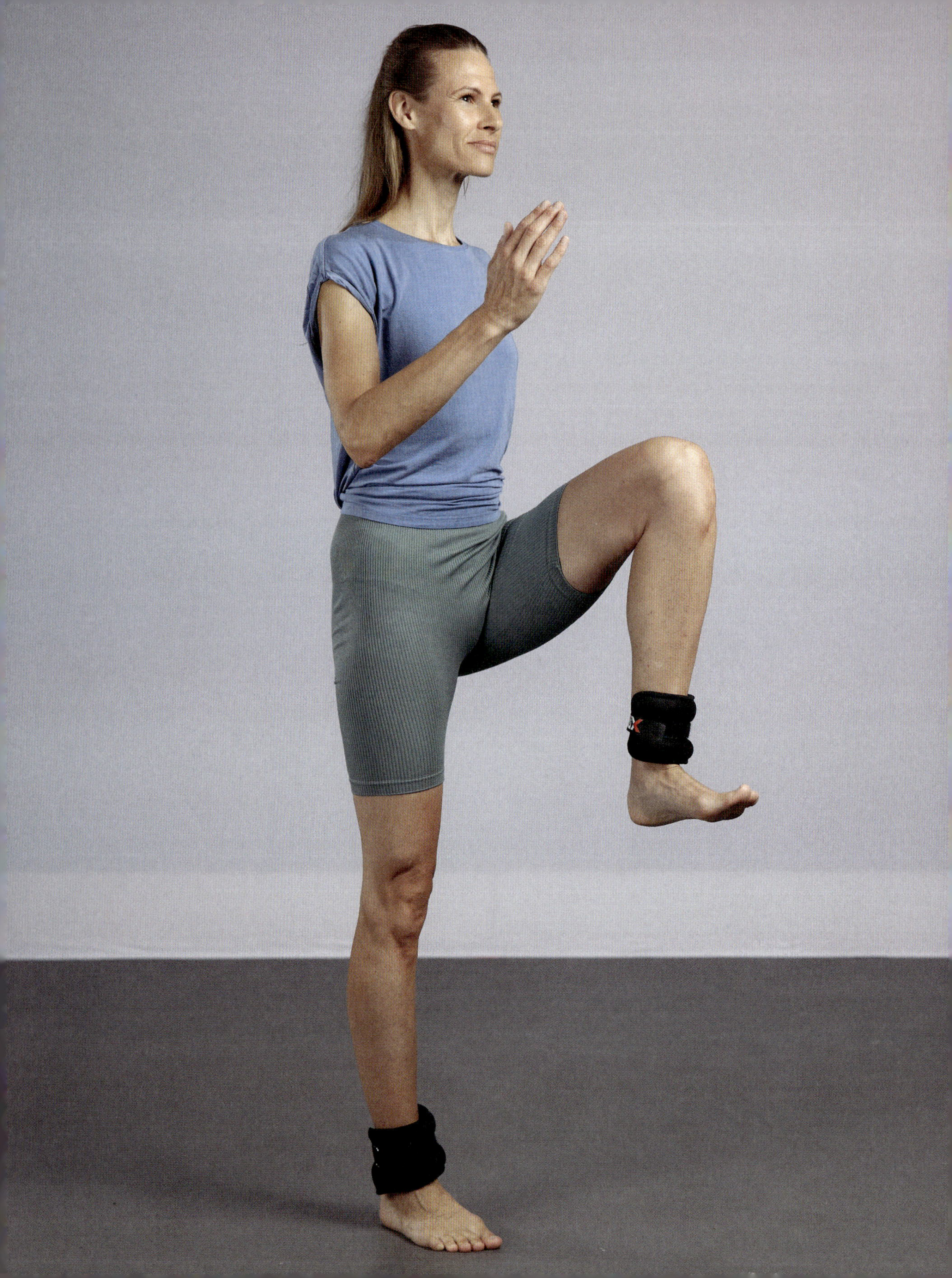

3

SCHRITT FÜR SCHRITT SCHMERZFREI WERDEN

DAS 30-TAGE-PROGRAMM

Viel bewegen und wenig belasten: Das ist die Zauberformel für schmerzfreie Knie. In diesem Kapitel stelle ich Ihnen mein Übungsprogramm vor. Jeder Tag hat ein bestimmtes Thema und jede Woche ein Leitmotiv. Nehmen Sie diese Motivationen mit in Ihre Zielplanung auf. Wenn Sie in der Zuversichtswoche sind, dauert es nicht mehr lange bis zum Ziel. Dann werden Sie obendrein noch mit »Just for fun«-Übungen belohnt.

IMMER BESSER WERDEN – SO GEHT'S

Jeweils auf einer Doppelseite werden Sie ab jetzt durch das Programm geführt. Linksseitig sehen Sie tagesaktuell passende Informationen und Erläuterungen. Hier befinden sich die Diagramme zum Ausfüllen und die Übersicht der Übungen und Maßnahmen mit dem Seitenverweis auf die genaue Beschreibung. Rechtsseitig sind die jeweiligen Übungen abgebildet. Bevor Sie mit dem Programm beginnen, führen Sie eine Bewegungsanalyse (siehe ab Seite 39) durch. Testen Sie sich selbst für Ihre spätere Beurteilung und zum genauen Einordnen Ihrer Beschwerden. Bitte führen Sie sich auch noch einmal meine fünf W-Fragen vor Augen (siehe Seite 29). Ebenso hilfreich ist ein Blick in den Quickfinder (siehe ab Seite 46).

IHR KNIECHECK

Bevor Sie starten, ist es wichtig, Ihren aktuellen Status herauszufinden. An welchem Tag des Programms sollten Sie ganz persönlich beginnen? Tragen Sie Ihr aktuelles Schmerz-, Bewegungs- und Bauchgefühl in die nachfolgenden Diagramme ein.

1 2 3 4 5 6 7 8 9 10

Ganz furchtbar **Ihr aktuelles Schmerzempfinden** Fast keins

1 2 3 4 5 6 7 8 9 10

Versteift **Ihr aktuelles Bewegungsgefühl** Völlig frei

1 2 3 4 5 6 7 8 9 10

Das schaffe ich nie **Ihr aktuelles Bauchgefühl** Ich habe alles im Griff

Liegen Ihre Werte auf allen Ebenen zwischen 1 und 3, beginnen Sie bitte unbedingt am ersten Tag des Programms und arbeiten Sie es Tag für Tag durch. Befinden Sie sich zwischen 5 und 7 auf den Skalen, können Sie auch in Woche 2 beginnen. Schauen Sie sich dennoch zusätzlich die Übungen von Woche 1 an und streuen Sie einige Maßnahmen daraus immer wieder einmal in Ihr Programm mit ein.

IHR 30-TAGE-ERFOLGSDIAGRAMM

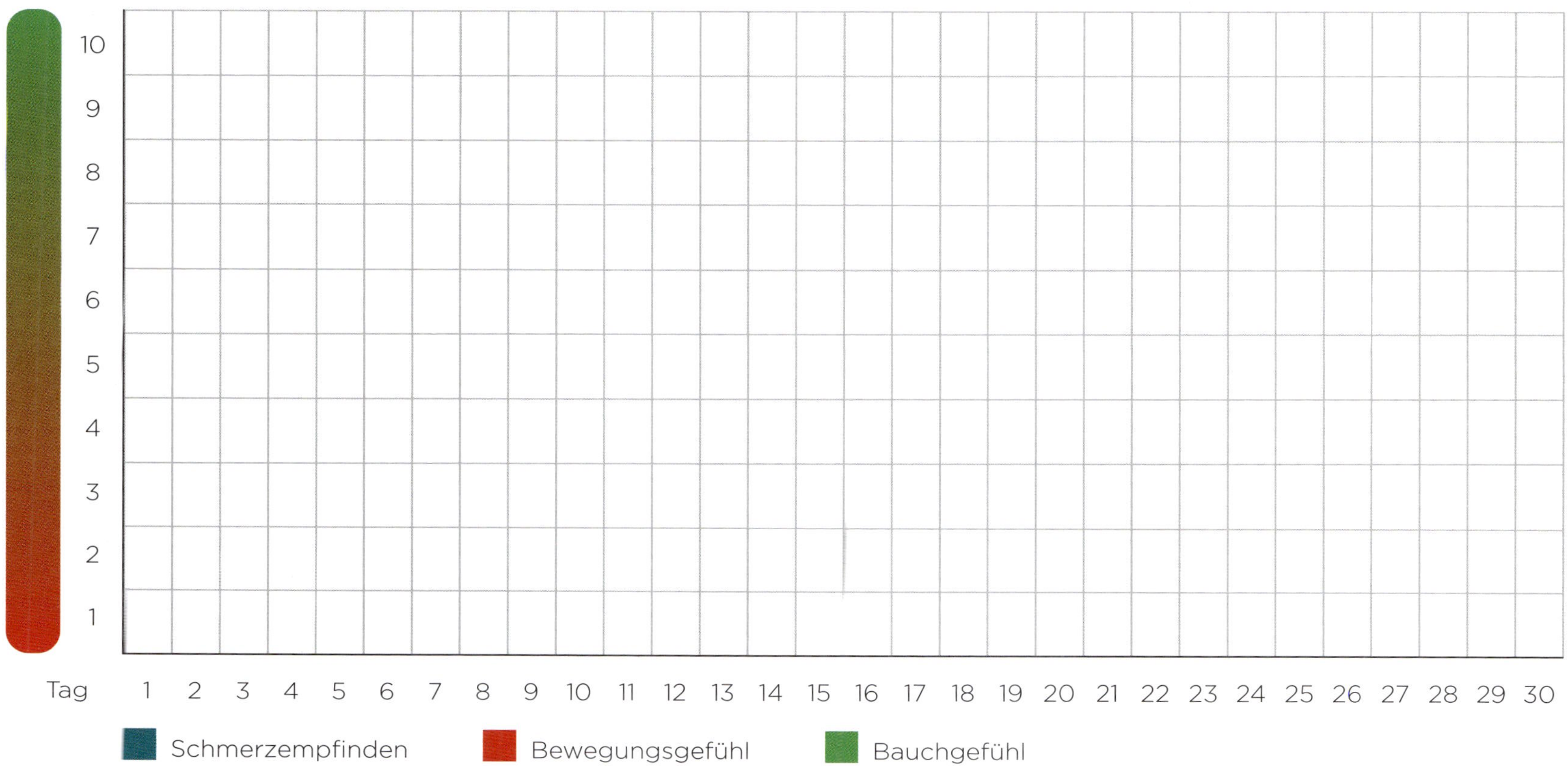

WOCHE 1: VORSICHTSWOCHE

Einen sanften Einstieg in das 30-Tage-Programm empfehle ich Ihnen bei akuten Knieschmerzen ganz besonders. Seien Sie achtsam mit sich und vertrauen Sie von Anfang an auf die Wirksamkeit Ihrer Maßnahmen und Übungen. Viele gut gemeinte Ratschläge von Freunden und Bekannten sind oft kontraproduktiv, denn: Es geht ja um Ihr Knie und nicht um das eines anderen.

TAG 1

Tagesthema: Ruhig und vorsichtig starten

Ihre Knie schmerzen. Nun ist erst einmal Vorsicht geboten; das gilt für heute, aber bestimmt auch noch für die ganze erste Woche. Im Zweifelsfall brauchen Sie eine Kniebandage zum Schutz Ihres Knies.

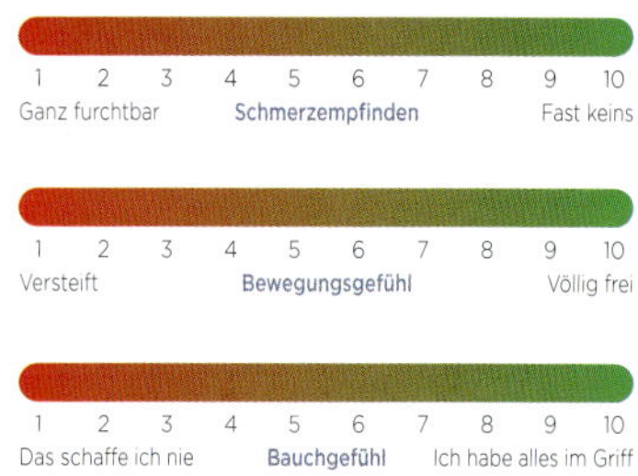

Tagesprogramm

	Übung/Maßnahme	Wiederholung/Dauer	Seite
1	Knie bandagieren	Wenn nötig	123
2	Mit Unterarmstützen aufstehen und hinsetzen	Wenn nötig	124
3	Schongang mit Stützen	So oft wie nötig am Tag	125
4	Entlastung im Liegen	3-mal	129
5	Akupressur Di 4	3-mal für 1–2 Minuten	137
6	Akupressur 3 Yin	3-mal für 1–2 Minuten	136
7	Quarkwickel	2-mal	134
8	Einreiben mit Arnikasalbe	2-mal	133
9	PATL-Stand	So oft wie möglich am Tag	116
10	PATL-Gang	So oft wie möglich am Tag	118

ENTLASTUNG IST HEILSAM

Entlastung heißt: Von den Beinen kommen, um dem Knie wirklich Ruhe und Entspannung zu erlauben. Auch das umgebende myofasziale Gewebe kann dann wieder heilen.

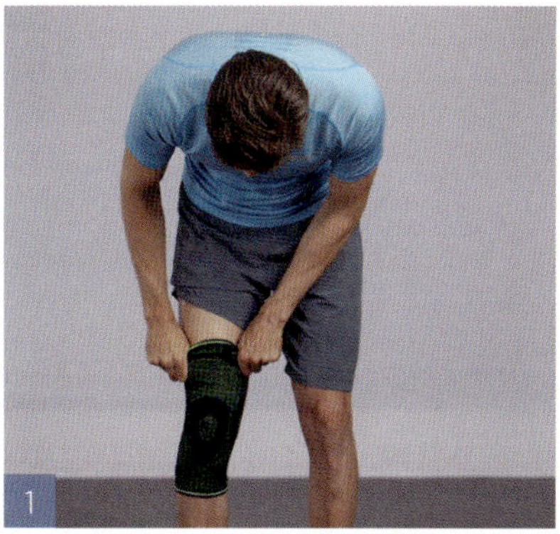
1

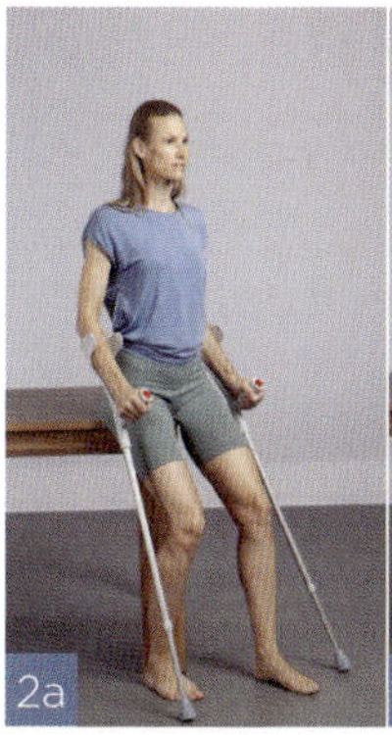
2a

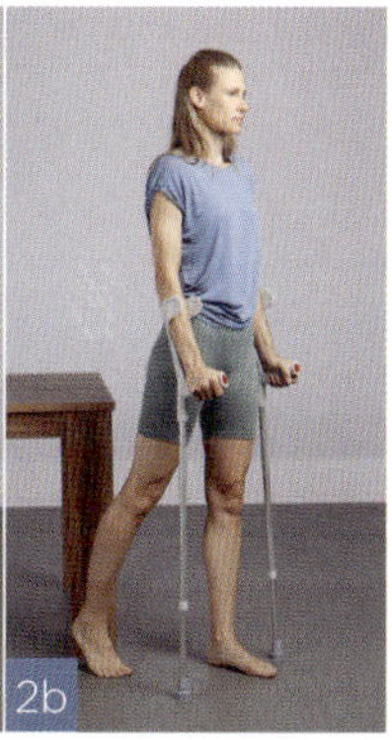
2b

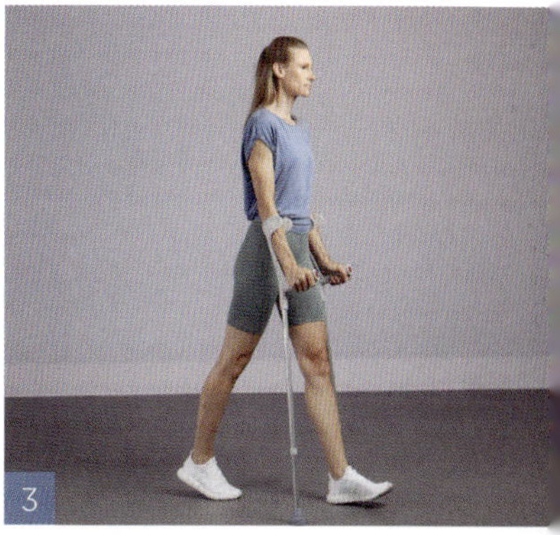
3

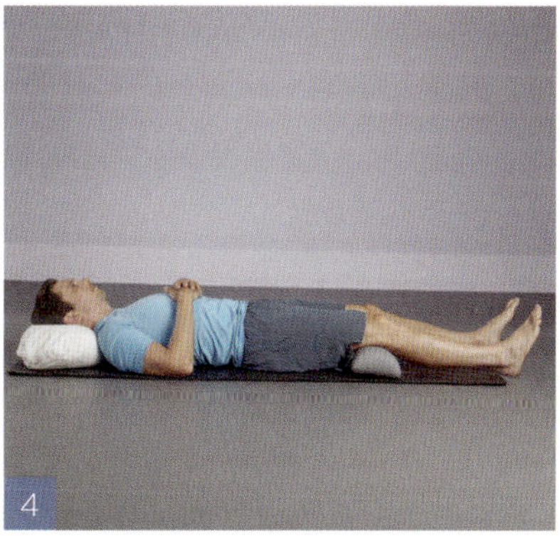
4

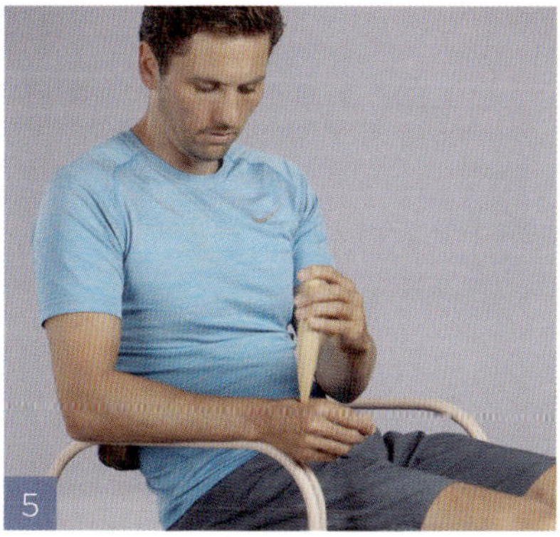
5

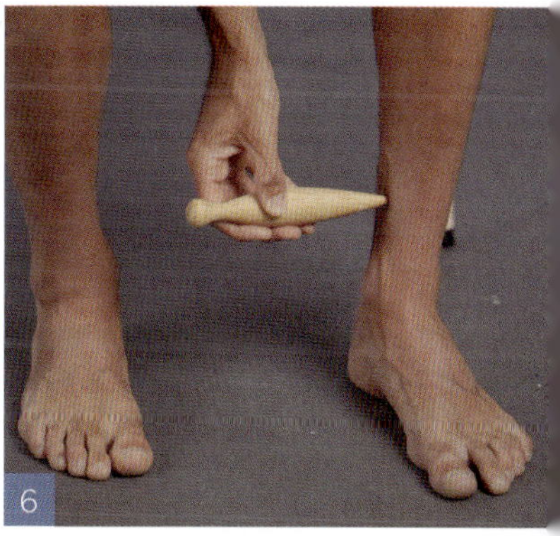
6

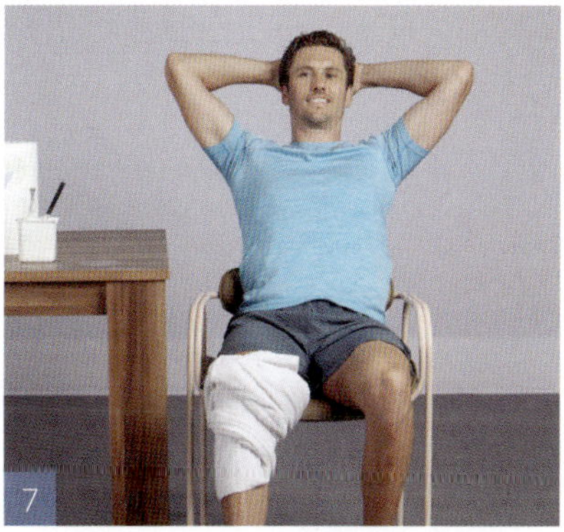
7

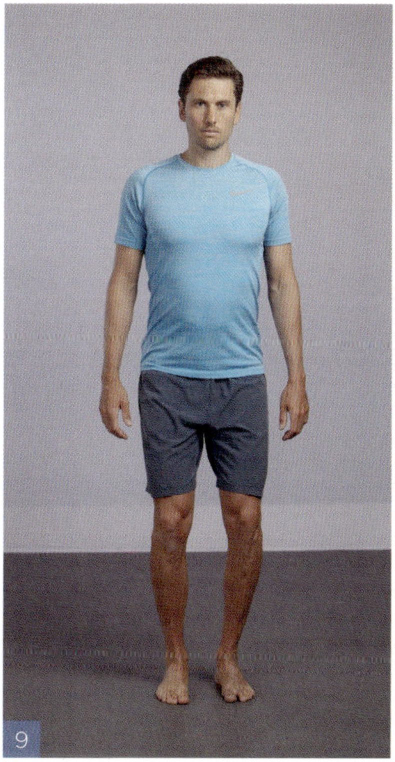
9

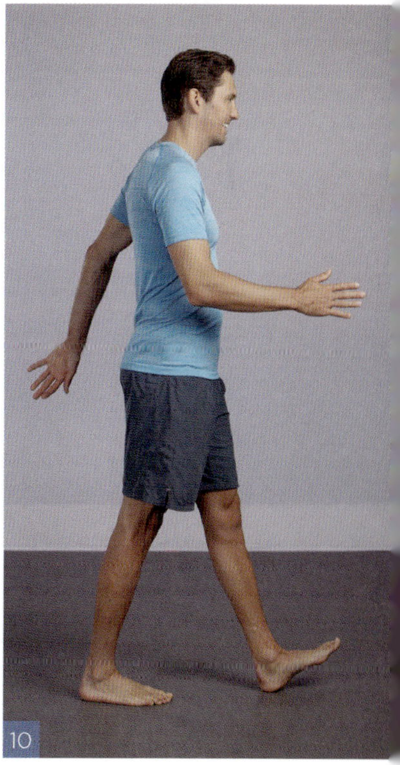
10

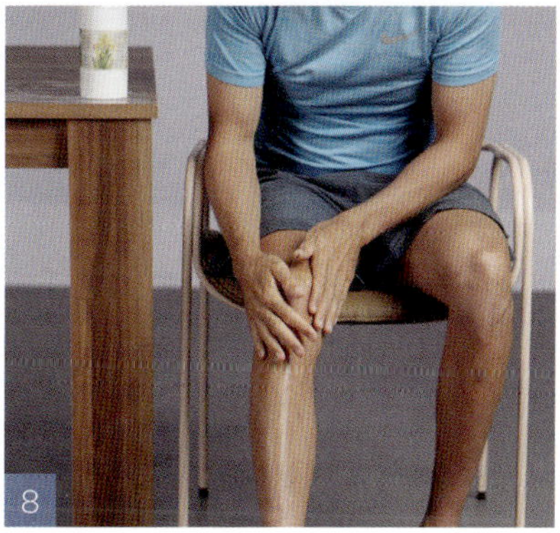
8

TAG 2

Tagesthema: Zuversicht hilft auch

Wie fühlen Sie sich heute? Ist Ihnen der erste Tag gut bekommen? Dann geht es voran! Üben Sie Ihre Alltagsroutine mit Entlastung und Schonung ein.

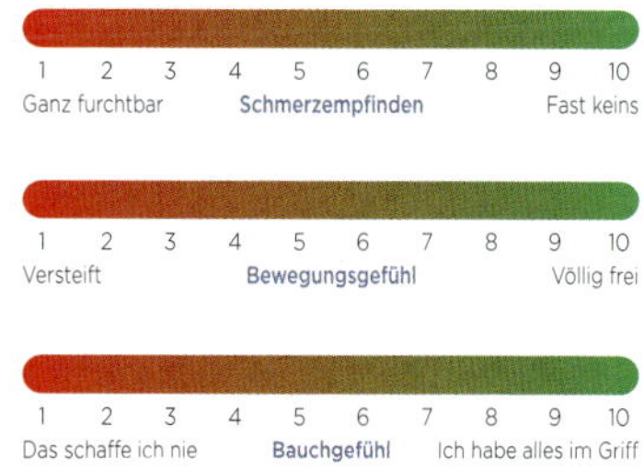

Tagesprogramm

	Übung/Maßnahme	Wiederholung/Dauer	Seite
1	Knie bandagieren	Wenn nötig	123
2	Mit Unterarmstützen aufstehen und hinsetzen	So oft wie nötig am Tag	124
3	Schongang mit Stützen	So oft wie nötig am Tag	125
4	Entlastungssitz	3-mal	130
5	Akupressur Di 4	3-mal für 1–2 Minuten	137
6	Akupressur GB 34	3-mal für 1–2 Minuten	138
7	Salzwickel	2-mal	135
8	Einreiben mit Arnikasalbe	2-mal	133
9	PATL-Stand	So oft wie möglich am Tag	116
10	Treppe rückwärts hinuntergehen	So oft wie nötig am Tag	121

ÜBEN MACHT DEN MEISTER

Ihr Tagesprogramm unterscheidet sich nur ein wenig vom Vortag. Zunächst ist es wichtig, die einzelnen Maßnahmen einzuüben und ihnen nachzuspüren.

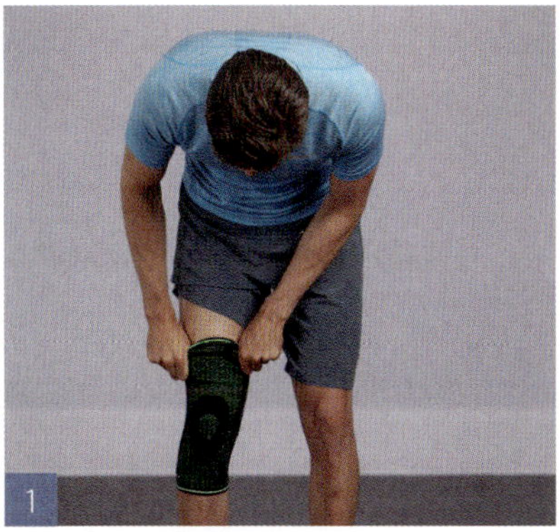
1

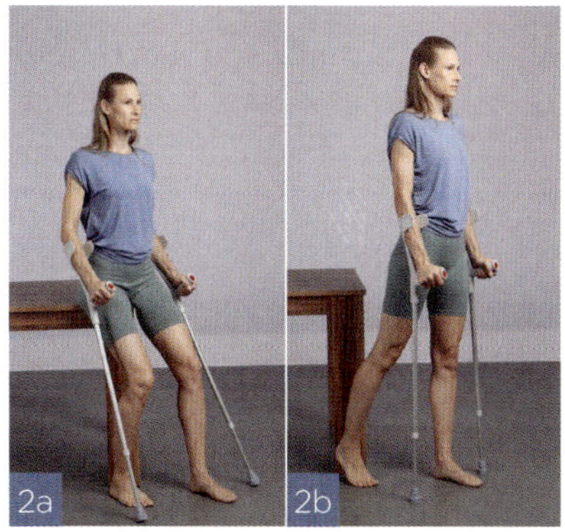
2a 2b

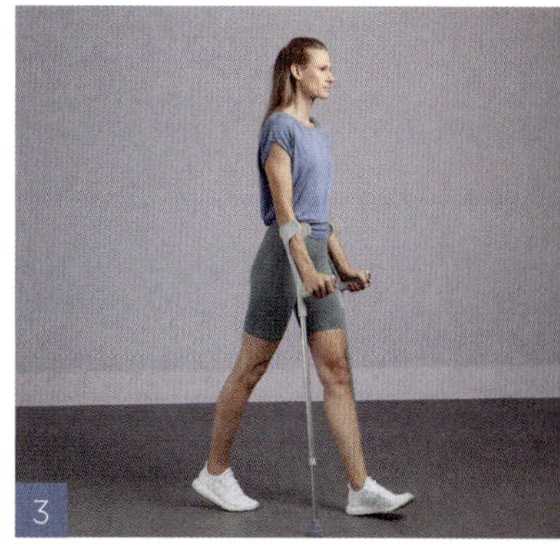
3

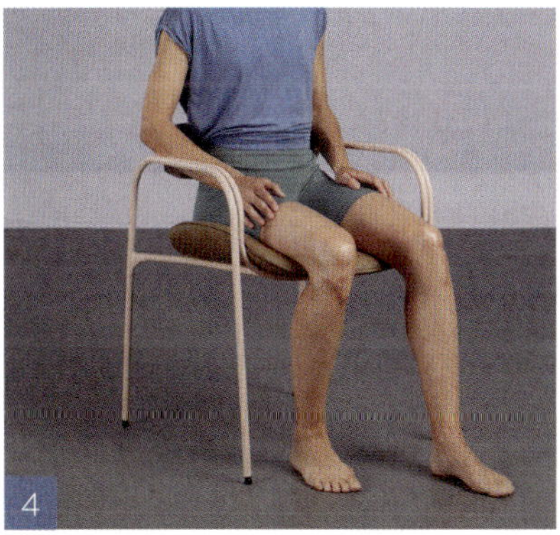
4

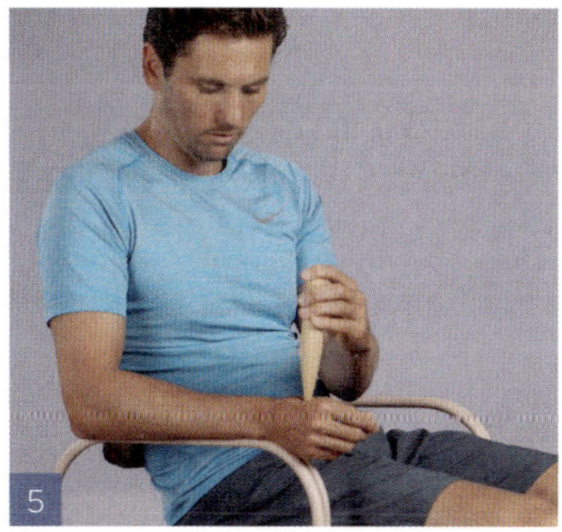
5

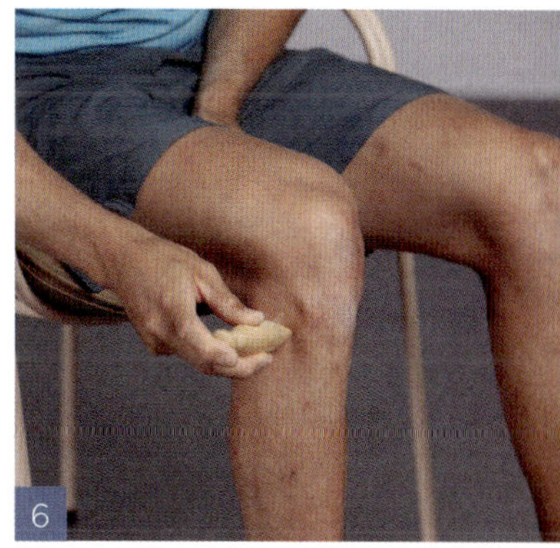
6

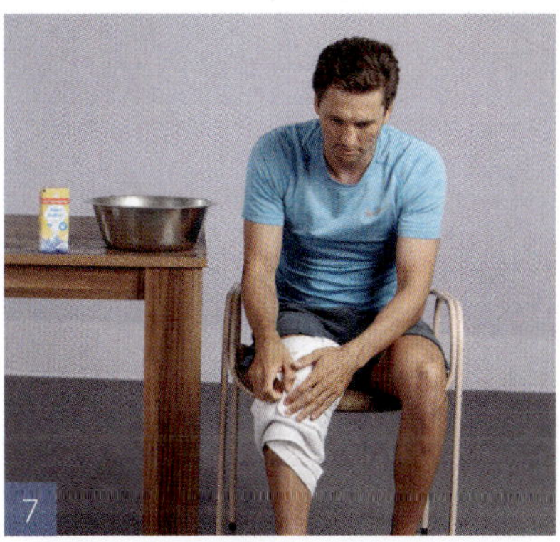
7

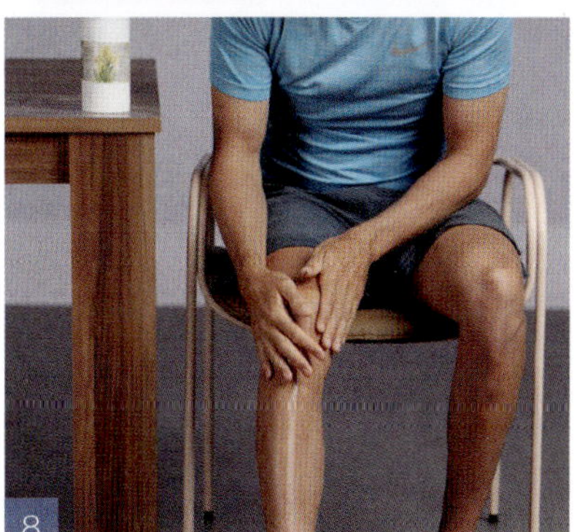
8

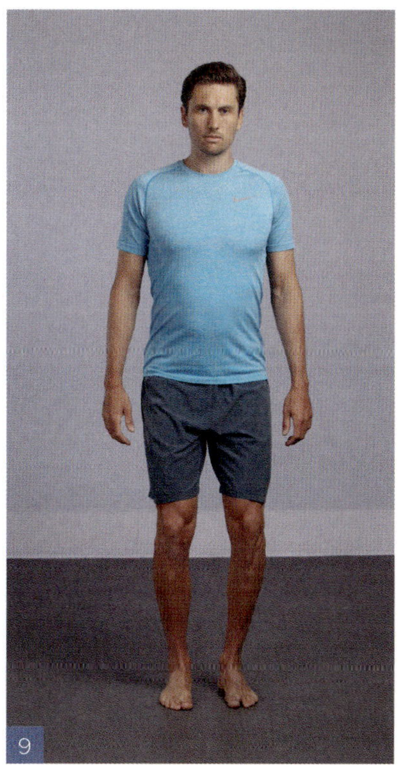
9

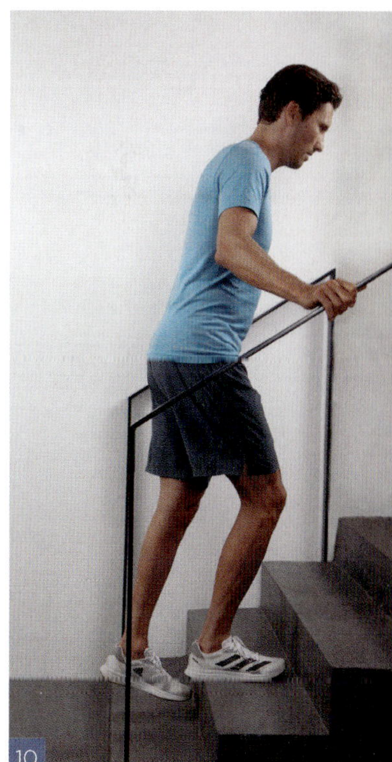
10

TAG 3

Tagesthema: Weniger ist mehr

Der Blick auf das Tagesprogramm zeigt Ihnen noch keine großen Veränderungen auf. Üben Sie in Ruhe Ihre Alltagsroutinen ein. Ihr Knie wird es Ihnen danken.

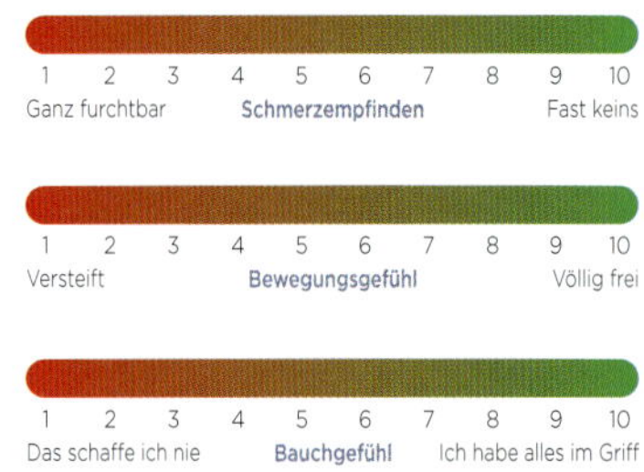

Tagesprogramm

	Übung/Maßnahme	Wiederholung/Dauer	Seite
1	Knie bandagieren	Wenn nötig	123
2	Diagonalgang mit Stützen	So oft wie nötig am Tag	126
3	Schongang mit Stützen	So oft wie nötig am Tag	125
4	Entlastungssitz	So oft wie möglich am Tag	130
5	Akupressur 3 Yin	3-mal für 1–2 Minuten	136
6	Akupressur Ma 36	3-mal für 1–2 Minuten	138
7	Quarkwickel	2-mal	134
8	Einreiben mit Arnikasalbe	2-mal	133
9	Teilbelastung auf der Tischkante	2-mal	127
10	Rückwärtsgehen	3-mal	122

NICHT NUR FÜR IHR KNIE

Die Maßnahmen des heutigen Tages helfen nicht nur dem Knie. Akupressur wirkt auf den ganzen Körper; die schonenden Übungen werden auch Ihrem Rücken guttun.

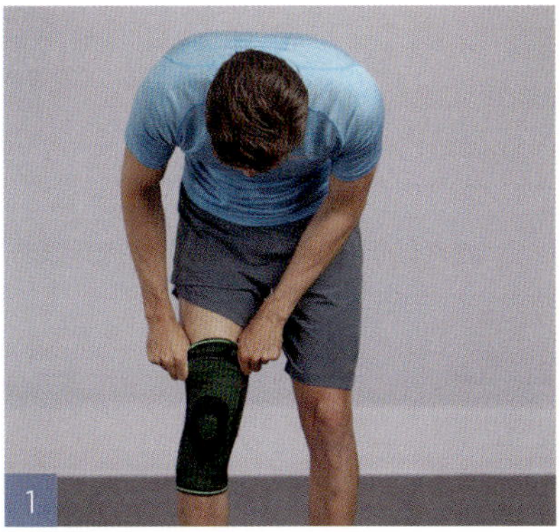
1

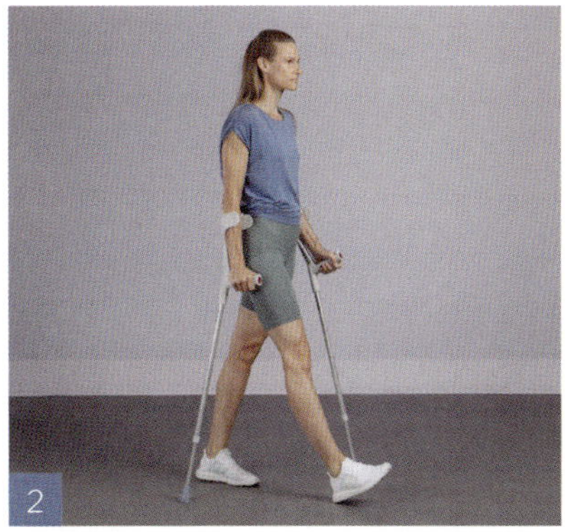
2

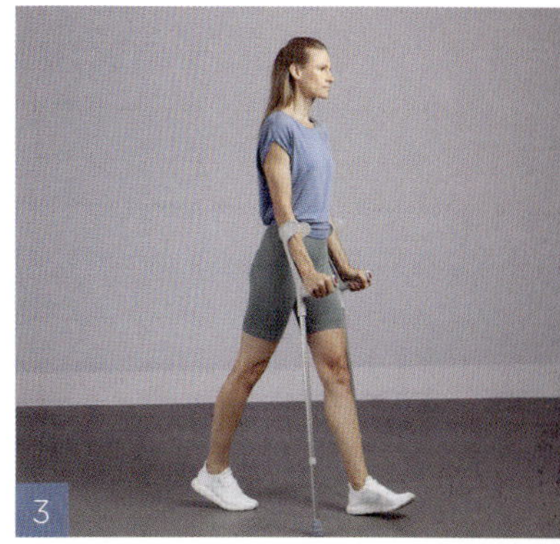
3

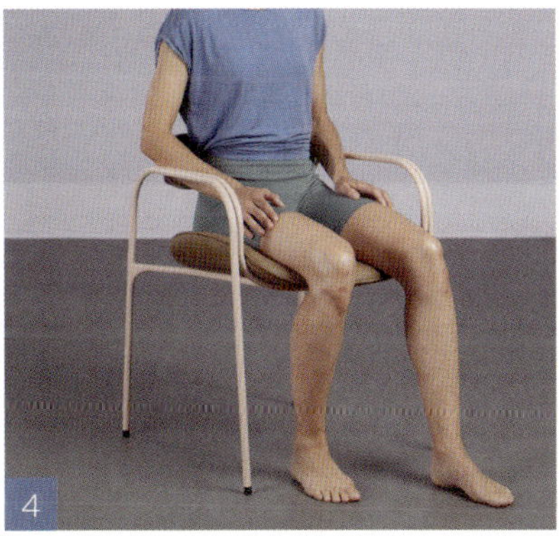
4

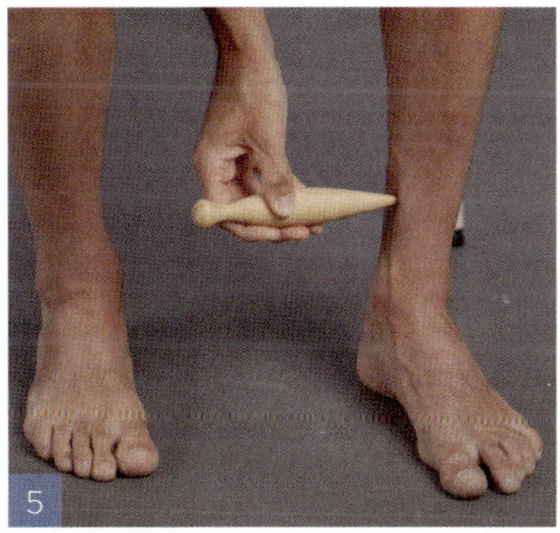
5

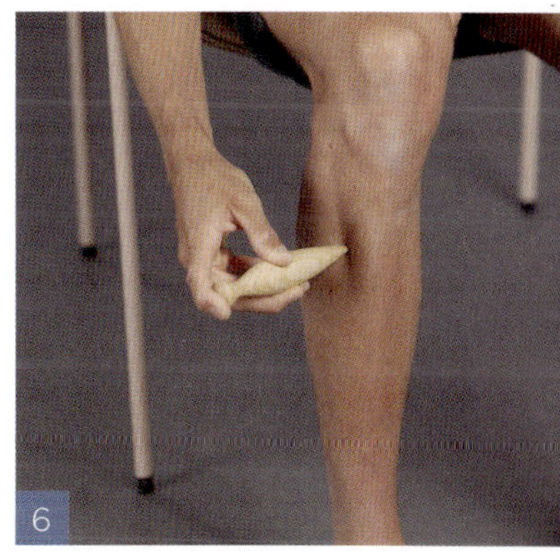
6

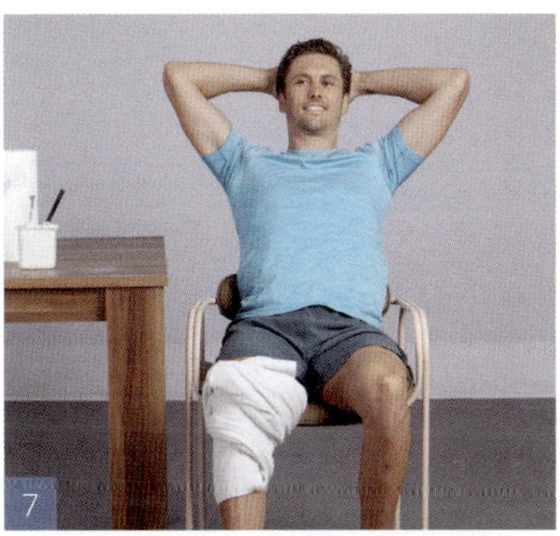
7

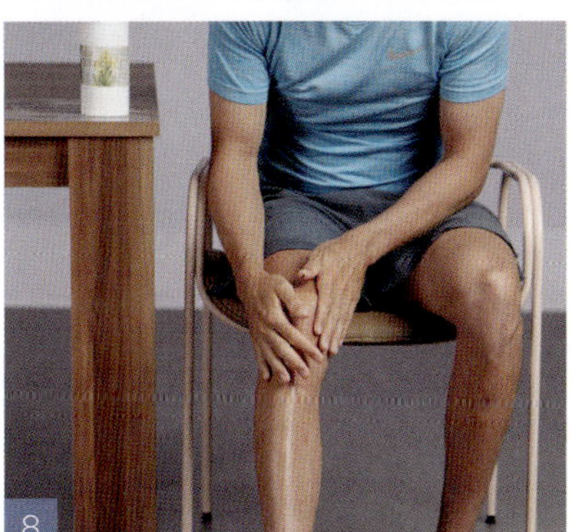
8

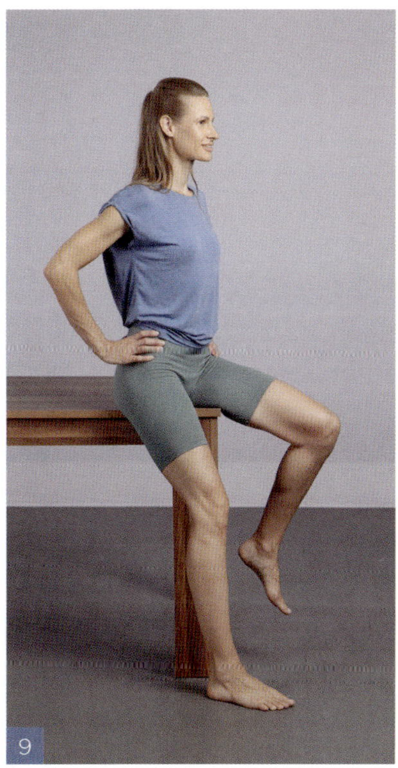
9

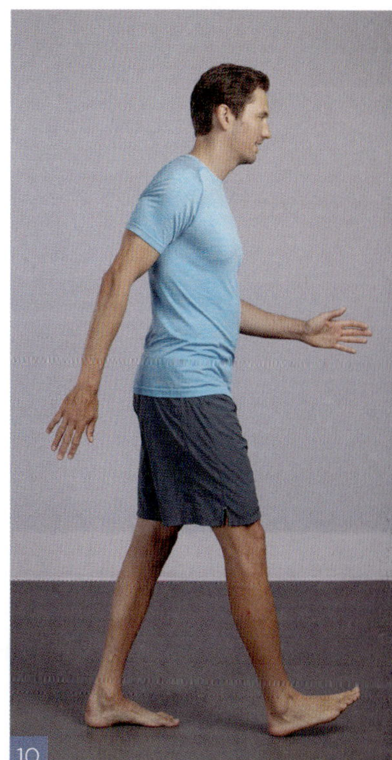
10

TAG 4

Tagesthema: Nur Mut

Ein wenig Mut und Überwindung gehören zu meinem Programm dazu. Versuchen Sie Übungen, die gestern noch schmerzten oder Ihnen nicht gut gelungen sind, einfach noch einmal. Bleiben Sie positiv gestimmt.

1 2 3 4 5 6 7 8 9 10
Ganz furchtbar **Schmerzempfinden** Fast keins

1 2 3 4 5 6 7 8 9 10
Versteift **Bewegungsgefühl** Völlig frei

1 2 3 4 5 6 7 8 9 10
Das schaffe ich nie **Bauchgefühl** Ich habe alles im Griff

Tagesprogramm

	Übung/Maßnahme	Wiederholung/Dauer	Seite
1	Knie bandagieren	Wenn noch nötig	123
2	Mit Unterarmstützen aufstehen und hinsetzen	So oft wie nötig am Tag	124
3	Schongang mit Stützen	So oft wie nötig am Tag	125
4	Entlastung im Liegen	2-mal	129
5	Akupressur Di 4	3-mal für 1–2 Minuten	137
6	Akupressur GB 34	3-mal für 1–2 Minuten	138
7	Salzwickel	2-mal	135
8	Einreiben mit Arnikasalbe	2-mal	133
9	Entlastungslagerung für den Rücken	2-mal	130
10	Rückwärtsgehen	3-mal	122

IN DER RUHE LIEGT DIE KRAFT

Setzen Sie die Maßnahmen ruhig fort. Freuen Sie sich schon über die zunehmende Schmerzentlastung? Bleiben Sie auch zuversichtlich, wenn es noch zwickt und zwackt. Gerade böse Kniediagnosen brauchen Zeit zum Heilen.

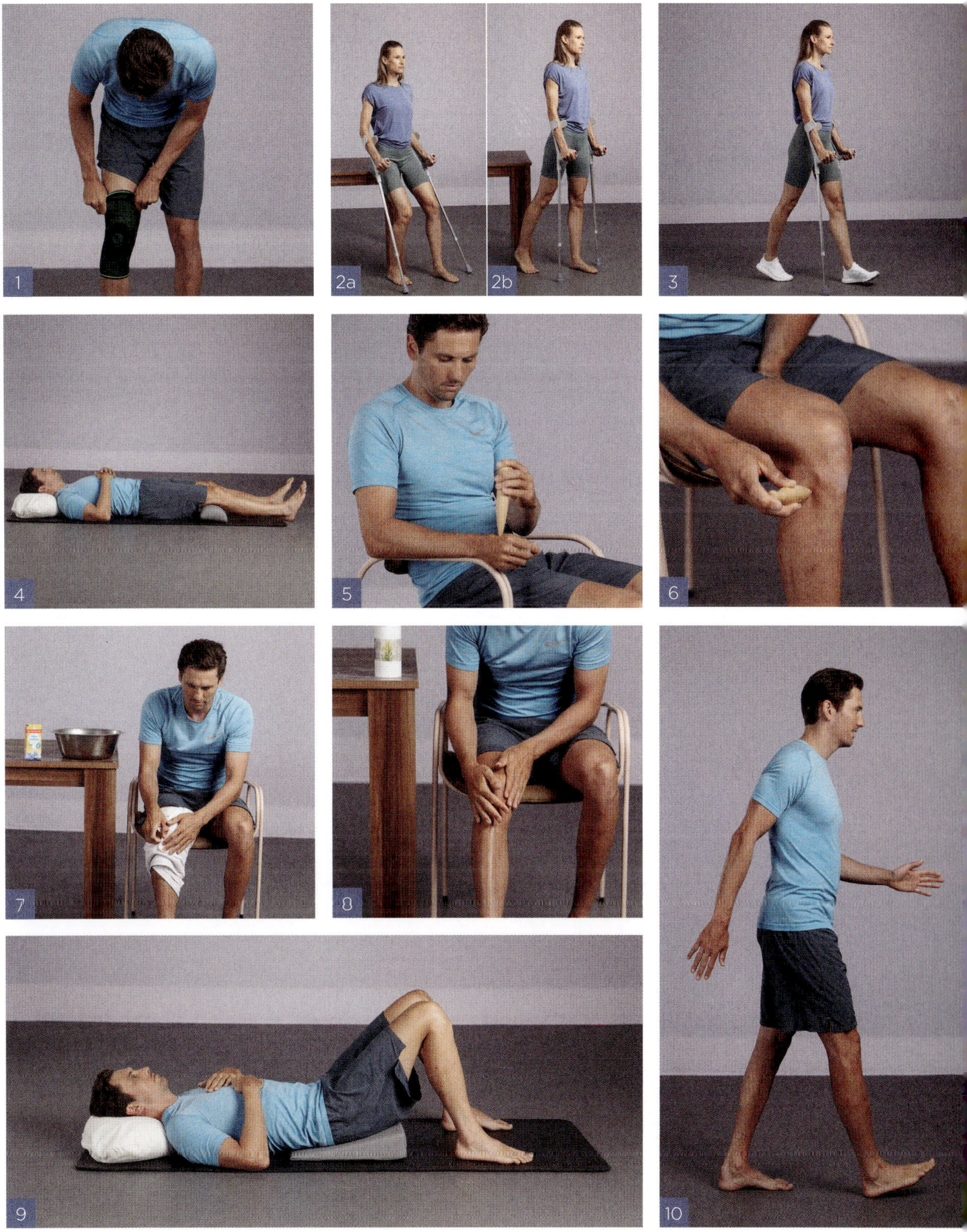
1
2a
2b
3
4
5
6
7
8
9
10

TAG 5

Tagesthema: Gelassen bleiben

Haben Sie schon Veränderungen gespürt und in Ihrem Erfolgsdiagramm abgelesen? Gerade bei Verbesserungen ist es gut, das Programm gelassen und systematisch weiterzuverfolgen. Übertreiben Sie bitte noch nicht!

1 2 3 4 5 6 7 8 9 10
Ganz furchtbar — **Schmerzempfinden** — Fast keins

1 2 3 4 5 6 7 8 9 10
Versteift — **Bewegungsgefühl** — Völlig frei

1 2 3 4 5 6 7 8 9 10
Das schaffe ich nie — **Bauchgefühl** — Ich habe alles im Griff

Tagesprogramm

	Übung/Maßnahme	Wiederholung/Dauer	Seite
1	Knie bandagieren	Wenn noch nötig	123
2	Mit Unterarmstützen aufstehen und hinsetzen	Wenn noch nötig	124
3	Diagonalgang mit Stützen	So oft wie nötig am Tag	126
4	Entlastungssitz	2-mal	130
5	Kühlen in der Kniekehle	2-mal	133
6	Akupressur 3 Yin	2-mal für 1–2 Minuten	136
7	Quarkwickel	1-mal für 1–2 Minuten	134
8	Einreiben mit Arnikasalbe	2-mal	133
9	Treppe rückwärts hinuntergehen	So oft wie nötig am Tag	121
10	Aufstehen und hinsetzen	So oft wie möglich am Tag	117

ARNIKA IST HEILSAM

Bei akuten Beschwerden hat sich gerade die Arnikasalbe als Erste-Hilfe-Maßnahme bewährt. Verbunden mit anderen Einsätzen aus der physikalischen Therapie, wie Kälte, wirkt diese Pflanze insbesondere bei stumpfen Verletzungen entzündungshemmend, schmerzlindernd und abschwellend.

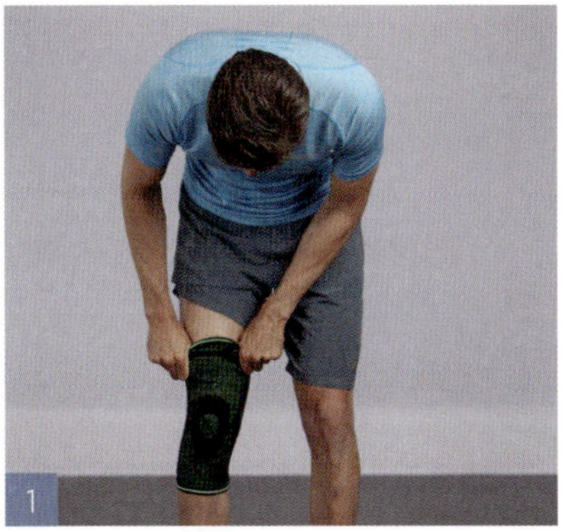
1

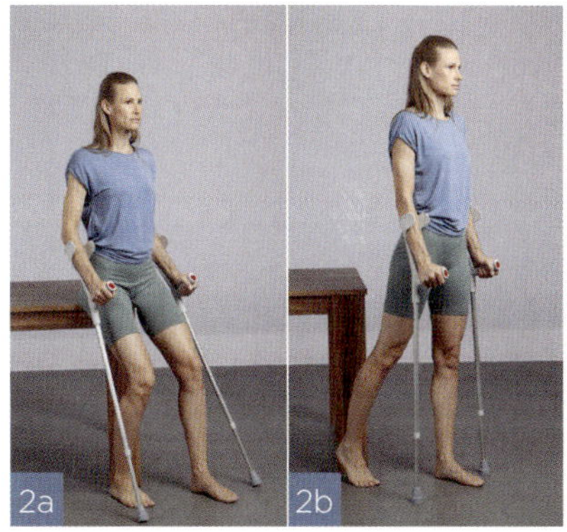
2a 2b

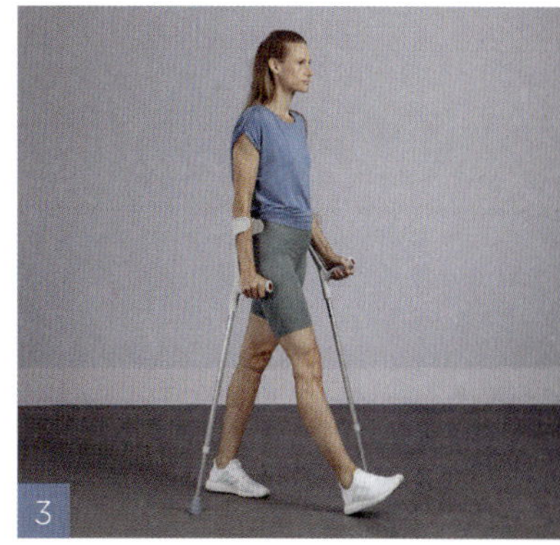
3

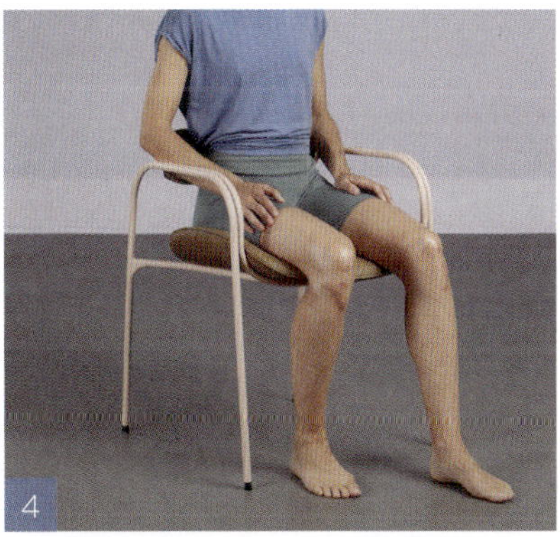
4

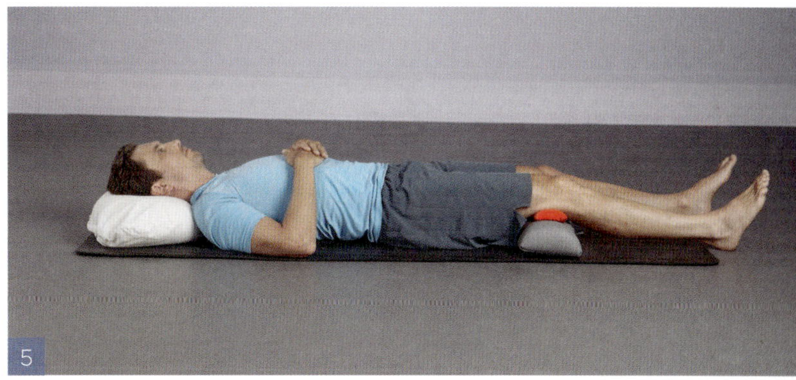
5

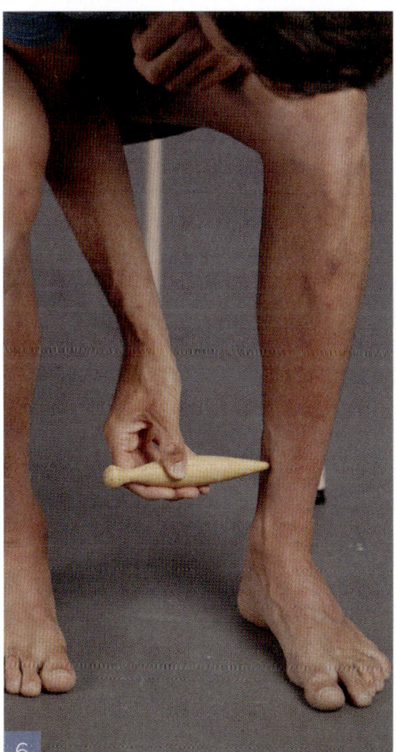
6

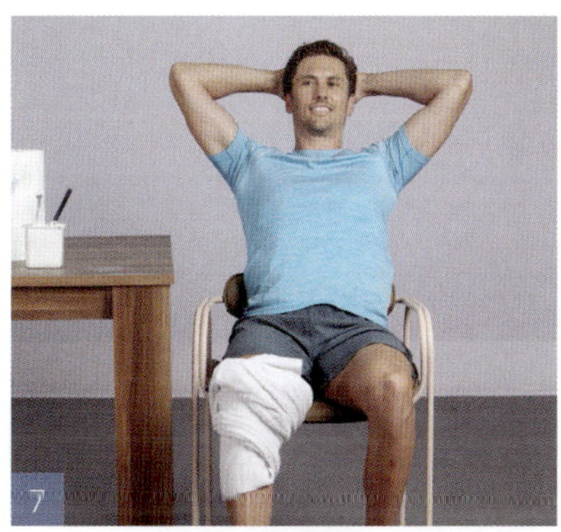
7

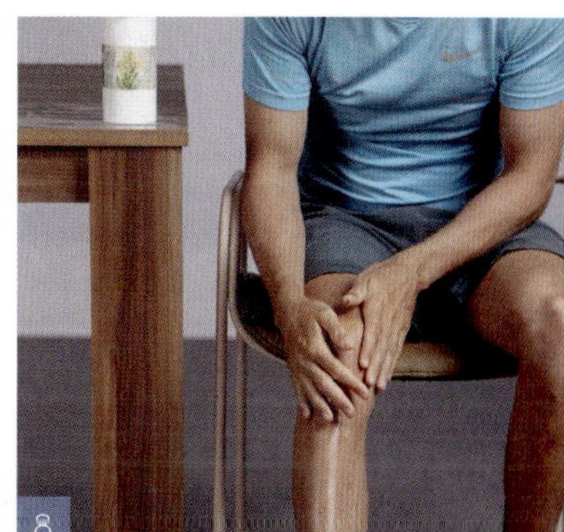
8

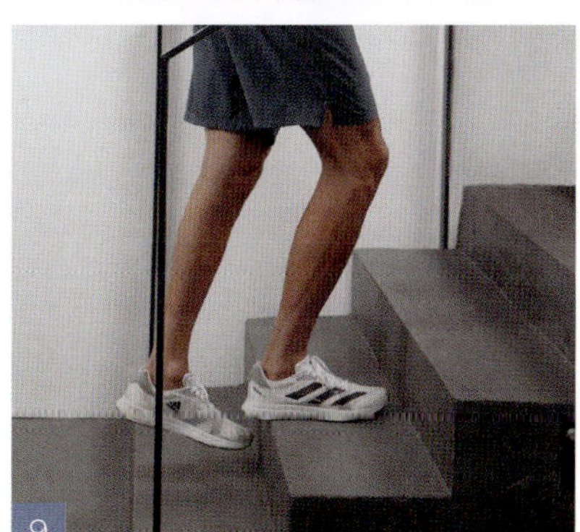
9

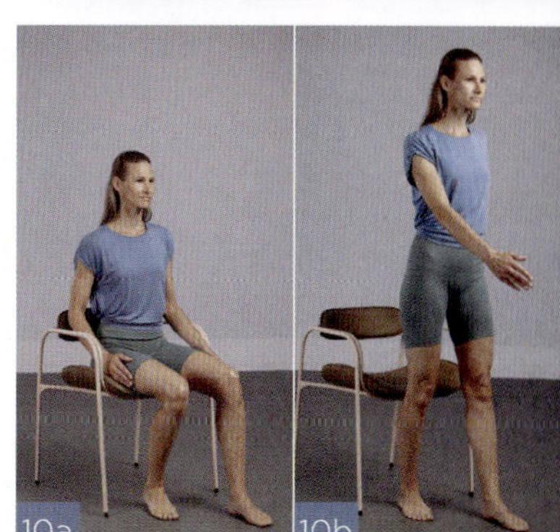
10a 10b

TAG 6

Tagesthema: Es darf schon etwas mehr sein

Wenn Ihr Erfolgsdiagramm in die positive Richtung zeigt, dürfen Sie schon etwas mehr ins Programm aufnehmen. Gerade die Traktion für das Knie bringt eine spürbare Entlastung in Ihr Gelenk.

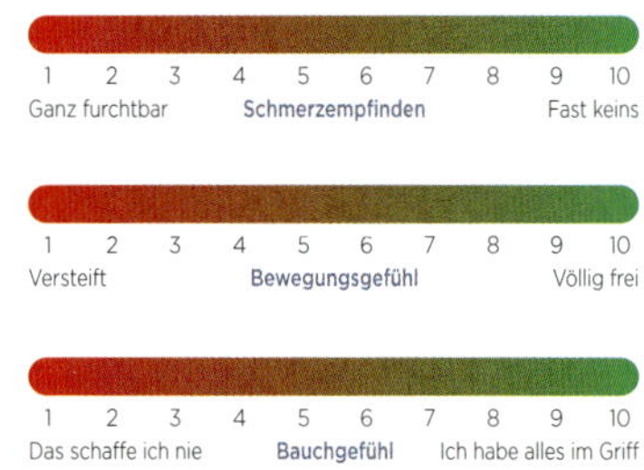

Tagesprogramm

	Übung/Maßnahme	Wiederholung/Dauer	Seite
1	Knie bandagieren	Wenn noch nötig	123
2	Mit Unterarmstützen aufstehen und hinsetzen	So oft wie nötig am Tag	124
3	Schongang mit Stützen	So oft wie nötig am Tag	125
4	Knietraktion	2-mal für 2 Minuten	131
5	Kühlen in der Kniekehle	2-mal	133
6	Akupressur Ma 36	2-mal für 1 Minute	138
7	Oberschenkel-Cupping	2 Minuten	144
8	Popliteus mit Crosstape lösen	1-mal	129
9	Treppe hinaufgehen	So oft wie nötig am Tag	119
10	Treppe rückwärts hinuntergehen	So oft wie nötig am Tag	121

NEUE ALLTAGSROUTINEN HELFEN DEM KNIE

Das Treppengehen stellt eine hohe Belastung für das Knie dar. Mit einer gekonnten Bewegungsroutine minimieren Sie die Belastung enorm. Rückwärtsgehen auf der Treppe mag nicht üblich sein, aber es mindert den Druck im Gelenk deutlich.

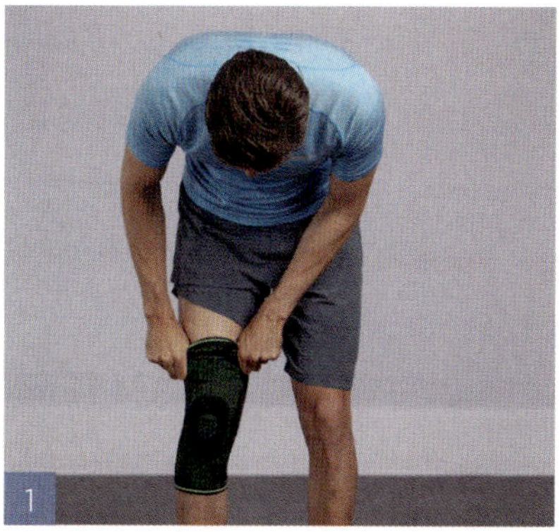
1

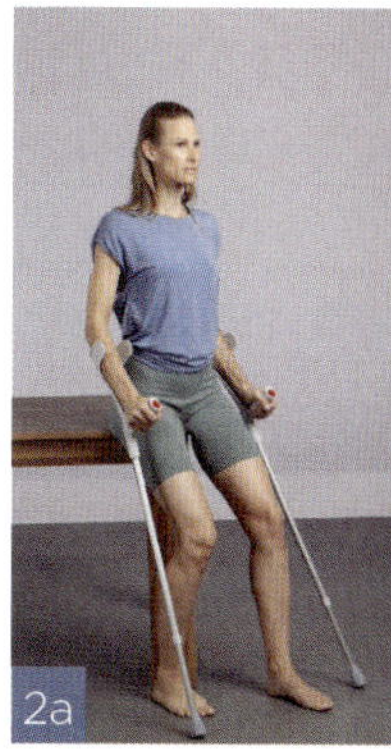
2a

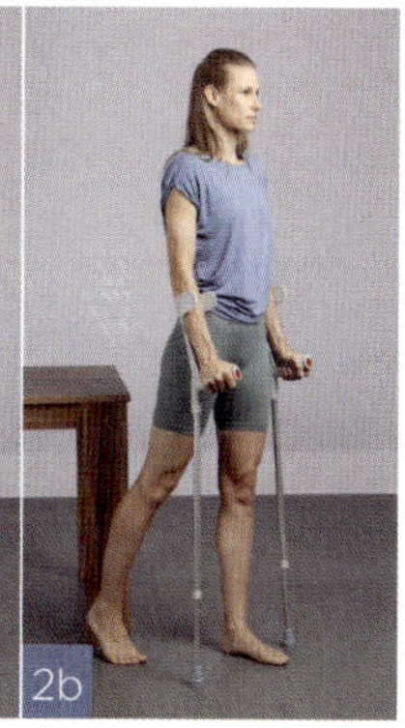
2b

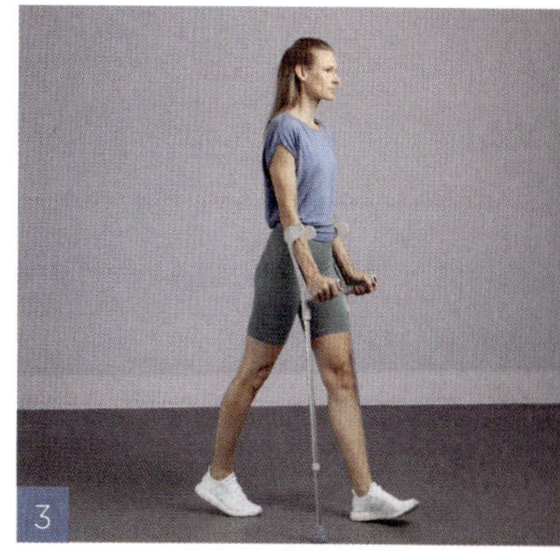
3

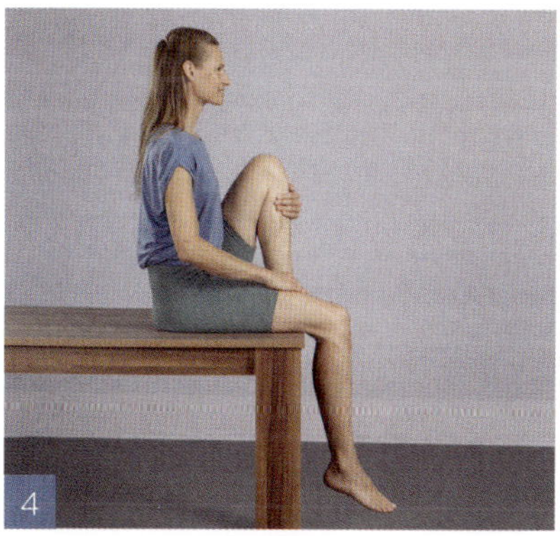
4

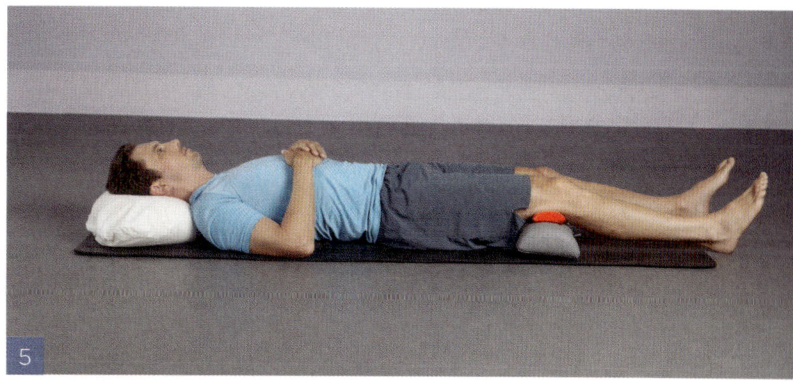
5

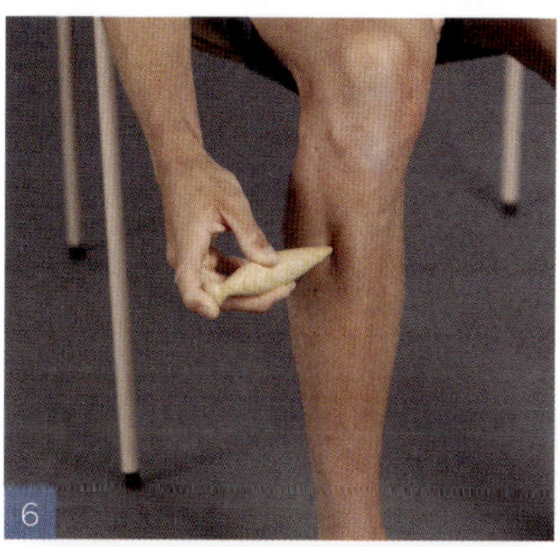
6

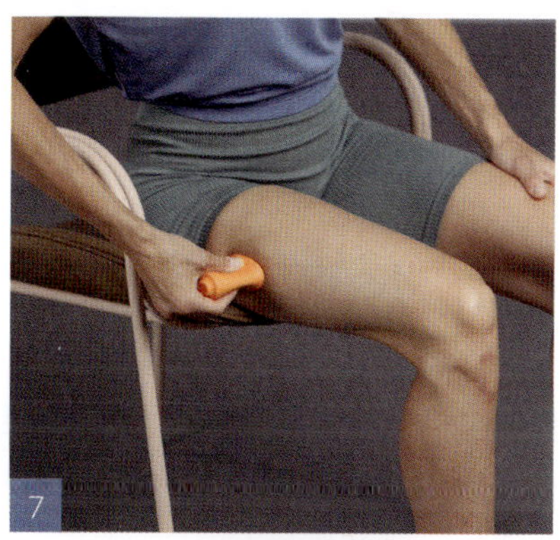
7

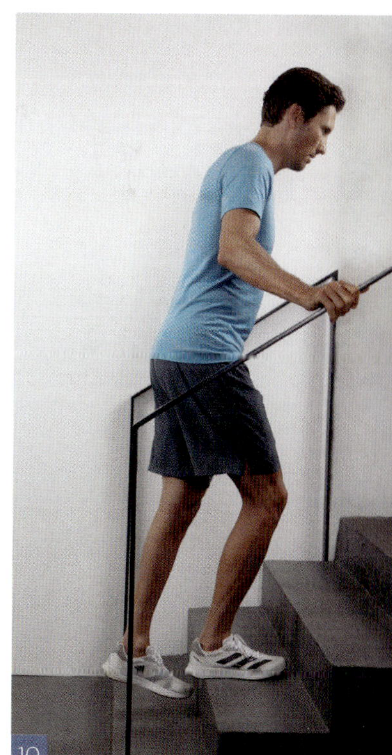
10

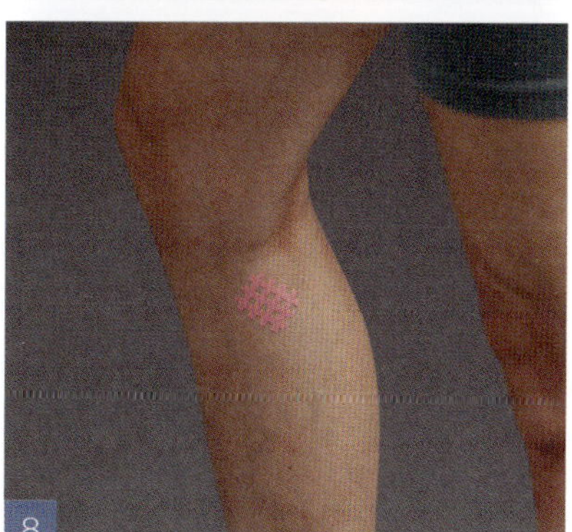
8

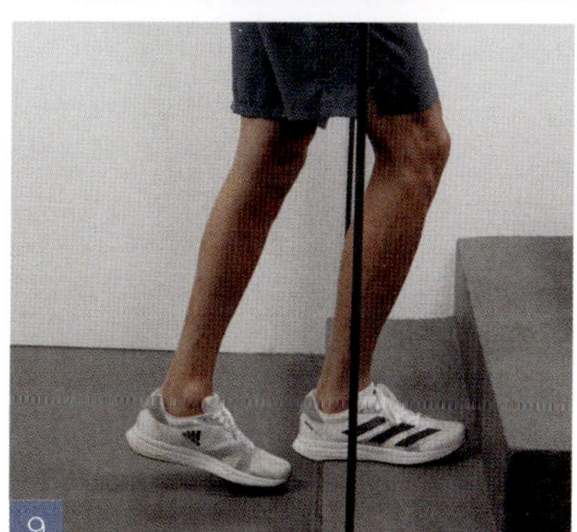
9

TAG 7

Tagesthema: Die erste Woche ist geschafft

Was sagt Ihr Schmerzdiagramm nach einer Woche? Ich hoffe, Ihrem Knie geht es besser. Fahren Sie nur dann mit den Maßnahmen fort. Scheuen Sie sich nicht, einige Einheiten der letzten Tage zu wiederholen. Brauchen Sie Ihre Kniebandage noch häufig? Dann verwenden Sie diese getrost weiter.

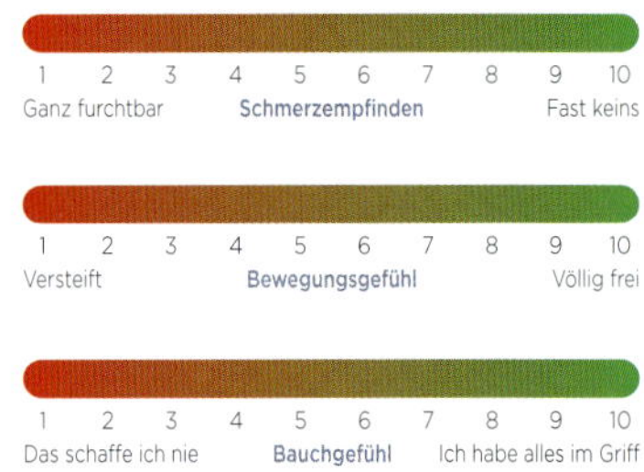

Tagesprogramm

	Übung/Maßnahme	Wiederholung/Dauer	Seite
1	Knie bandagieren	Wenn noch nötig	123
2	Mit Unterarmstützen aufstehen und hinsetzen	So oft wie nötig am Tag	124
3	Diagonalgang mit Stützen	So oft wie nötig am Tag	126
4	Knietraktion	2-mal	131
5	Kühlen in der Kniekehle	1-mal am Tag, wenn nötig	133
6	Hip Drop	3-mal	152
7	Oberschenkel-Cupping	1-mal für 2 Minuten	144
8	Einreiben mit Arnikasalbe	2-mal	133
9	Treppe hinaufgehen	So oft wie nötig am Tag	119
10	Treppe rückwärts hinuntergehen	So oft wie nötig am Tag	121

TREPPEN BESSER MEIDEN

Die Treppe kann Fluch und Segen sein. Wegen der ungeheuren Kniebelastung beim Hinuntergehen sollten Sie, falls möglich, dazu besser den Lift benutzen. Auch im öffentlichen Personennahverkehr gibt es viele Lifte. Nutzen Sie diese, solange und sooft es geht. Ansonsten steigen Sie Treppen immer mit Bedacht.

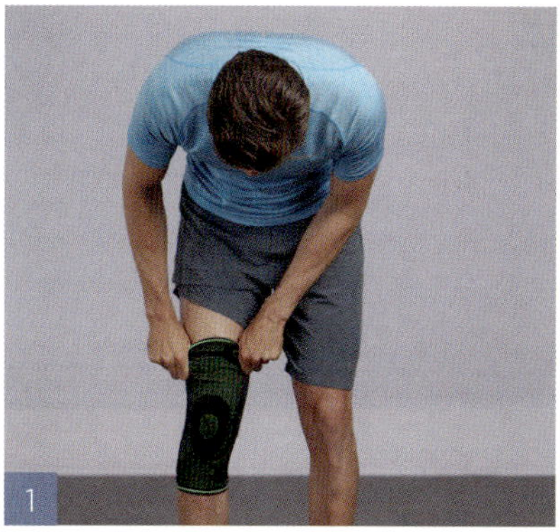

1

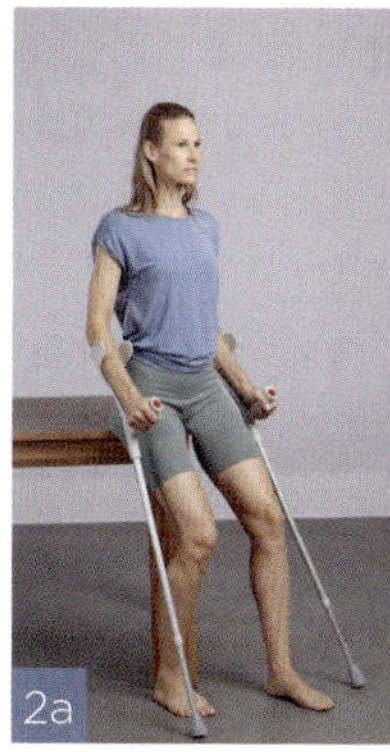

2a

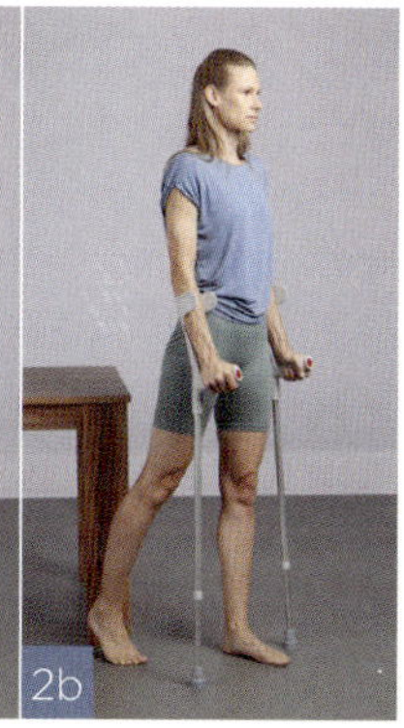

2b

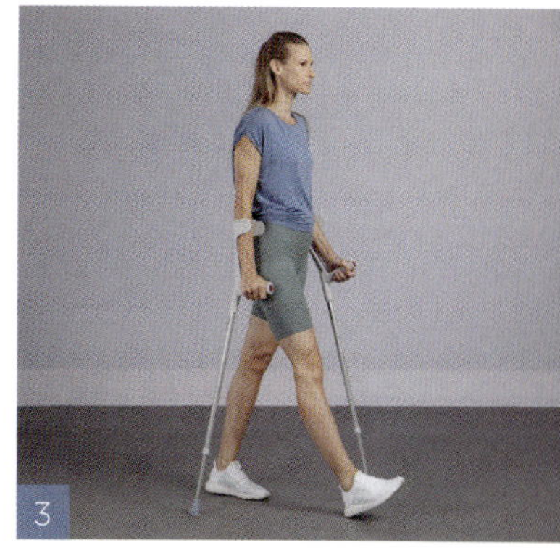

3

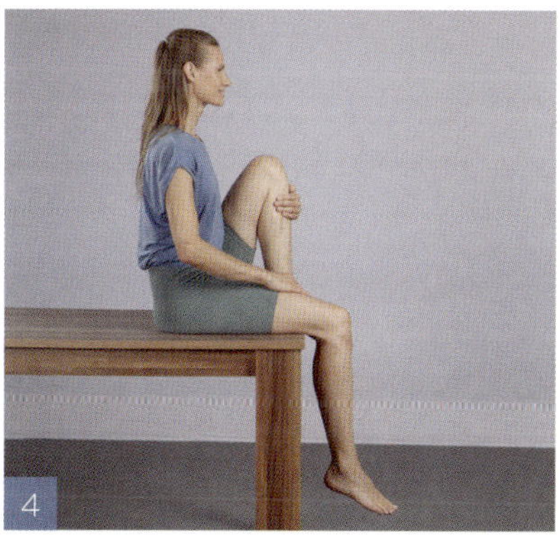

4

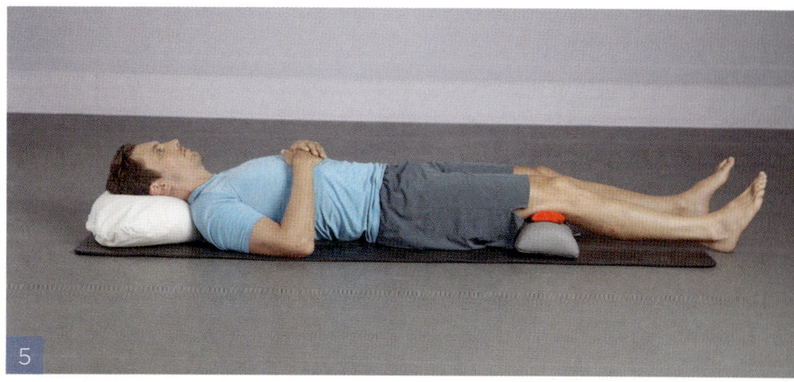

5

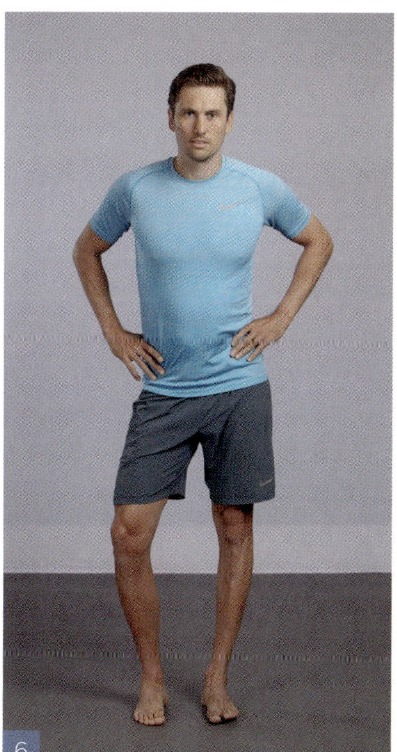

6

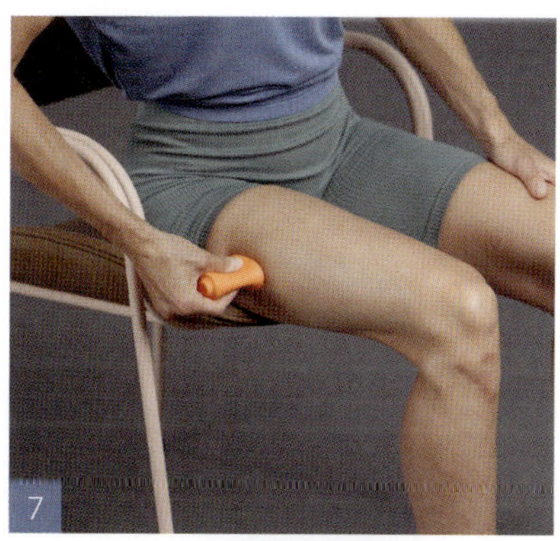

7

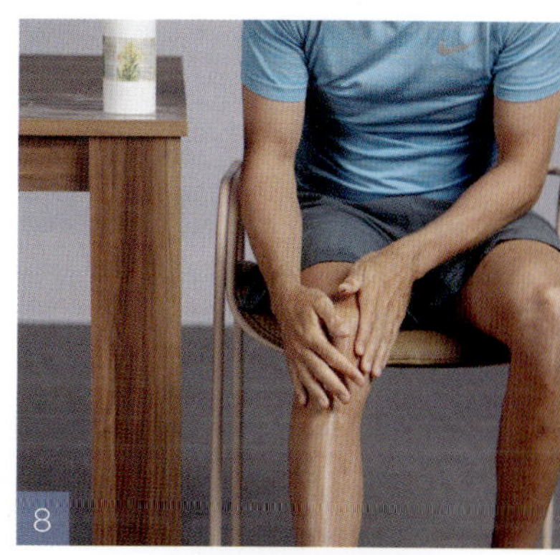

8

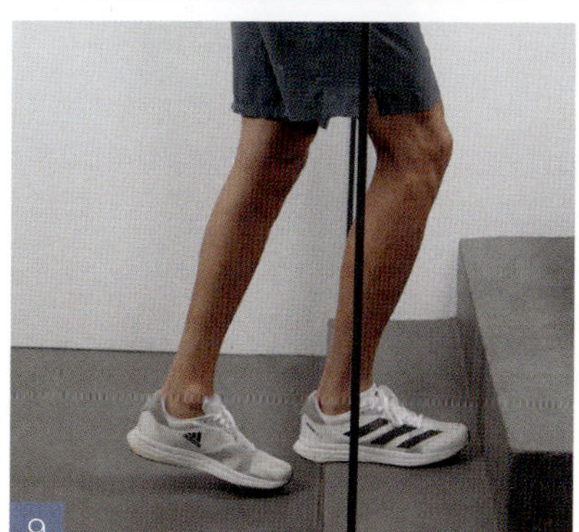

9

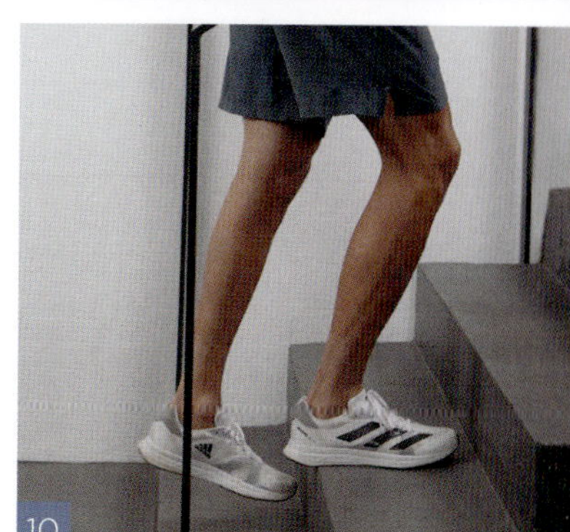

10

WOCHE 2: RÜCKSICHTSWOCHE

Eine Kniebandage ist ab jetzt wohl nicht mehr nötig. Mit einem Knietape schützen Sie Ihr Bein dennoch und trainieren schon etwas die Gelenkstabilität. Üben Sie in dieser Woche besonders die PATL (physiotherapeutische Aktivitäten des täglichen Lebens) ein.

TAG 8

Tagesthema: Langsam, aber sicher

Mit Ihren neu erlernten Alltagsroutinen und den Entlastungsmaßnahmen für Ihr Knie kommen Sie langsam und medizinisch wirksam voran. Nehmen Sie sich alle Zeit, die Sie brauchen, um wieder kniegesund zu werden.

1 2 3 4 5 6 7 8 9 10
Ganz furchtbar **Schmerzempfinden** Fast keins

1 2 3 4 5 6 7 8 9 10
Versteift **Bewegungsgefühl** Völlig frei

1 2 3 4 5 6 7 8 9 10
Das schaffe ich nie **Bauchgefühl** Ich habe alles im Griff

Tagesprogramm

	Übung/Maßnahme	Wiederholung/Dauer	Seite
1	Knie tapen I	Wenn nötig	128
2	Mit Unterarmstützen aufstehen und hinsetzen	So oft wie nötig am Tag	124
3	Diagonalgang mit Stützen	So oft wie nötig am Tag	126
4	Knietraktion mit Gewichtsmanschette	2-mal	131
5	Radfahren in der Luft	2-mal	150
6	Hip Drop	3-mal	152
7	Unterschenkel-Cupping	1-mal für 2 Minuten	143
8	Einreiben mit Arnikasalbe	2-mal	133
9	Gehen mit Gewichtsmanschetten	2-mal	171
10	Aufstehen und hinsetzen	So oft wie möglich am Tag	117

HABEN SIE ALLES BEIEINANDER?

Das richtige Equipment ist für das 30-Tage-Programm wichtig. Einige Hilfsmittel haben Sie vielleicht schon zu Hause. Sollten die Gewichtsmanschetten noch fehlen, dann können Sie sich mit einem sandgefüllten Plastikbeutel erst einmal aushelfen. Rollen Sie diesen auf etwa fünf Zentimeter zusammen und fixieren Sie ihn mit einem Weckgummi am Unterschenkel über dem Fuß.

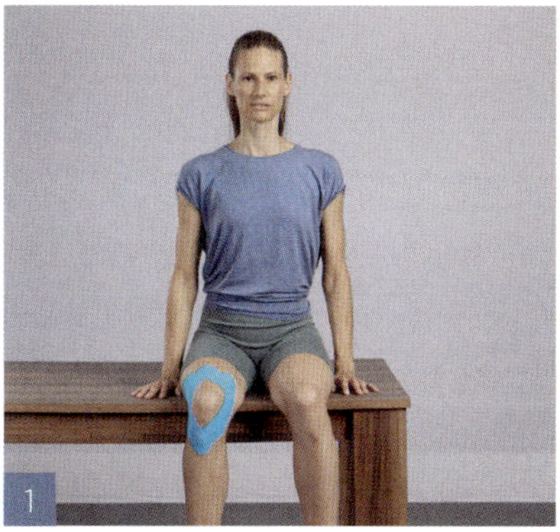
1

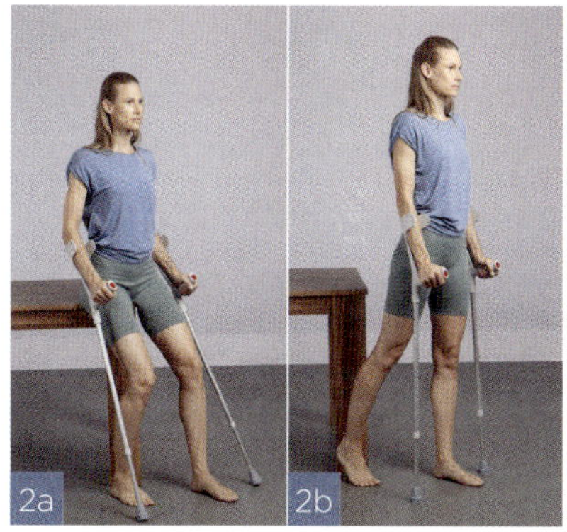
2a 2b

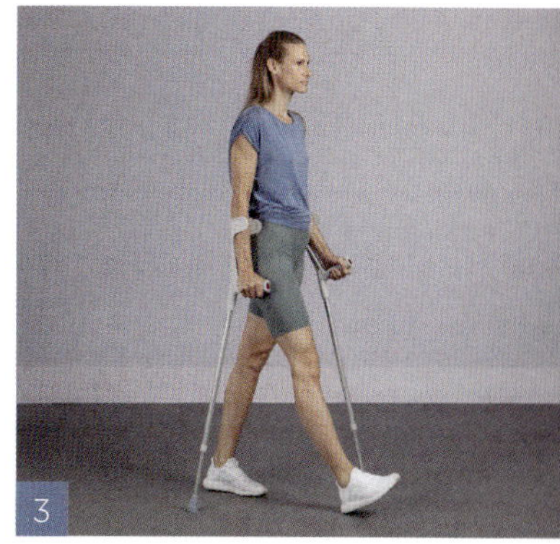
3

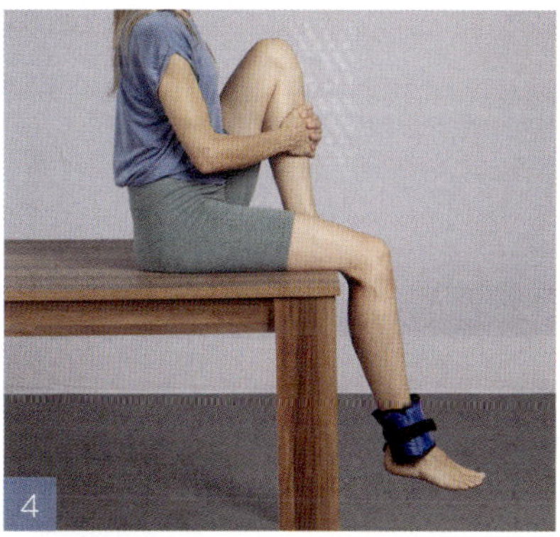
4

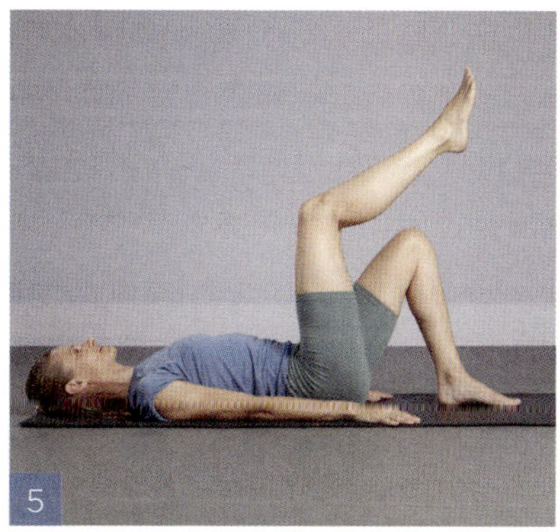
5

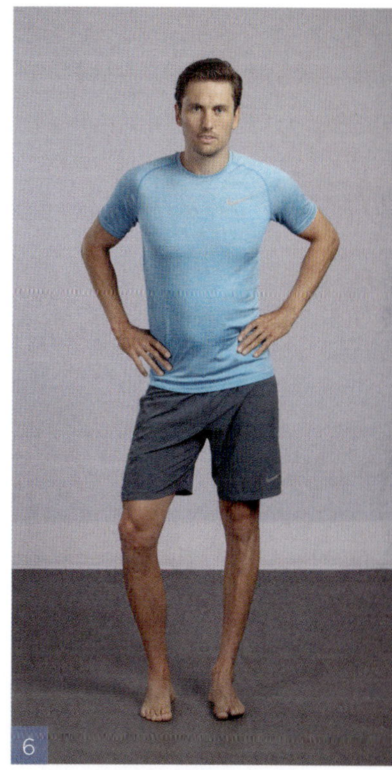
6

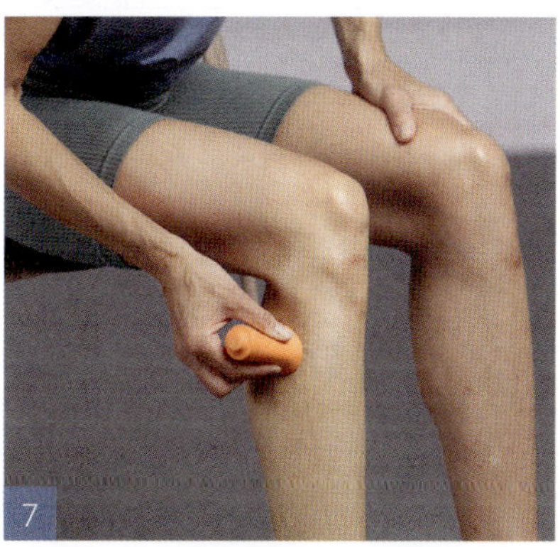
7

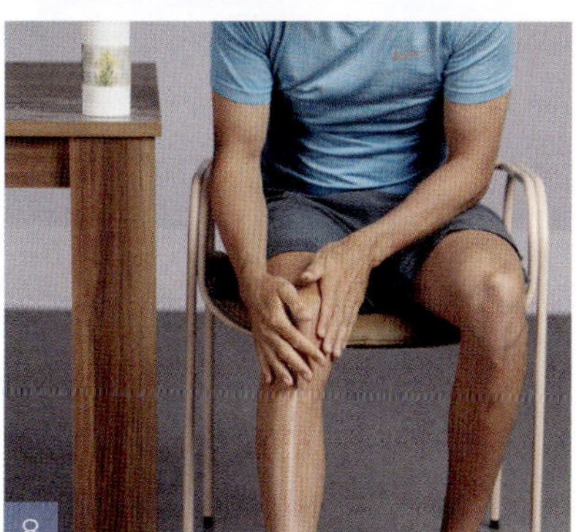
8

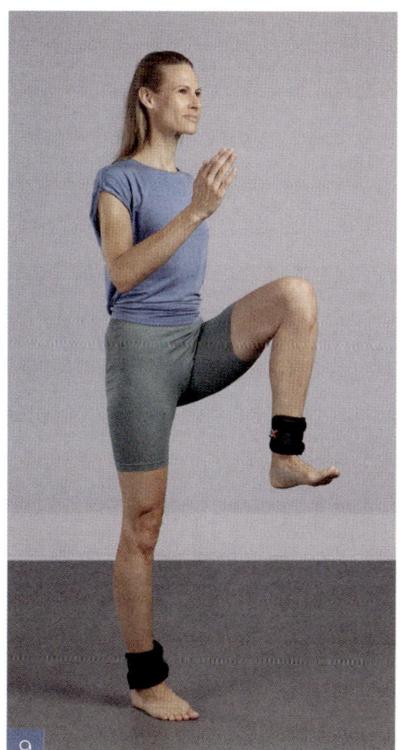
9

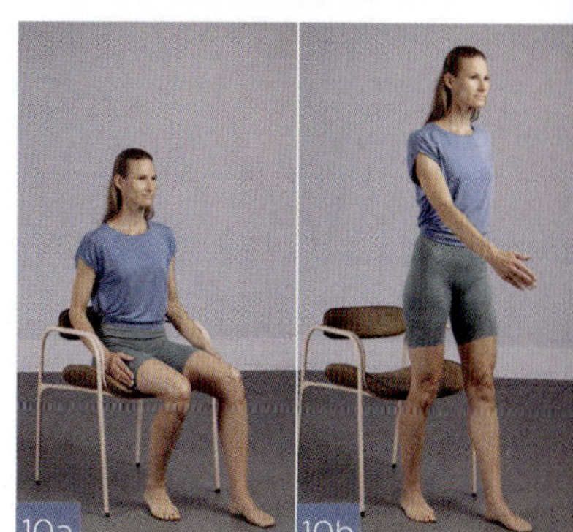
10a 10b

TAG 9

Tagesthema: Guten Tag!

Für heute wünsche ich Ihnen einen besonders guten Tag. Wie geht es Ihnen? Was macht das Knie? Dieser Tag wäre ein guter Zeitpunkt, Ihre Bewegungen im Alltag möglichst schmerzarm zu bewältigen.

1 2 3 4 5 6 7 8 9 10
Ganz furchtbar **Schmerzempfinden** Fast keins

1 2 3 4 5 6 7 8 9 10
Versteift **Bewegungsgefühl** Völlig frei

1 2 3 4 5 6 7 8 9 10
Das schaffe ich nie **Bauchgefühl** Ich habe alles im Griff

Tagesprogramm

	Übung/Maßnahme	Wiederholung/Dauer	Seite
1	Knie tapen I	1-mal	128
2	Mit Unterarmstützen aufstehen und hinsetzen	So oft wie nötig am Tag	124
3	Knietraktion mit Gewichtsmanschette	2-mal	131
4	Hip Drop	3-mal	152
5	Knie-Cupping	1-mal für 2 Minuten	145
6	Treppe hinaufgehen	So oft wie nötig am Tag	119
7	Treppe hinuntergehen	So oft wie nötig am Tag	120
8	Treppe rückwärts hinuntergehen	So oft wie nötig am Tag	121
9	PATL-Gang	So oft wie möglich am Tag	118
10	PATL-Stand	So oft wie möglich am Tag	116

ÜBEN IM TAGESVERLAUF

Alle PATL von heute können Sie nach Bedarf, Lust und Laune in Ihre Tagesroutine einbauen. Gerade die täglichen Bewegungsabläufe sollten kniefreundlich sein. So kann das Aufstehen und Hinsetzen mit diagonalem Armschwung die Druckbelastung im Knie vermindern. Schwerfälliges »Hinplumpsen« und »Hochkommen« verstärken den Kniedruck unnötig.

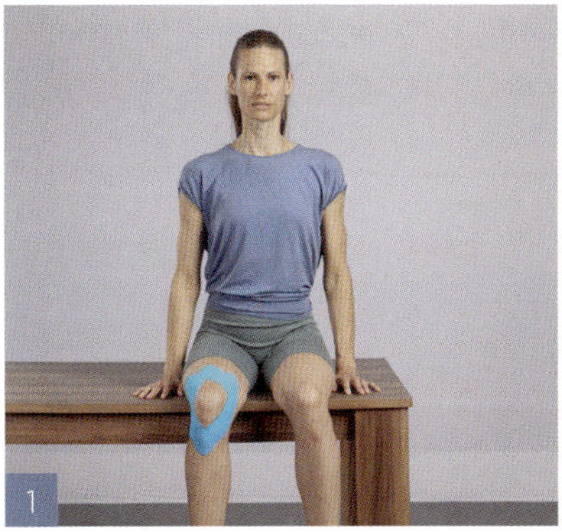
1

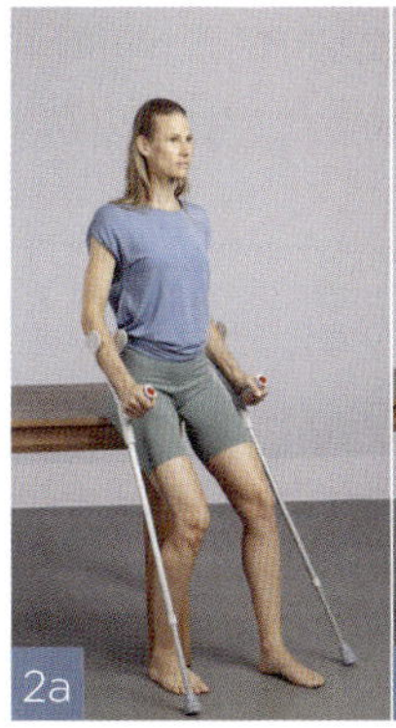
2a

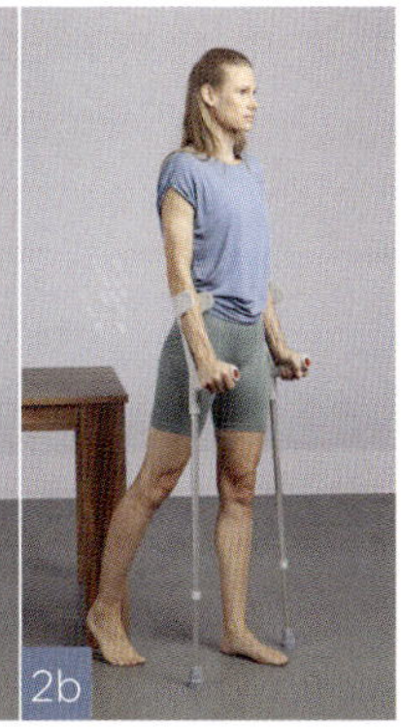
2b

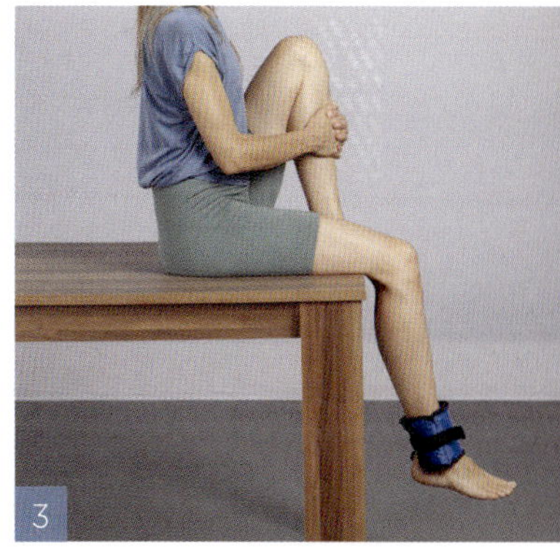
3

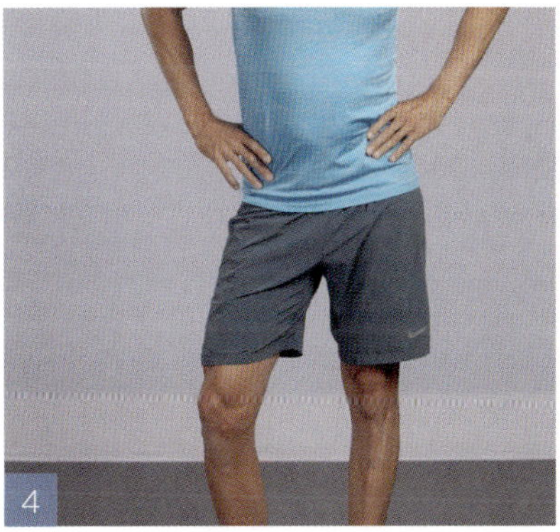
4

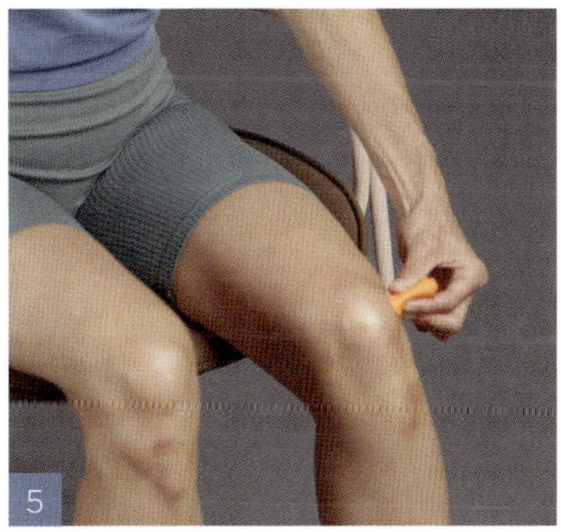
5

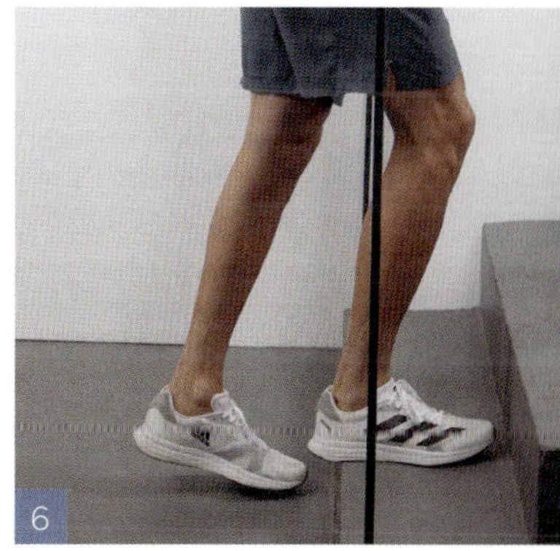
6

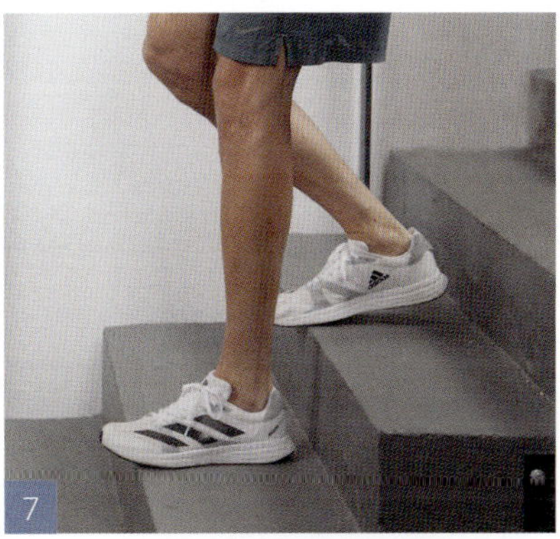
7

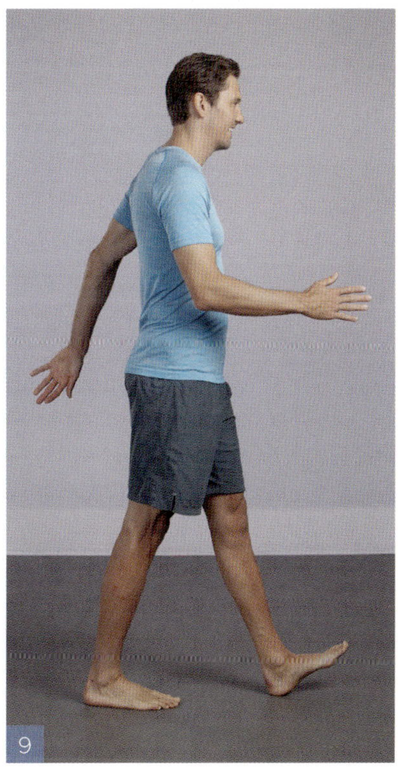
9

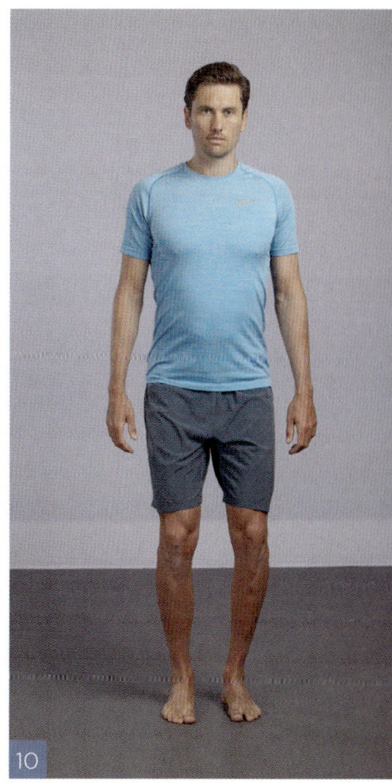
10

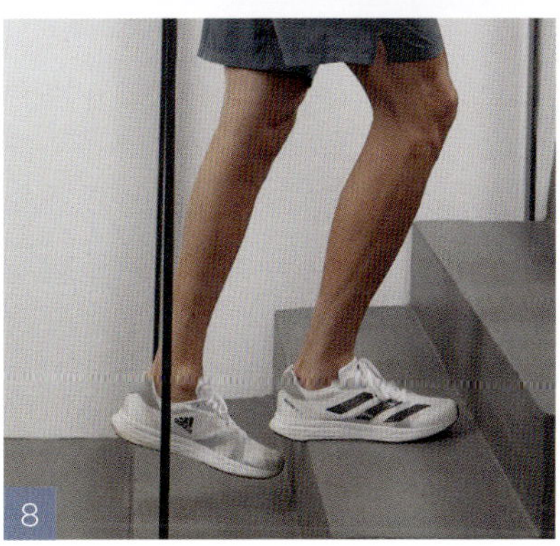
8

TAG 10

Tagesthema: Cupping today keeps the physio away

Cupping ist als Schröpfmethode für die knieumgebenden Faszienstrukturen goldwert. Häufig sind allein myofasziale Veränderungen und aktive Triggerpunkte die Ursache für Knieschmerzen. Mit Biosilikon-Cups können Sie sehr gut selbst Hand anlegen und brauchen keine externe manuelle Physiotherapie.

1 2 3 4 5 6 7 8 9 10
Ganz furchtbar **Schmerzempfinden** Fast keins

1 2 3 4 5 6 7 8 9 10
Versteift **Bewegungsgefühl** Völlig frei

1 2 3 4 5 6 7 8 9 10
Das schaffe ich nie **Bauchgefühl** Ich habe alles im Griff

Tagesprogramm

	Übung/Maßnahme	Wiederholung/Dauer	Seite
1	Knieflossing	1-mal	139
2	Knietraktion mit Fußhochziehen	2-mal	132
3	Teilbelastung auf der Tischkante	3-mal	127
4	Hip Drop	So oft wie möglich am Tag	152
5	Knie-Cupping	1-mal für 2 Minuten	145
6	Oberschenkel-Cupping	1-mal für 2 Minuten	144
7	Unterschenkel-Cupping	1-mal für 2 Minuten	143
8	Popliteus triggern	1-mal für 2 Minuten	141
9	Treppe rückwärts hinuntergehen	So oft wie nötig am Tag	121
10	PATL-Gang	So oft wie möglich am Tag	118

FASZIENLÖSEN BRINGT LEICHTIGKEIT INS KNIE

Gelöste Faszien fühlen sich leicht an, im Gegensatz zu verklebten, schwerfälligen. Cupping hilft den Faszien in ihre vertraute Leichtigkeit zurückzukommen. Wie empfinden Sie das gelöste Gewebe nach dem Cupping?

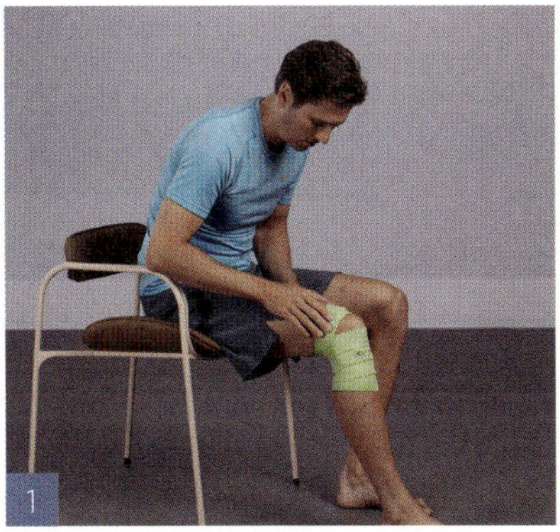
1

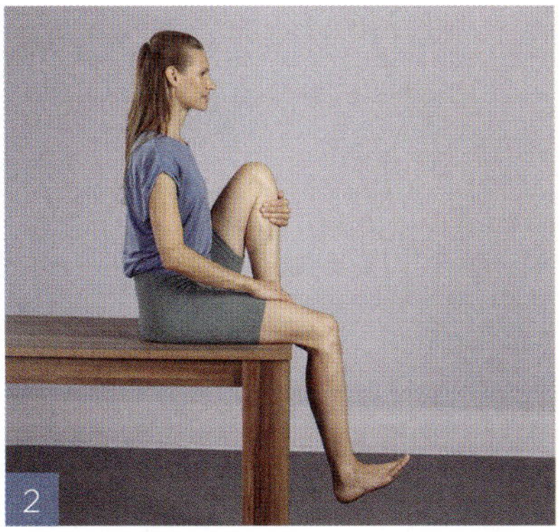
2

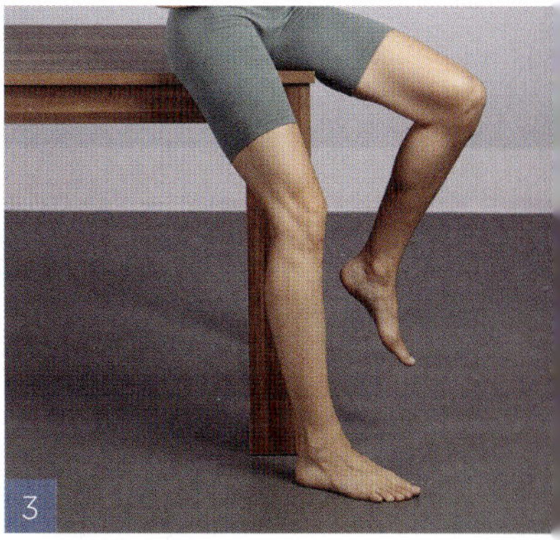
3

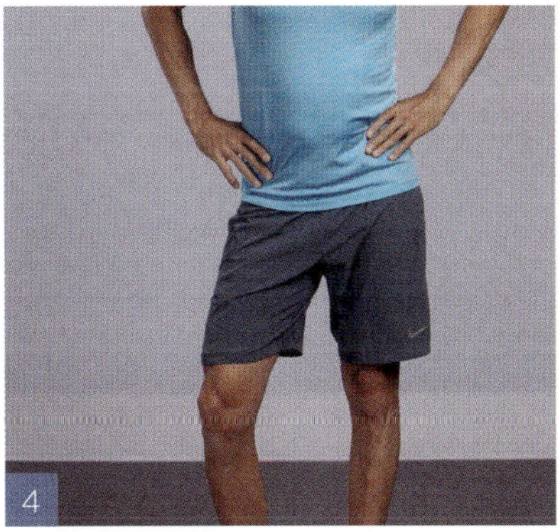
4

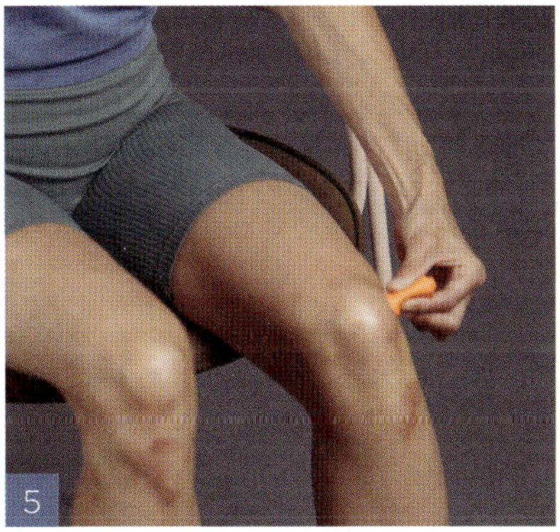
5

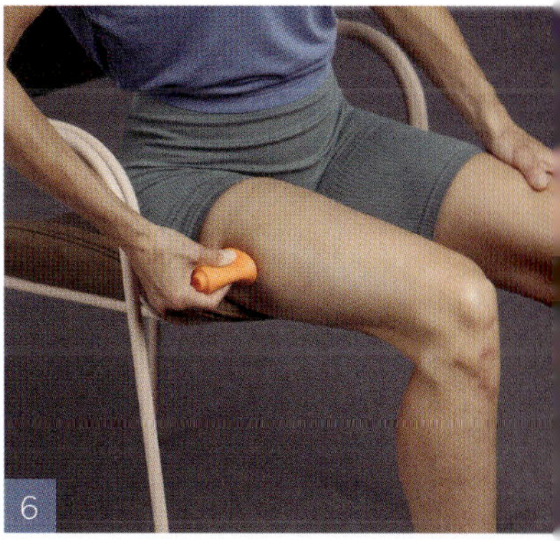
6

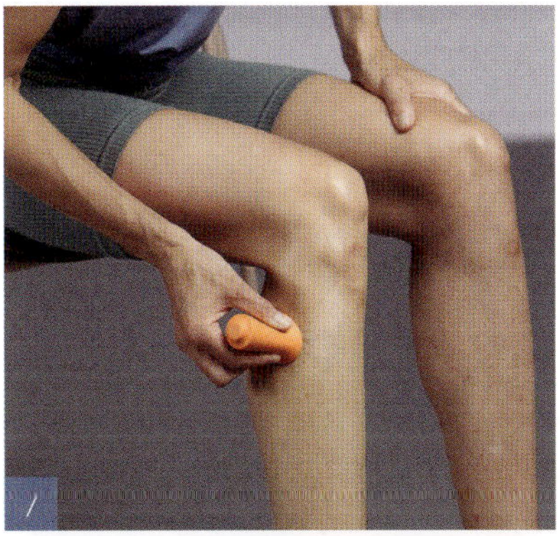
7

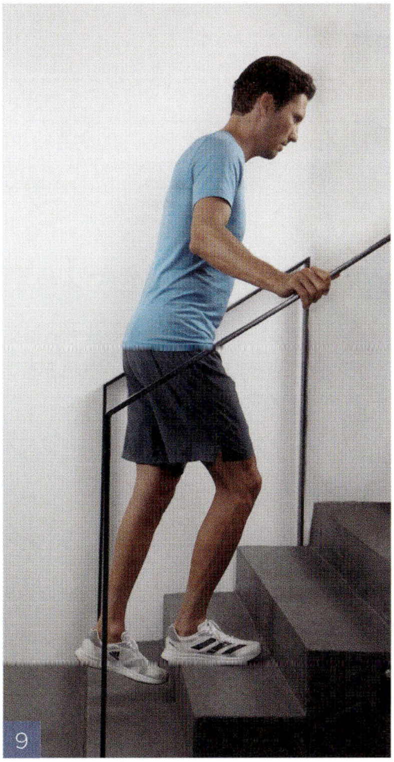
9

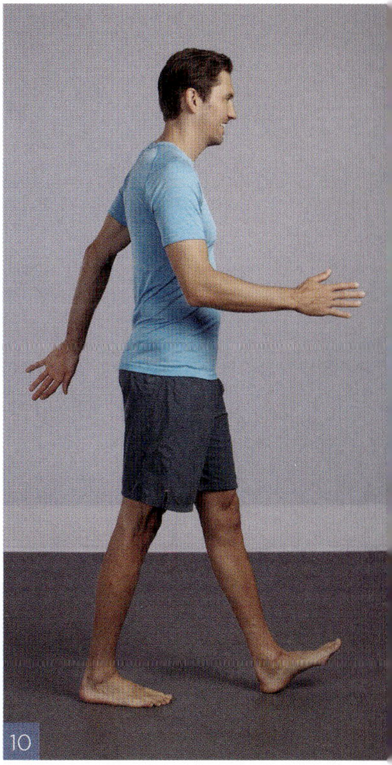
10

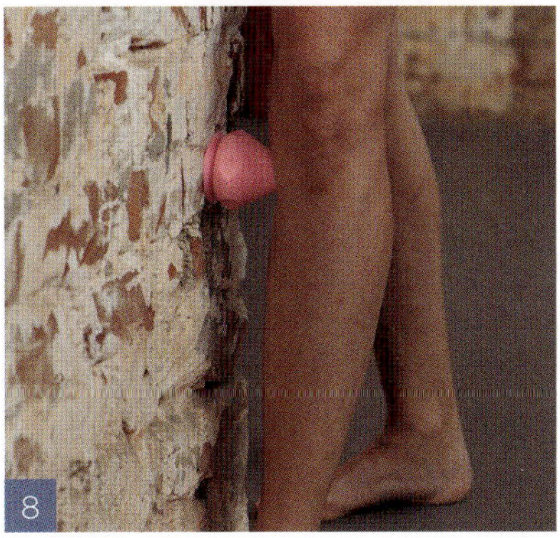
8

TAG 11

Tagesthema: Knie heilt nie?

Wie oft wird dieser blöde Satz gesagt? Das motiviert wirklich nicht. Ich halte positive Merksätze für viel besser. Wie gefällt Ihnen für heute die rheinische Verheißung: »Et hätt noch immer joot jejange.« (Es ist noch immer gut gegangen)? Bleiben Sie auch heute positiv.

1 2 3 4 5 6 7 8 9 10
Ganz furchtbar – **Schmerzempfinden** – Fast keins

1 2 3 4 5 6 7 8 9 10
Versteift – **Bewegungsgefühl** – Völlig frei

1 2 3 4 5 6 7 8 9 10
Das schaffe ich nie – **Bauchgefühl** – Ich habe alles im Griff

Tagesprogramm

	Übung/Maßnahme	Wiederholung/Dauer	Seite
1	Knie tapen II	1-mal	128
2	Knietraktion mit Gewichtsmanschette auf Stufe	2-mal	132
3	Teilbelastung auf der Tischkante	2-mal	127
4	Knie-Cupping	1-mal für 2 Minuten	145
5	Popliteus triggern	1-mal für 2 Minuten	141
6	Selbstmobilisation des Fußes	1-mal	158
7	Vorderen Oberschenkel ausrollen	2-mal	146
8	Radfahren in der Luft	2-mal für 1 Minute	150
9	Treppe rückwärts hinuntergehen	So oft wie nötig am Tag	121
10	Gehen mit Gewichtsmanschetten	3-mal	171

MORGENS GEHT ES OFT AM BESTEN

Führen Sie Ihre Maßnahmen am besten gleich morgens durch. Stehen Sie in Ruhe auf und fangen Sie gleich an. Streuen Sie die PATL einfach mal zwischendurch in Ihren Tagesablauf ein.

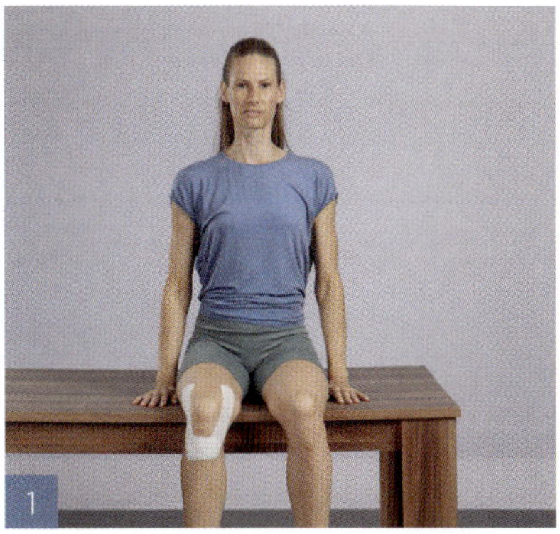
1

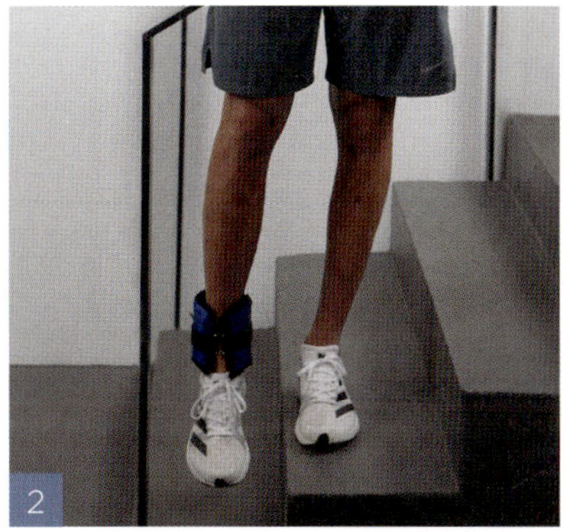
2

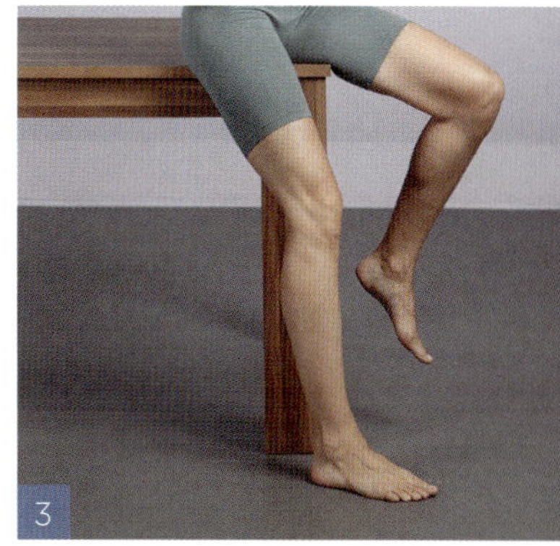
3

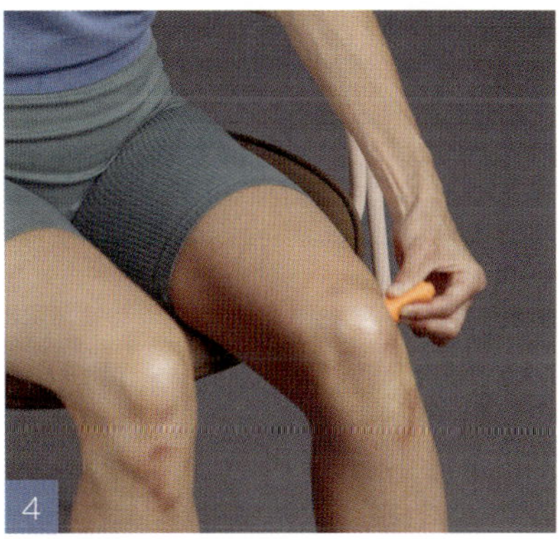
4

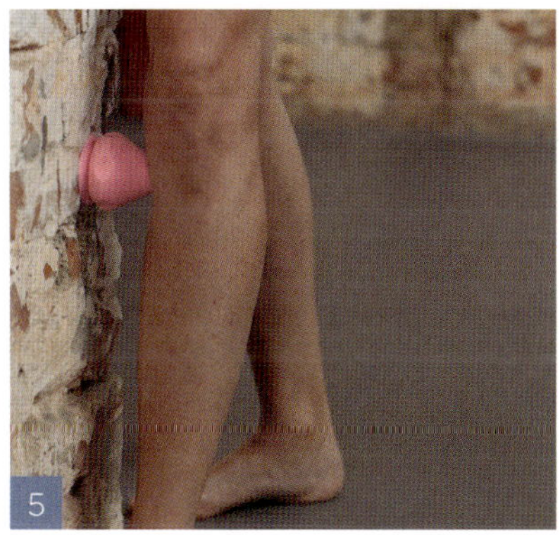
5

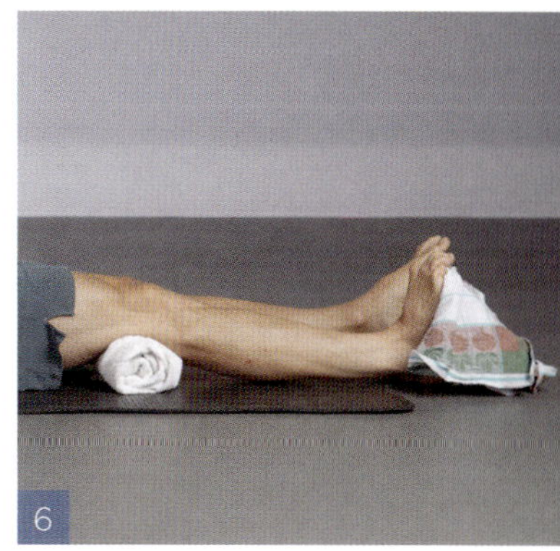
6

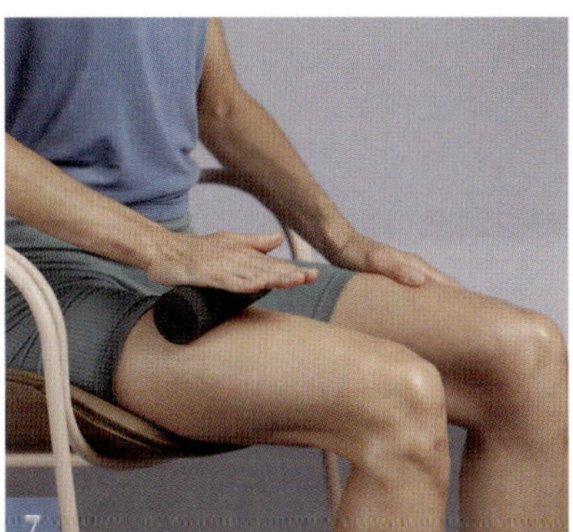
7

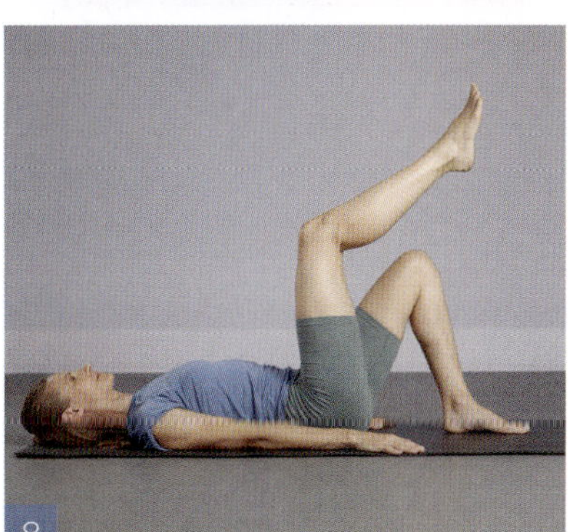
8

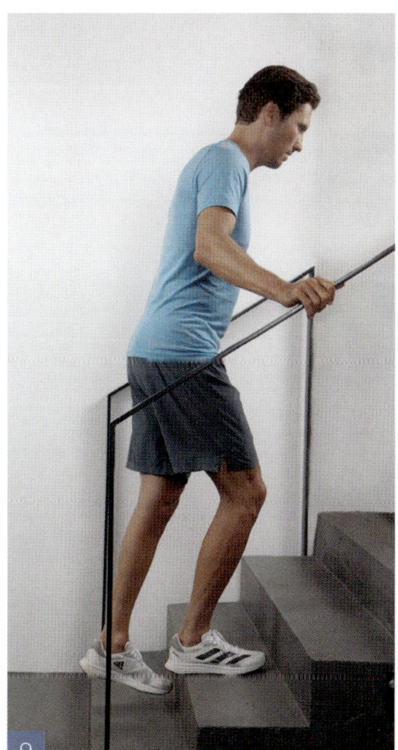
9

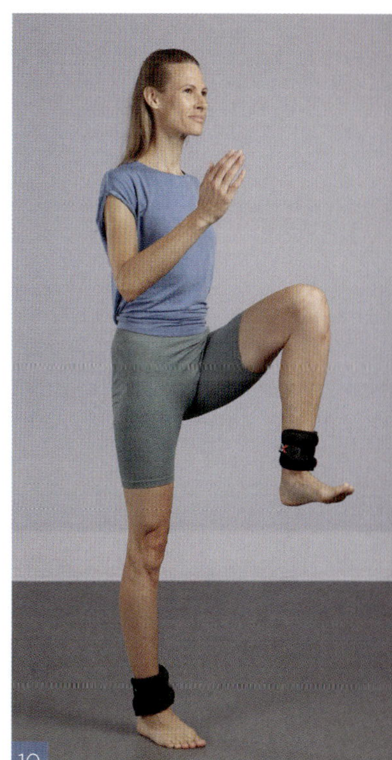
10

TAG 12

Tagesthema: Schön im Bett bleiben

Morgens gleich im Bett zu üben ist prima. Sie wachen hoffentlich schmerzfrei auf und starten mit leichten Bewegungsübungen und einem guten Übungsprogramm aus dem PNF. PNF steht für »Propriozeptive Neuromuskuläre Faszilitation«. Das Therapiekonzept fördert das Zusammenspiel zwischen Bewegungsfühlern (Rezeptoren), Nerven und Muskeln (neuromuskulär) und verbessert dadurch dreidimensional alle alltäglichen Bewegungen (Faszilitation).

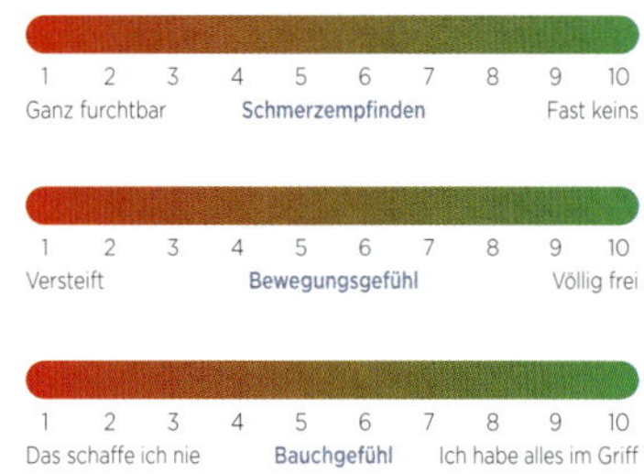

Tagesprogramm

	Übung/Maßnahme	Wiederholung/Dauer	Seite
1	Selbstmobilisation des Wadenbeins	2-mal	157
2	Selbstmobilisation des Fußes	2-mal	158
3	Selbstmobilisation der Kniescheibe	2-mal	156
4	PNF-Beinmuster I	1-mal	153
5	PNF-Beinmuster II	1-mal	154
6	Radfahren in der Luft	2-mal	150
7	Gesäß beidbeinig abheben	1-mal	151
8	Aufstehen und hinsetzen	So oft wie möglich am Tag	117
9	Hip Drop	So oft wie möglich am Tag	152
10	Treppe rückwärts hinuntergehen	So oft wie nötig am Tag	121

DAS BETT ALS ÜBUNGSPLATZ

Die weiche, warme Unterlage im Bett ist nicht nur ein angenehmer Platz zum Üben, sondern auch praktisch, um die Flexibilität der Matratze therapeutisch zu nutzen. Wenn Sie beispielsweise die Übung »Gesäß beidbeinig abheben« auf einer Matte machen, fühlt sich das weniger anstrengend an als im Bett. Hier ist zusätzlich noch die dreidimensionale Ausgleichsbewegung der flexiblen Unterlage zu spüren. Vergleichen Sie das ruhig einmal.

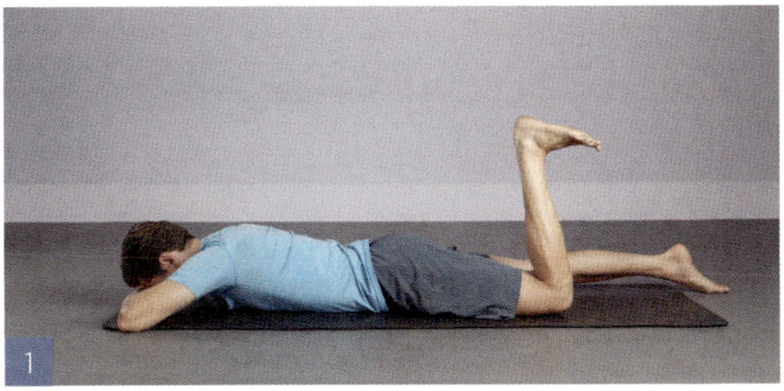
1

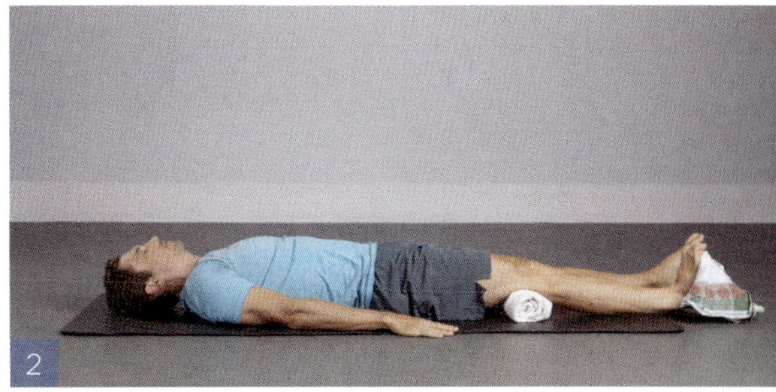
2

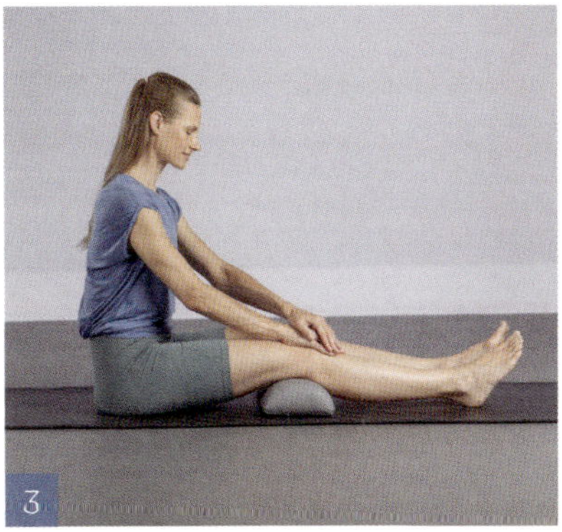
3

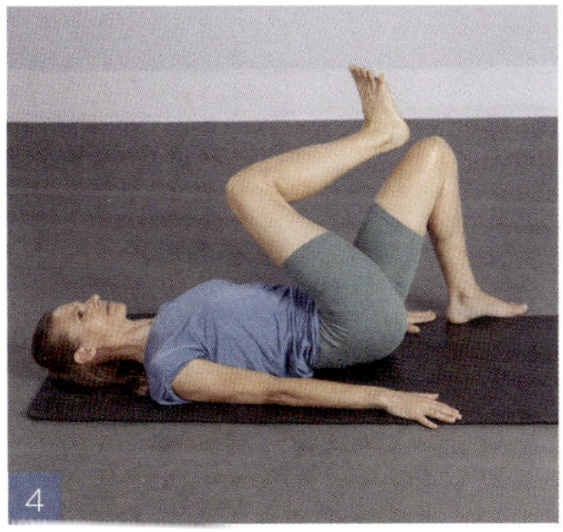
4

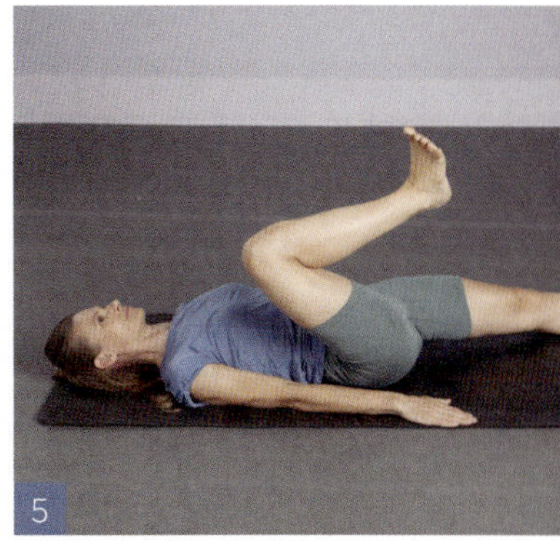
5

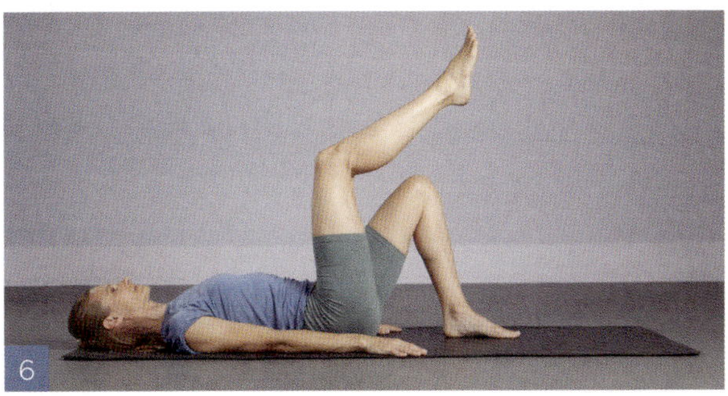
6

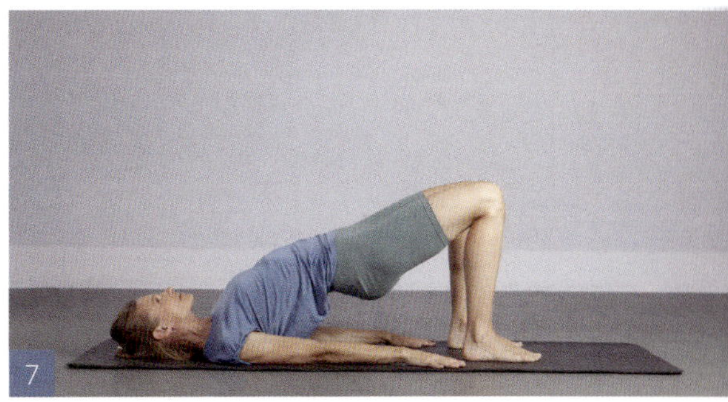
7

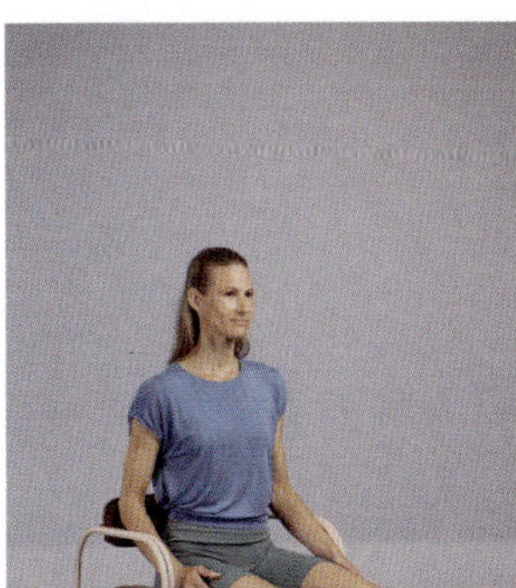
8a

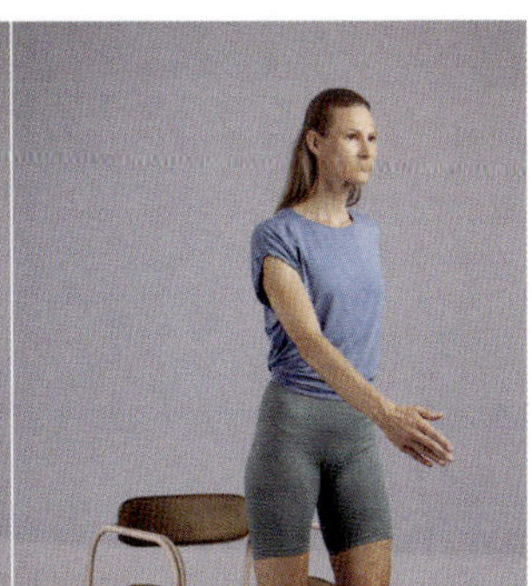
8b

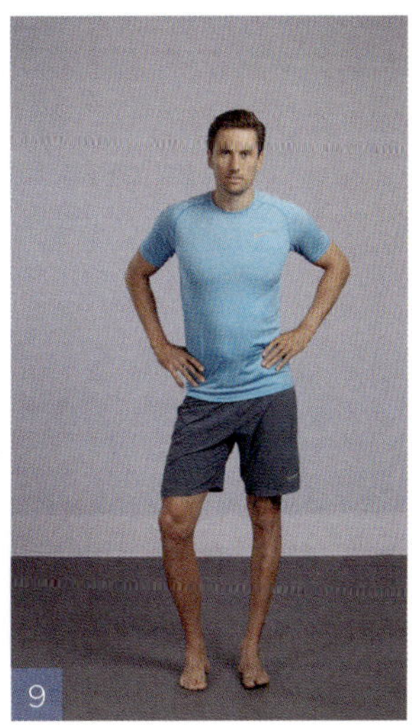
9

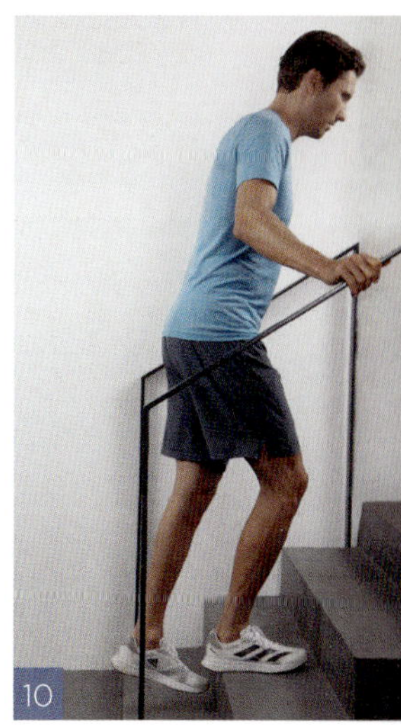
10

TAG 13

Tagesthema: Auf einem Bein kann man doch stehen!

Sie haben bisher Ihre Schmerzen verringert und Beweglichkeit gefördert. Nun ist es auch wichtig, wieder auf die Beine zu kommen, besser noch, Ihre Knie wieder langsam zu belasten, um später problemlos auf einem Bein stehen zu können.

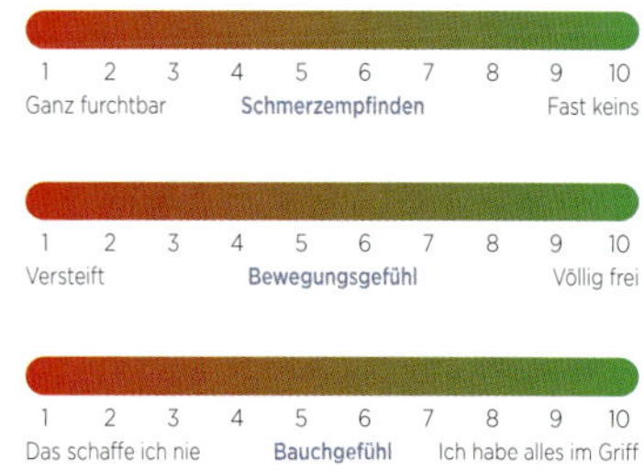

Tagesprogramm

	Übung/Maßnahme	Wiederholung/Dauer	Seite
1	Knietraktion mit Gewichtsmanschette auf Stufe	2-mal	132
2	Selbstmobilisation des Wadenbeins	1-mal	157
3	Hip Drop	So oft wie möglich am Tag	152
4	Teilbelastung auf der Tischkante	2-mal	127
5	Entlastungssitz	So oft wie möglich am Tag	130
6	Popliteus mit Crosstape lösen	1-mal	129
7	PATL-Stand	So oft wie möglich am Tag	116
8	PATL-Gang	So oft wie nötig am Tag	118
9	PNF-Beinmuster I	1-mal	153
10	PNF-Beinmuster II	1-mal	154

AUF EINEM BEIN KANN MAN NICHT STEHEN …

Diesen gängigen Kneipenspruch kennen Sie vielleicht? Damit ist gemeint: Jetzt trinken wir noch einen. Meiner Kenntnis und Selbsterfahrung nach ist das 30-Tage-Programm besonders wirksam, wenn Sie in dieser Zeit mal ganz auf alkoholische Getränke verzichten. Damit entlasten Sie Ihr fasziales Gewebe und reduzieren dadurch Ihre Schmerzen.

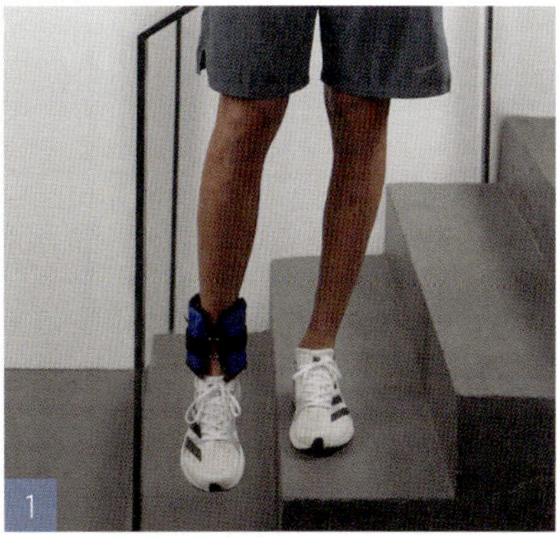
1

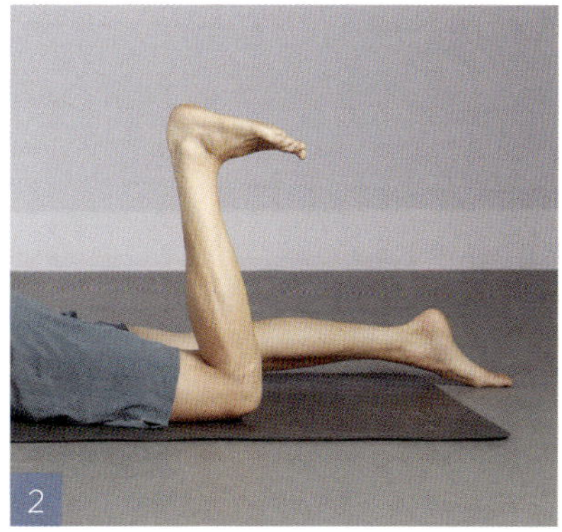
2

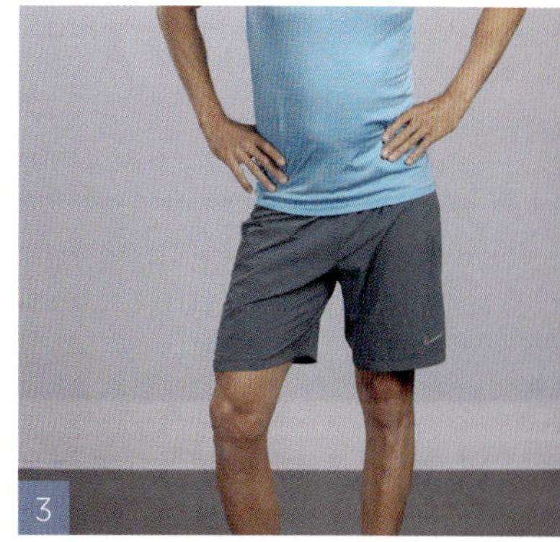
3

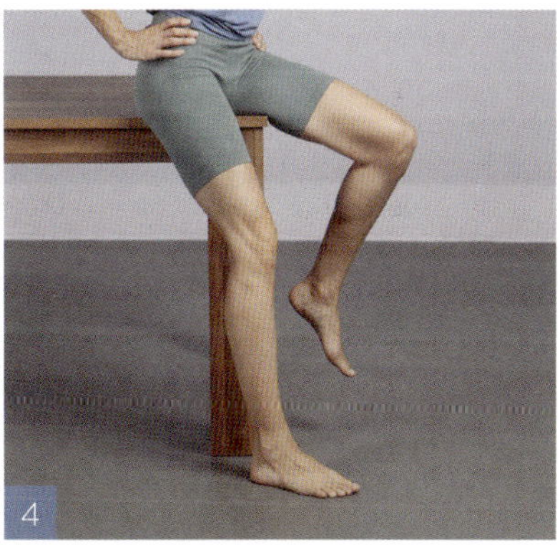
4

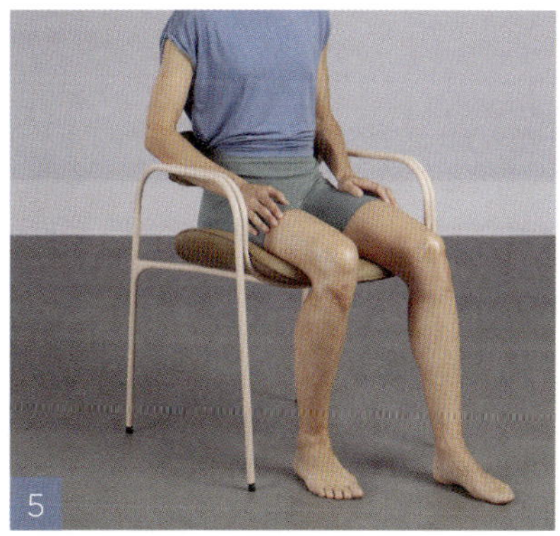
5

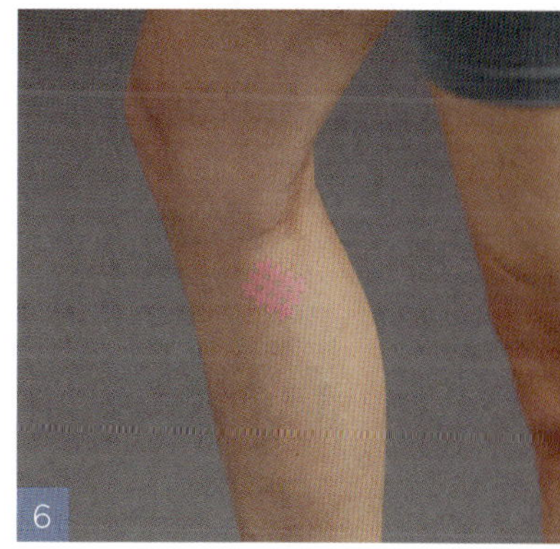
6

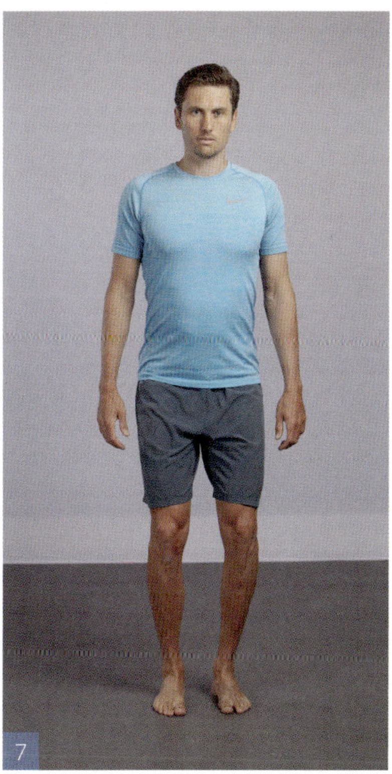
7

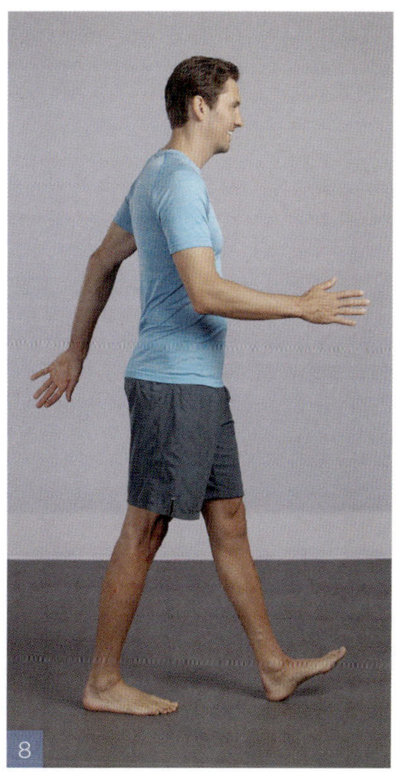
8

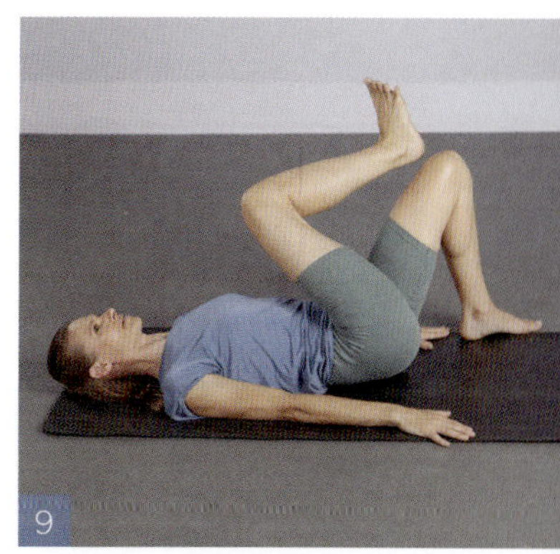
9

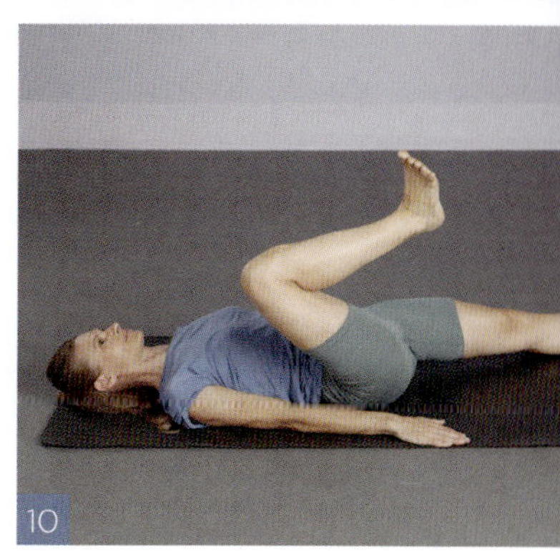
10

TAG 14

Tagesthema: Hoch die Hände – Wochenende!

Jetzt haben Sie schon fast die Hälfte des Programms erreicht. Herzlichen Glückwunsch! Wie fühlen Sie sich? Was sagt Ihr Erfolgsdiagramm? Gibt es Stolpersteine beim Üben? Dann schauen Sie doch einfach noch einmal in den theoretischen Teil des Buches und beachten Sie auch immer bei der Erklärung der Übungen die Rubrik »Aufgepasst«.

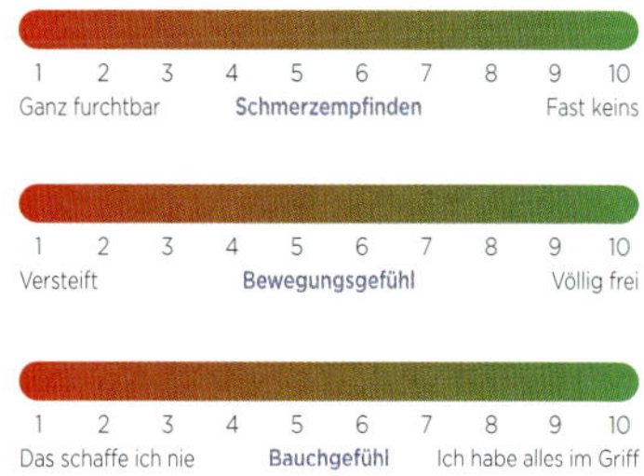

Tagesprogramm

	Übung/Maßnahme	Wiederholung/Dauer	Seite
1	Wade ausrollen	1-mal für 2 Minuten	148
2	Oberschenkel-Cupping	1-mal für 2 Minuten	144
3	Hamstrings triggern	1-mal für 1 Minute	141
4	Rectus femoris triggern	1-mal für 1 Minute	142
5	Popliteus mit Crosstape lösen	1-mal	129
6	Knietraktion mit Gewichtsmanschette	1-mal	131
7	Selbstmobilisation des Wadenbeins	1-mal	157
8	Hip Drop	So oft wie möglich am Tag	152
9	Unbelastete Kniestreckung	1-mal	150
10	Unbelastete Kniebeugung	1-mal	149

IMMER MAL NACHLESEN

Kniegesundheit erreichen Sie durch Wissen und Handeln. Was wussten Sie, bevor Ihre Schmerzen anfingen, über das Knie? Hatten Sie eine Ahnung davon, wie belastend das Hinuntergehen auf einer Treppe ist? Viele meiner Patienten sind heute schon selbst Ratgeber geworden. Sie kennen sich aus mit myofaszialen Disbalancen und segmentalen Zusammenhängen. Wie wäre es für Sie, durch das theoretische Wissen aus diesem Buch Knieexperte zu werden?

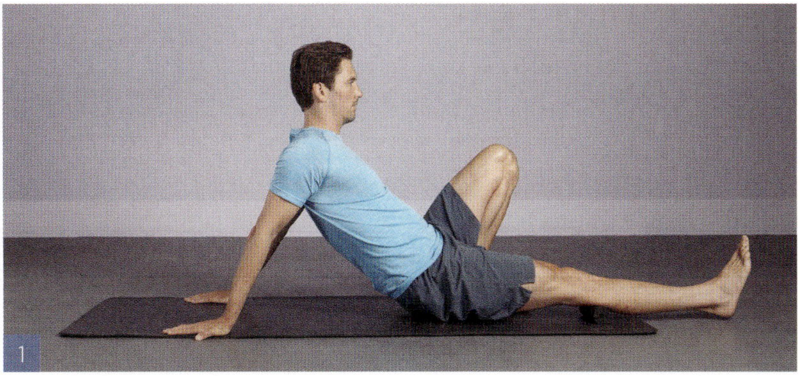
1

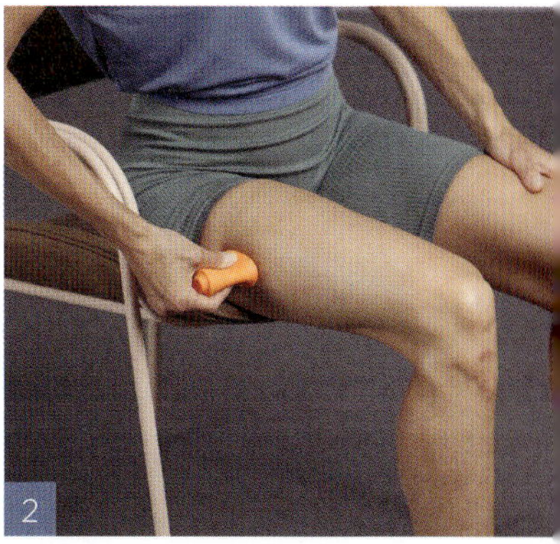
2

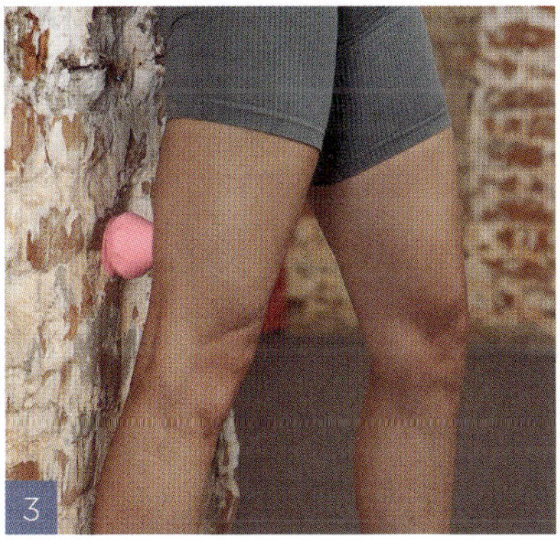
3

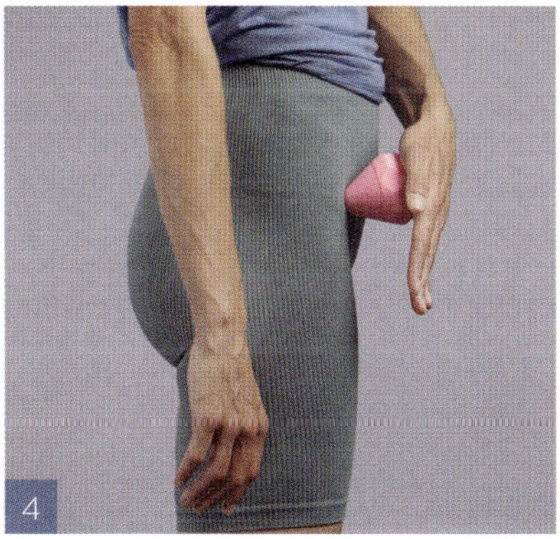
4

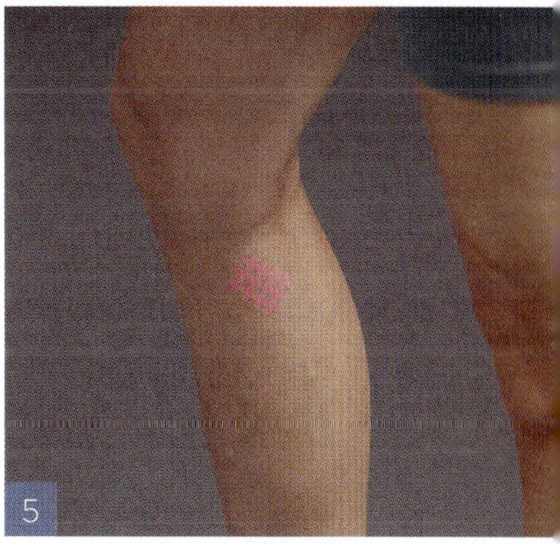
5

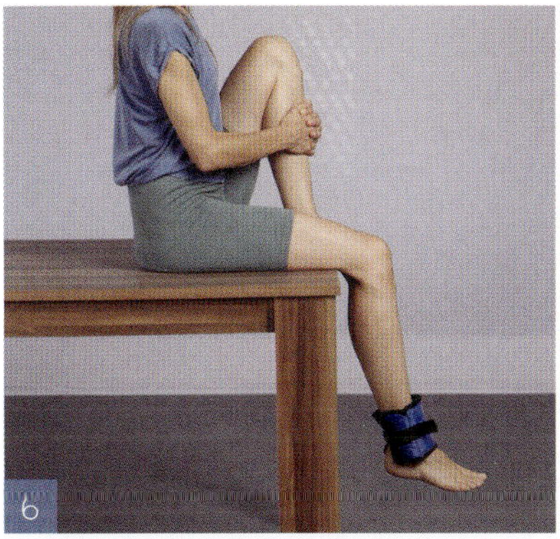
6

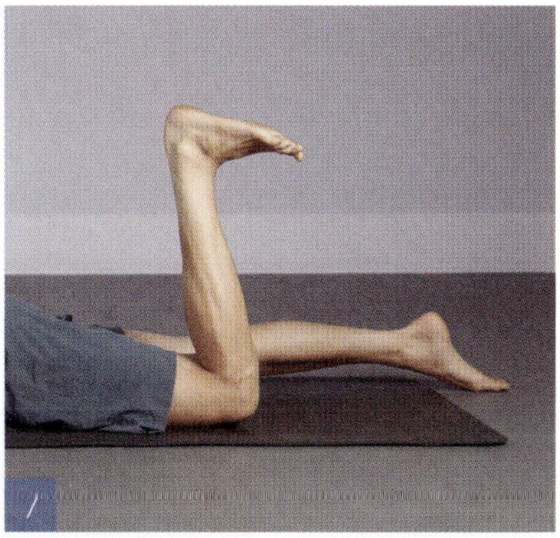
7

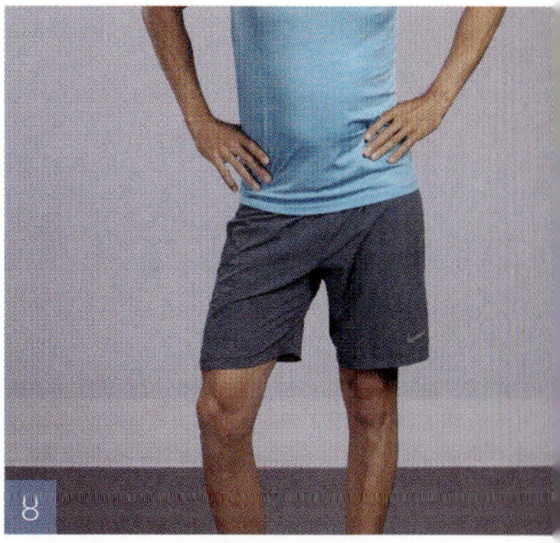
8

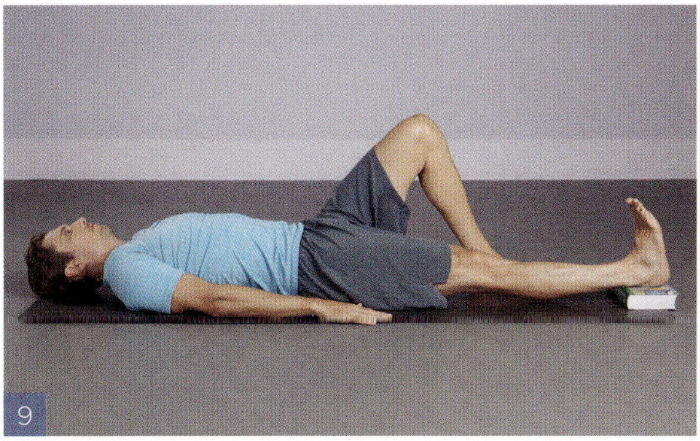
9

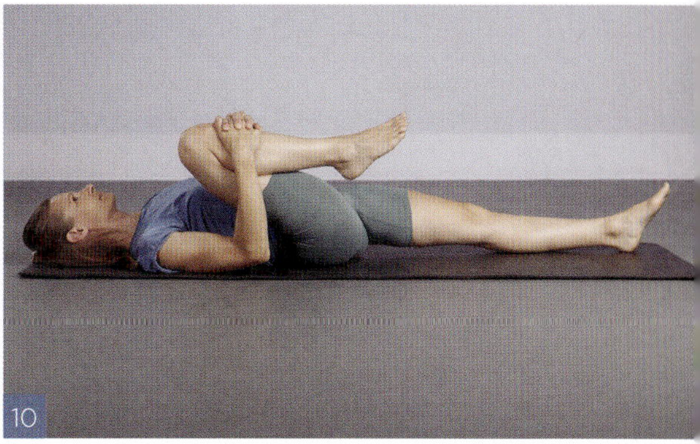
10

WOCHE 3: ZUVERSICHTSWOCHE

Eine Freundin von mir jammert oft: »Sag mir jetzt unbedingt, dass es wieder besser wird.« Puh, das war anfangs für mich kniffelig. »Wird das überhaupt besser?«, zögerte mein Physio-Gehirn. Aber darum ging es der Freundin gar nicht. Sie suchte nach emotionalem Zuspruch. Eine positive Affirmation für Sie könnte heißen: Das wird schon wieder!

TAG 15

Tagesthema: Was zu kurz ist, wird gedehnt

Muskelverkürzungen schleichen sich in der Regel so nach und nach ein. Nicht nur langes Sitzen begünstigt diese Veränderungen, sondern auch Radfahren, Beineübereinanderschlagen oder unpassendes Schuhwerk.

1 2 3 4 5 6 7 8 9 10
Ganz furchtbar **Schmerzempfinden** Fast keins

1 2 3 4 5 6 7 8 9 10
Versteift **Bewegungsgefühl** Völlig frei

1 2 3 4 5 6 7 8 9 10
Das schaffe ich nie **Bauchgefühl** Ich habe alles im Griff

Tagesprogramm

	Übung/Maßnahme	Wiederholung/Dauer	Seite
1	Hinteren Oberschenkel ausrollen	1-mal für 2 Minuten	147
2	Oberschenkel-Cupping	1-mal für 2 Minuten	144
3	Hamstrings triggern	1-mal für 1 Minute	141
4	Knietraktion mit Fußhochziehen	1-mal	132
5	Selbstmobilisation des Wadenbeins	1-mal	157
6	Wadendehnung	1-mal für 1 Minute	165
7	Tractusdehnung	1-mal für 1 Minute	166
8	Iliopsoasdehnung	1-mal für 1 Minute	167
9	Vierfüßlerstand auf dem Balance-Pad	2-mal	169
10	Fersensitz auf dem Balance-Pad	2-mal	170

SYSTEMATISCH DEHNEN

Dehnen bringt Sie wieder in die Muskelbalance zurück. Wann am Tag Sie Ihre Dehnübungen machen, ist egal. Die Hauptsache ist, Sie üben ab heute fünfmal in der Woche eine Minute lang.

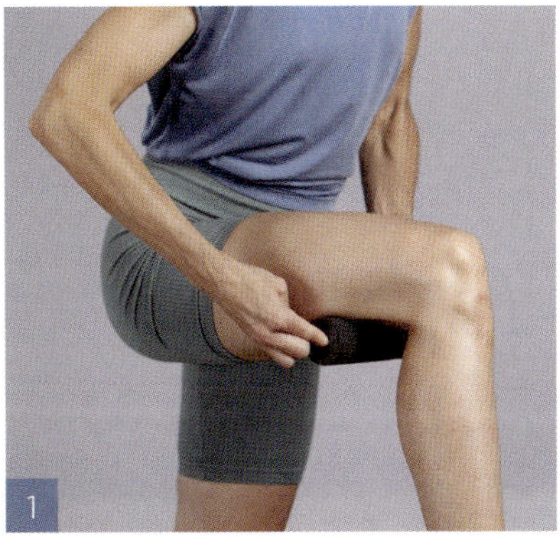

1

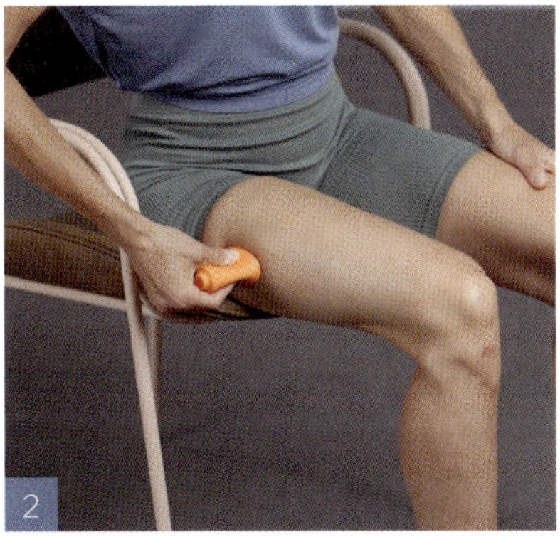

2

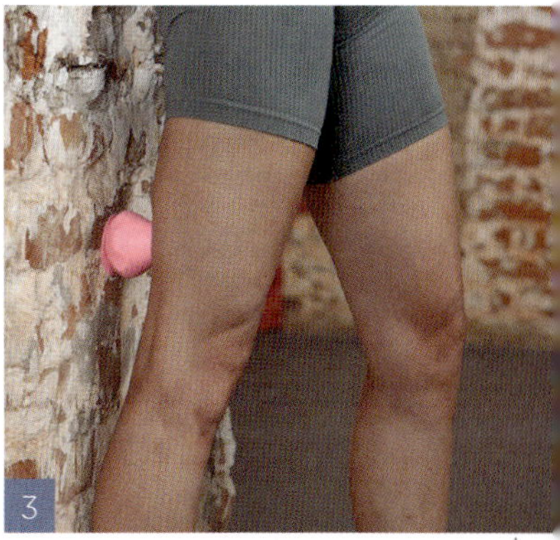

3

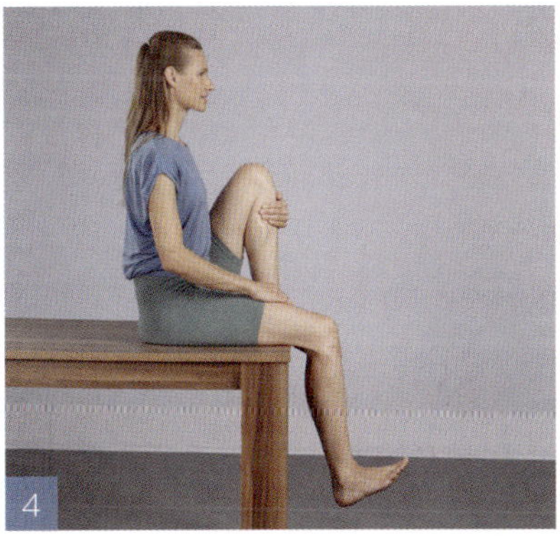

4

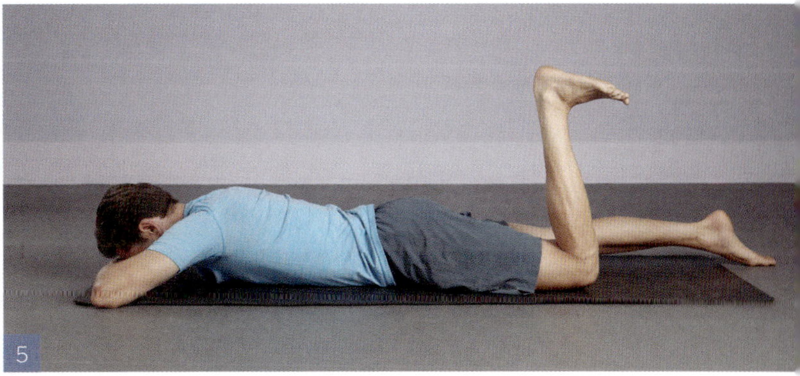

5

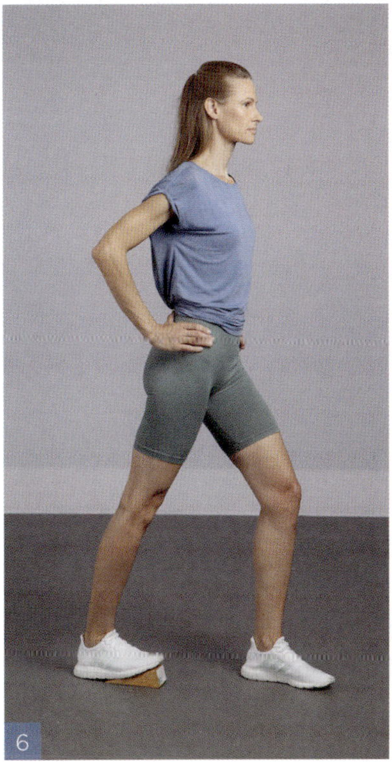

6

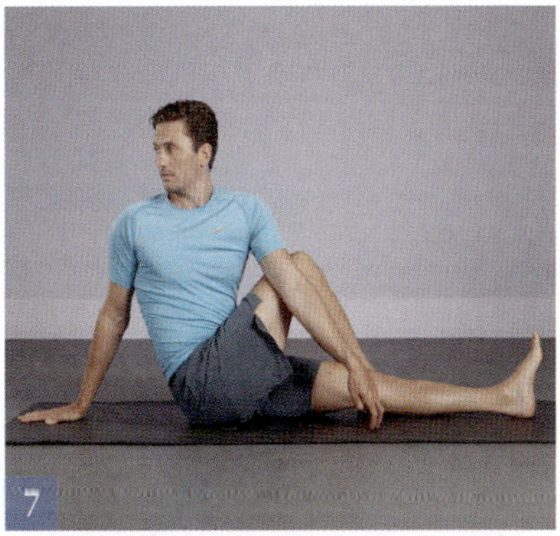

7

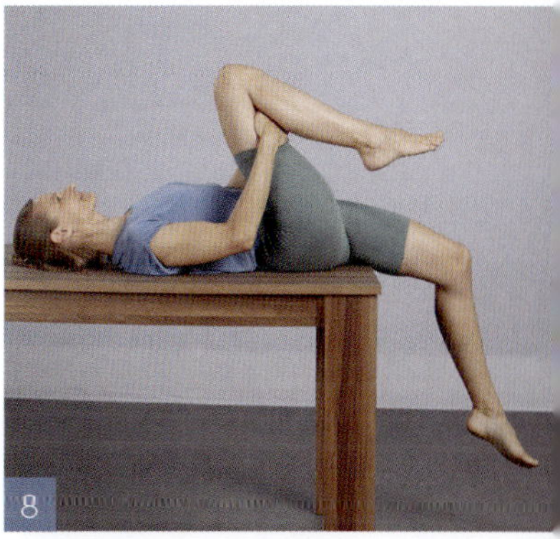

8

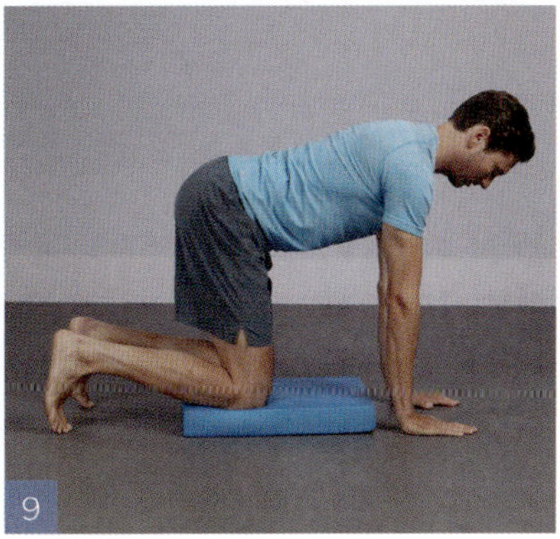

9

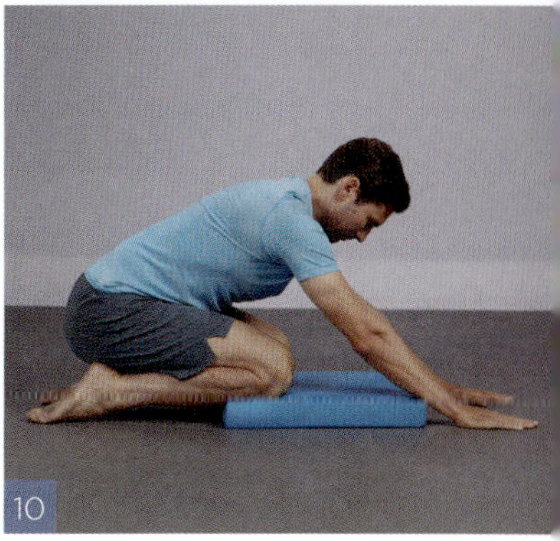

10

TAG 16

Tagesthema: Sind Sie auf Kurs?

Wie fällt heute, am Tag nach den Muskeldehnungen, Ihre Erfolgsbilanz aus? Anders gefragt: Wie ist Ihnen diese Übungstherapie bekommen? Heute wird weitergedehnt! Immer schön locker dranbleiben – das führt Sie zurück in die Schmerzfreiheit.

1 2 3 4 5 6 7 8 9 10
Ganz furchtbar **Schmerzempfinden** Fast keins

1 2 3 4 5 6 7 8 9 10
Versteift **Bewegungsgefühl** Völlig frei

1 2 3 4 5 6 7 8 9 10
Das schaffe ich nie **Bauchgefühl** Ich habe alles im Griff

Tagesprogramm

	Übung/Maßnahme	Wiederholung/Dauer	Seite
1	Einreiben mit Arnikasalbe	2-mal	133
2	Knie-Cupping	1-mal für 2 Minuten	145
3	Popliteus triggern	1-mal für 1 Minute	141
4	Knietraktion	2-mal	131
5	Radfahren in der Luft	2-mal	150
6	Wadendehnung	1-mal für 1 Minute	165
7	Tractusdehnung	1-mal für 1 Minute	166
8	Adduktorendehnung	1-mal für 1 Minute	163
9	Hamstringsdehnung	1-mal für 1 Minute	159
10	Rectus-femoris-Dehnung	1-mal für 1 Minute	161

WIEDERHOLUNG BRINGT ERFOLG

Reiben Sie sich immer wieder mal die Beine mit Arnikasalbe ein. Nicht nur als »Akut-kraut« hat sich die Pflanze bewährt, sondern sie wirkt auch entzündungshemmend und abschwellend. Gedehnte Muskeln lieben Arnika.

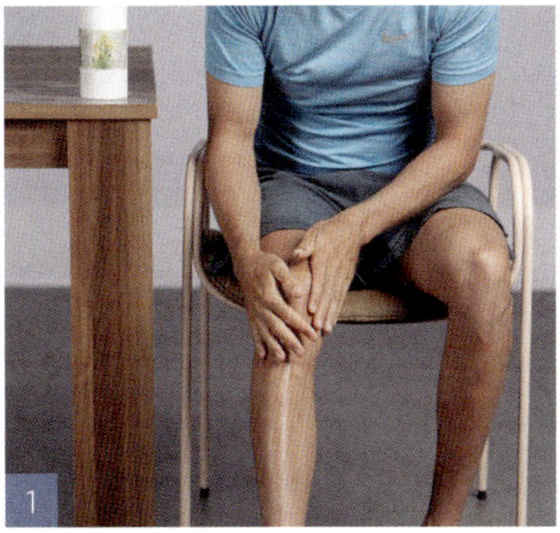
1

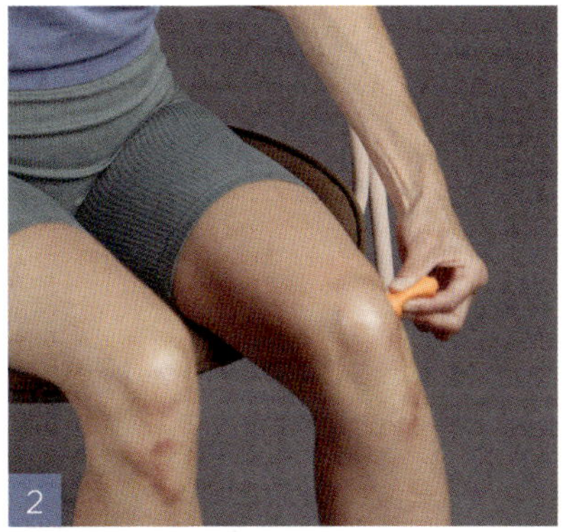
2

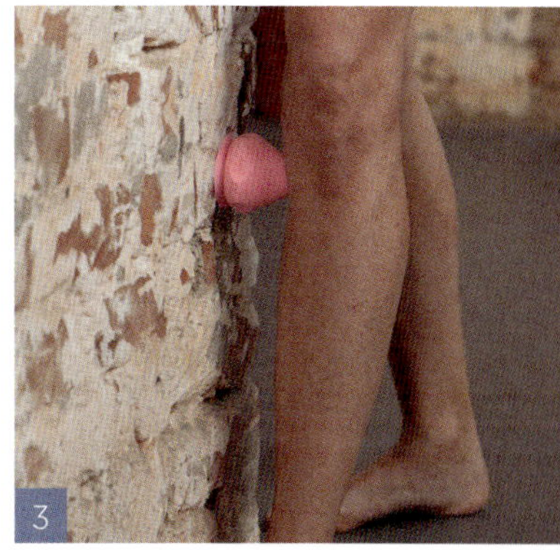
3

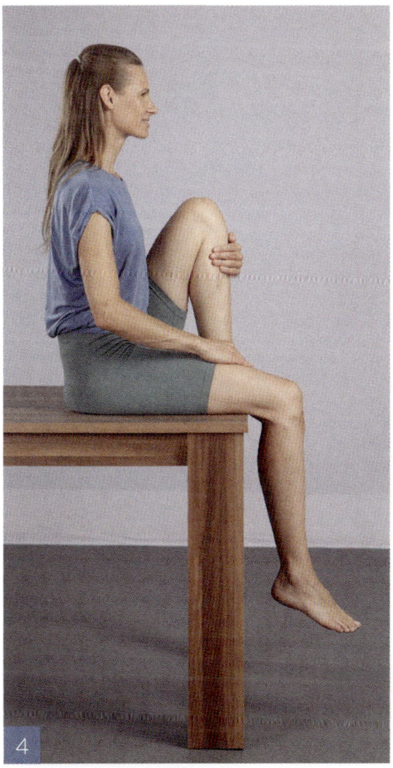
4

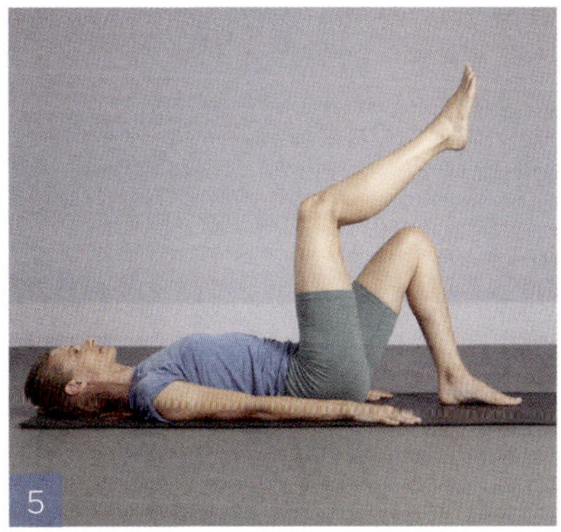
5

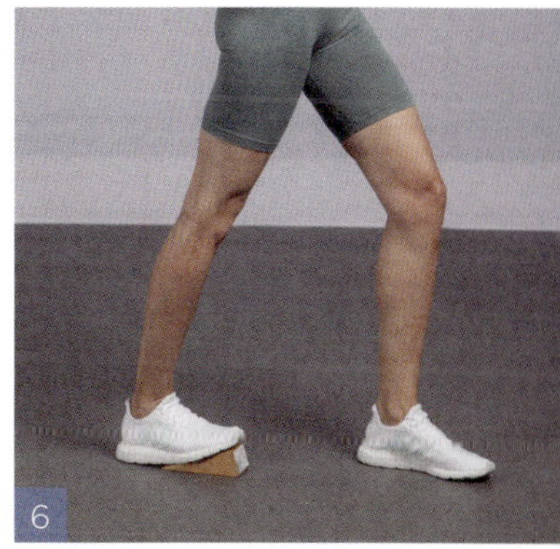
6

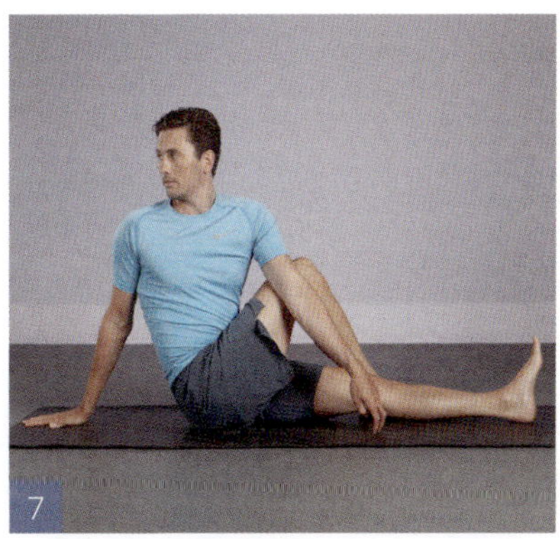
7

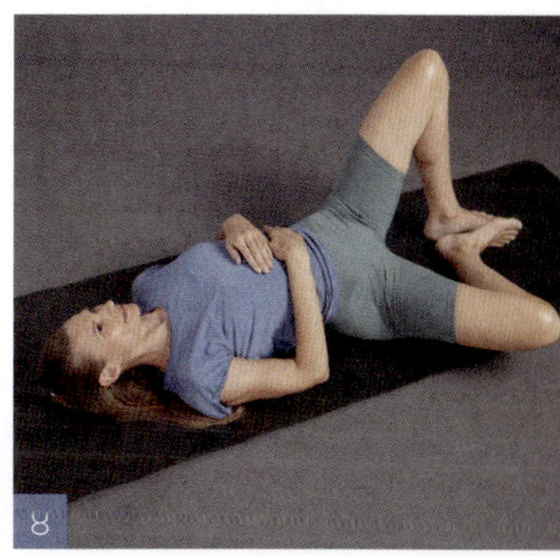
8

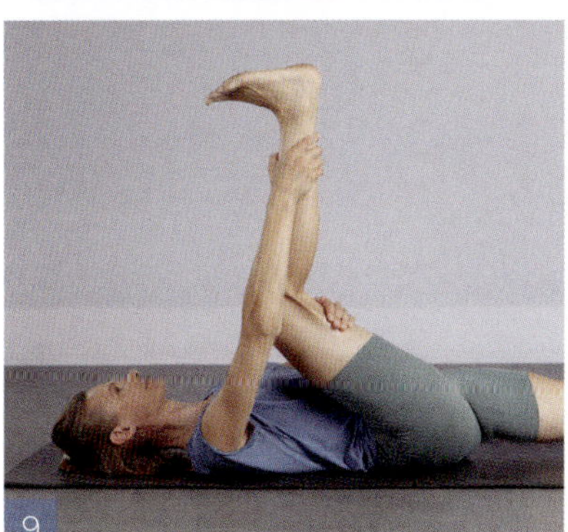
9

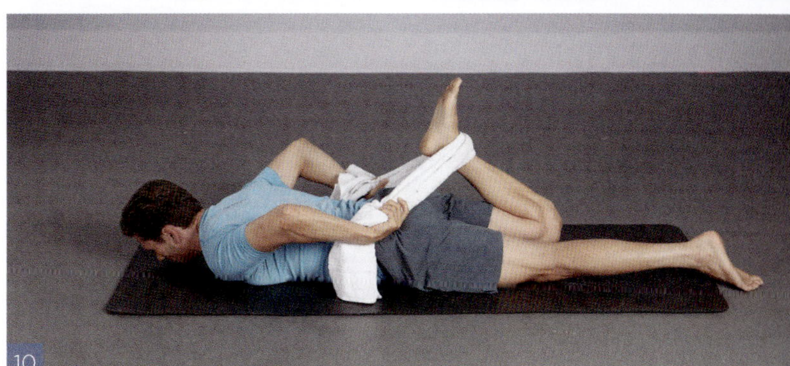
10

TAG 17

Tagesthema: Wackeln trainiert

Heute geht es gleich weiter mit dem Balance-Pad und den Dehnungen. Wiederholen Sie im Tagesverlauf immer wieder einige der Maßnahmen der ersten Wochen. So entfernen Sie sich immer weiter von Ihren ursprünglichen Schmerzen.

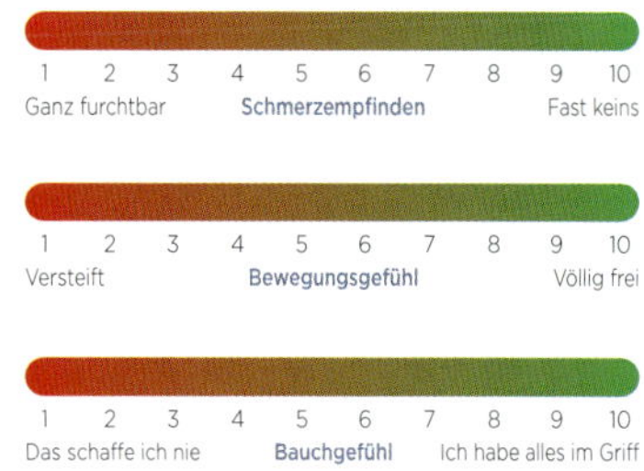

Tagesprogramm

	Übung/Maßnahme	Wiederholung/Dauer	Seite
1	Hamstrings triggern	1-mal für 1 Minute	141
2	Schrittfolge auf dem Balance-Pad	2-mal	175
3	Kniestabilisation auf dem Balance-Pad	2-mal	180
4	Knietraktion	2-mal	131
5	Tractusdehnung	1-mal für 1 Minute	166
6	Adduktorendehnung	1-mal für 1 Minute	163
7	Unbelastete Kniestreckung	1-mal	150
8	Unbelastete Kniebeugung	1-mal	149
9	Beinachsentraining auf dem Balance-Pad	2-mal	174
10	Sternschritt auf dem Balance-Pad	2-mal	177

SCHÖNE AUSSICHTEN

Dehnen und Beinachsentraining mindern nicht nur Ihre Schmerzen, sondern sie verbessern auch das Aussehen Ihrer Beine. Gestraffte und trainierte Beine sehen einfach flotter aus und fühlen sich viel besser an. Ist das nicht toll?

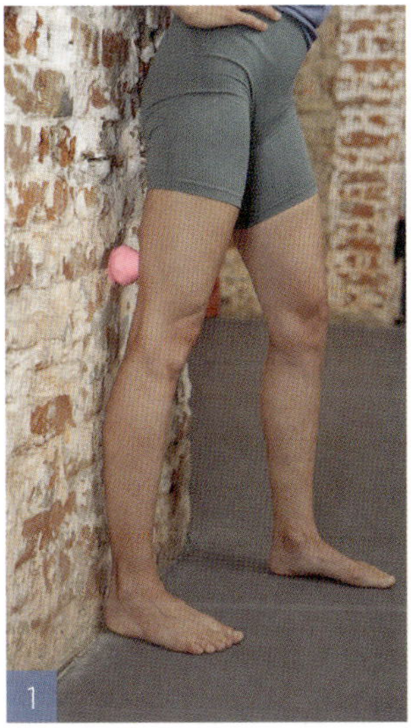
1

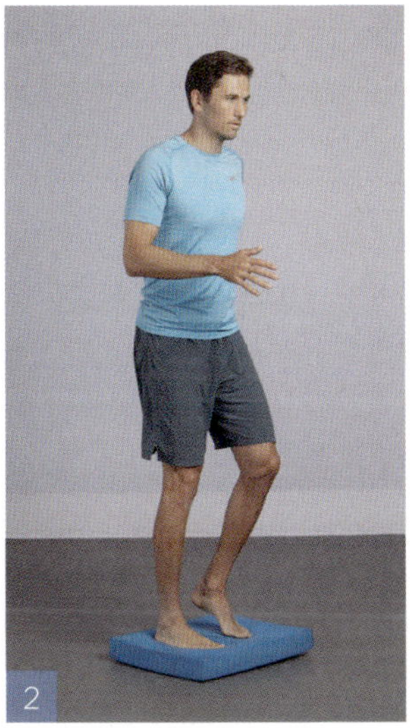
2

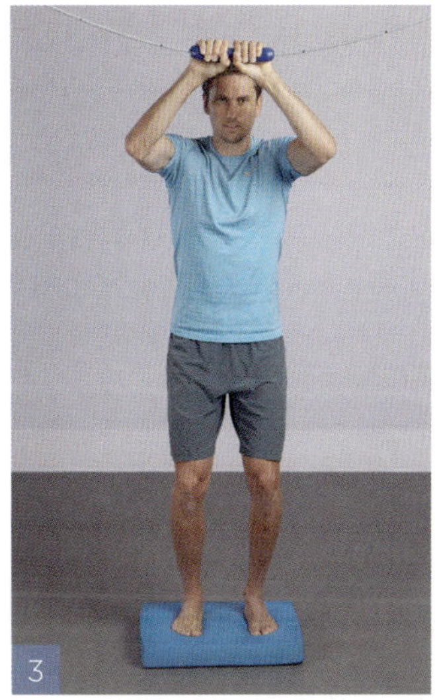
3

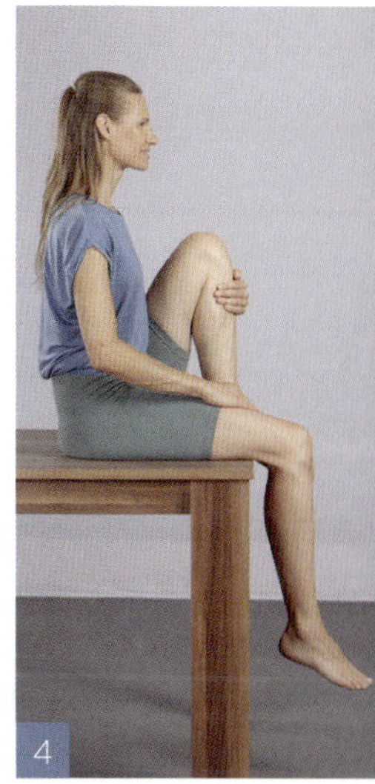
4

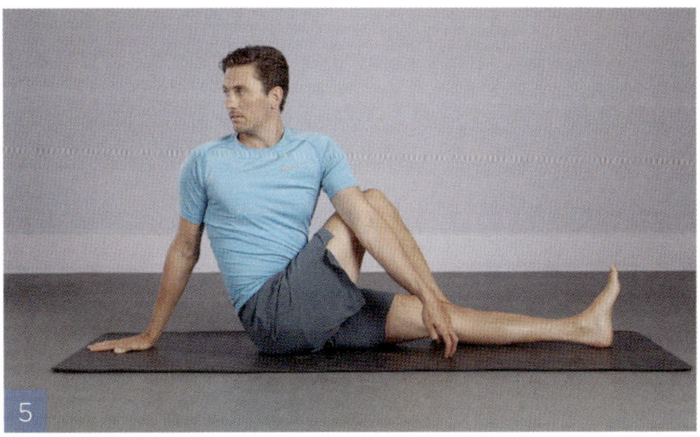
5

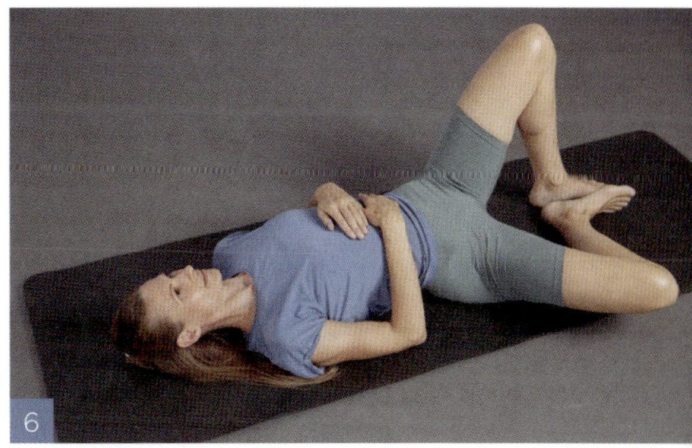
6

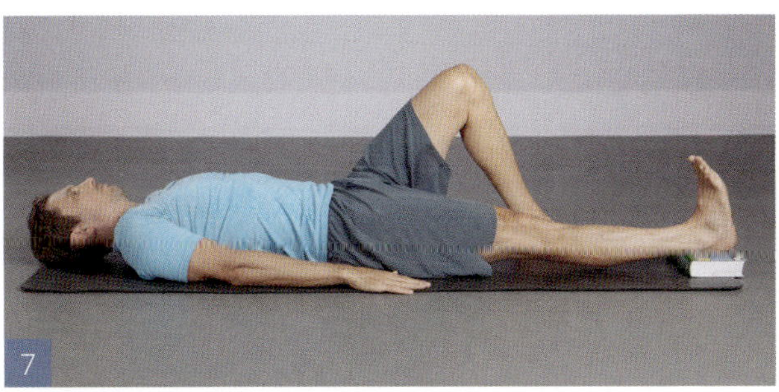
7

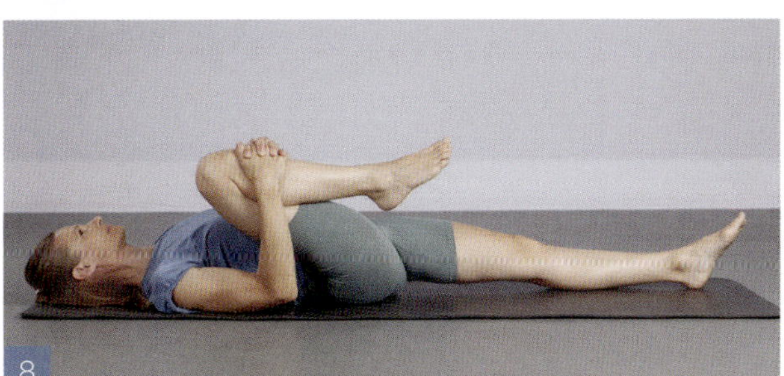
8

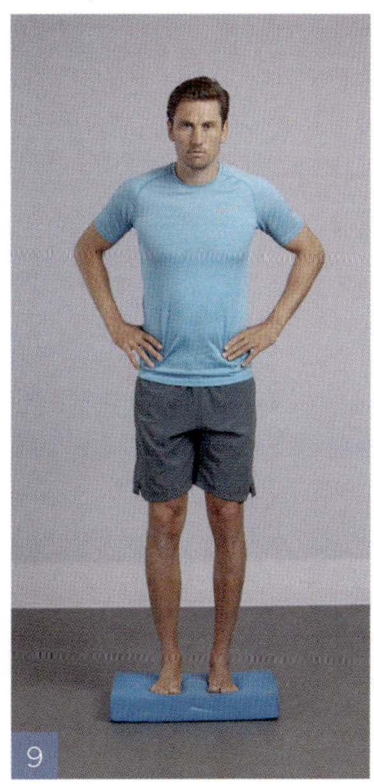
9

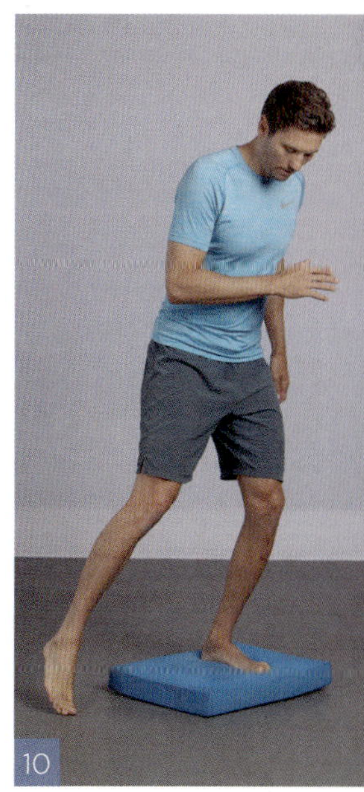
10

TAG 18

Tagesthema: Kein X für ein O vormachen

Keine Sorge, ich kenne den richtigen Spruch mit dem X und dem U. Heute geht es aber noch einmal um Ihre Beinachsen, das heißt: Wie stehen Ihre Knie genau? Schauen Sie zur Sicherheit noch einmal in den Spiegel. Sehen Ihre Beine immer noch wie ein X oder ein O aus? Mehr über die Lotlinie der Beinachse erfahren Sie auf Seite 22.

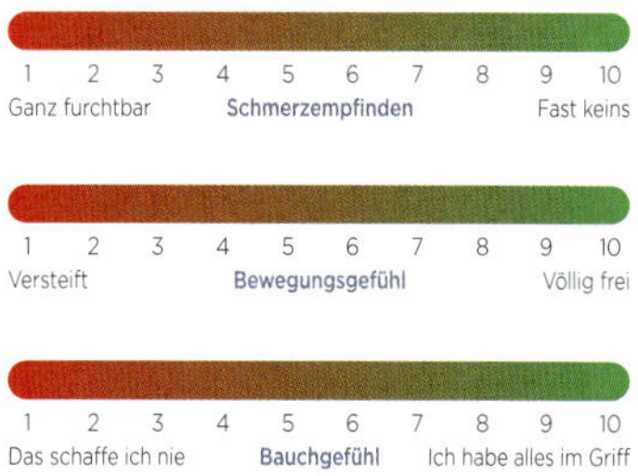

Tagesprogramm			
	Übung/Maßnahme	**Wiederholung/Dauer**	**Seite**
1	Rückwärtsgehen	So oft wie möglich am Tag	122
2	Knieflossing mit Kniebeuge	1-mal	140
3	Gehen mit Gewichtsmanschetten	3-mal	171
4	Beinachsentraining auf dem Balance-Pad	3-mal	174
5	Einbeinstand auf dem Balance-Pad	1-mal	174
6	Ausfallschritt auf dem Balance-Pad	1-mal	176
7	Wadendehnung	1-mal für 1 Minute	165
8	Adduktorendehnung	1-mal für 1 Minute	163
9	Hamstringsdehnung	1-mal für 1 Minute	159
10	Iliopsoasdehnung im Kniestand	1-mal für 1 Minute	168

GANZ SCHÖN FIT

Haben Sie heute schon den Einbeinstand auf dem Balance-Pad ohne Knieschmerzen geschafft? Wie war das Flossing für Sie? Tragen Sie bitte immer Ihre Resultate in das Erfolgsdiagramm ein. Wie geht es Ihrem Bauchgefühl, nachdem Sie im Programm schon so weit fortgeschritten sind?

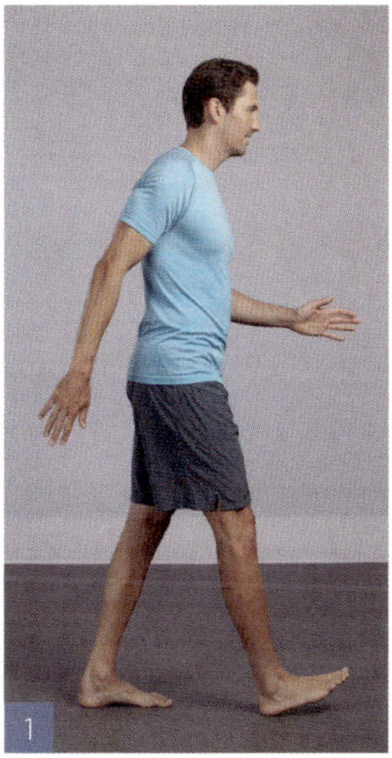
1

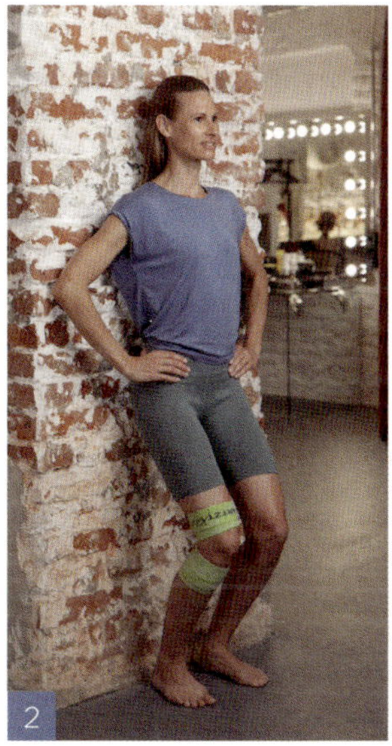
2

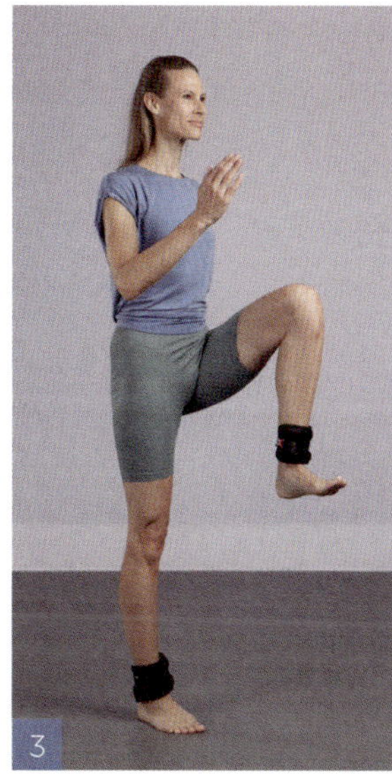
3

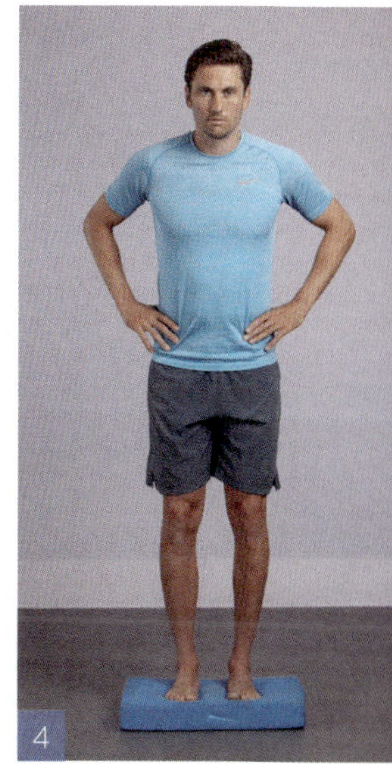
4

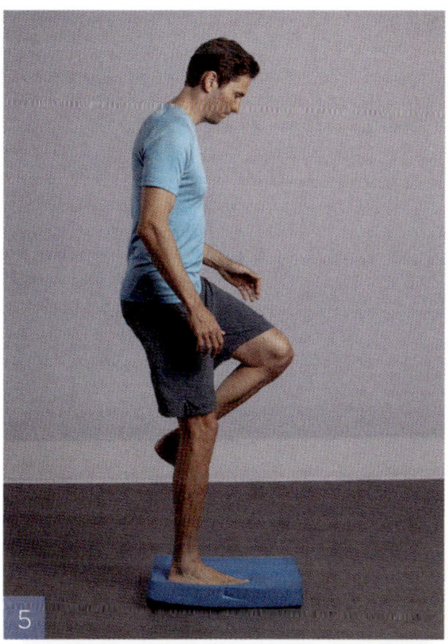
5

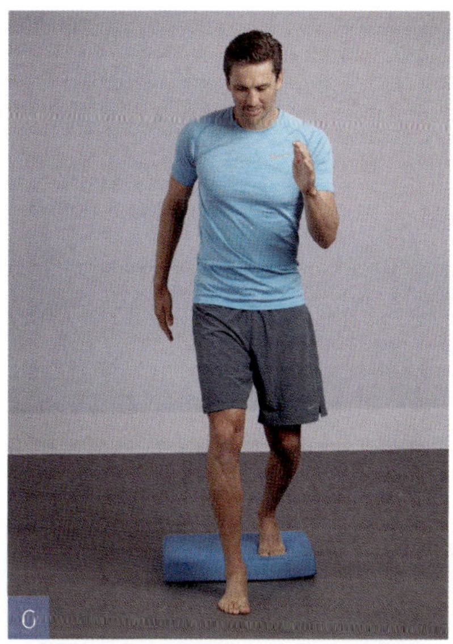
6

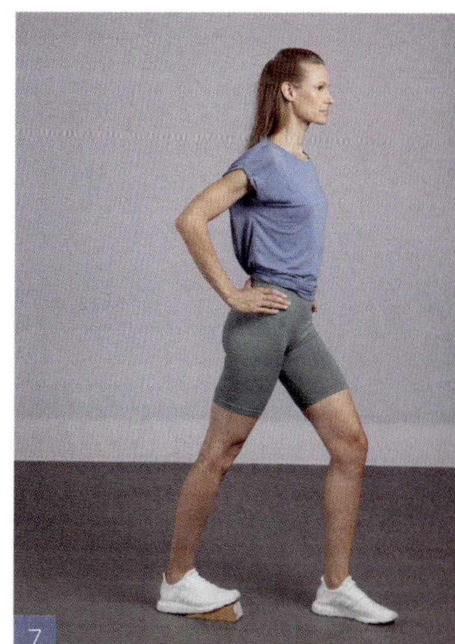
7

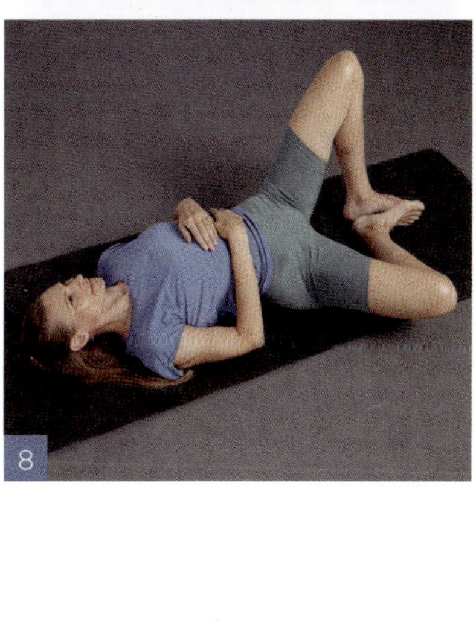
8

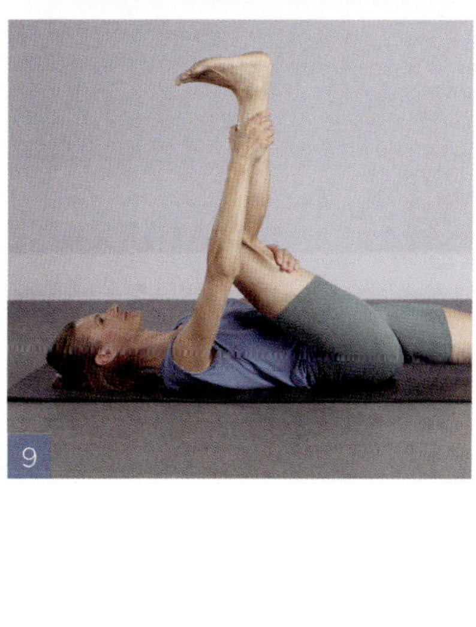
9

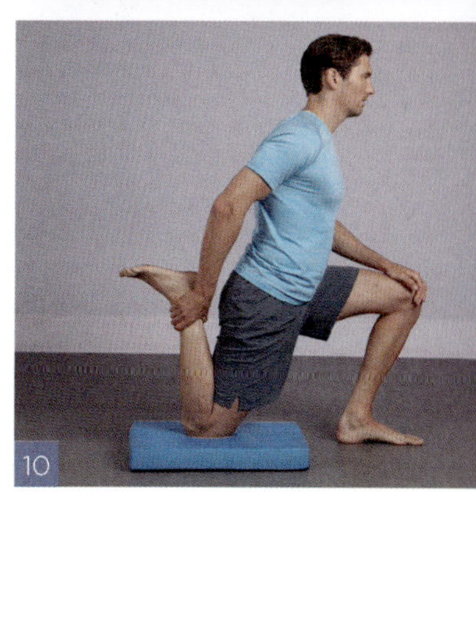
10

TAG 19

Tagesthema: Rückengesundheit

Rückenschmerzen und Kniebeschwerden hängen oft zusammen. Ihr Knie wird richtig schmerzfrei und gesund, wenn auch Ihr Rücken mitspielt. Die meisten meiner PATL zielen auch auf den Rücken und die Körperaufrichtung ab, da sie im Stehen ausgeführt werden.

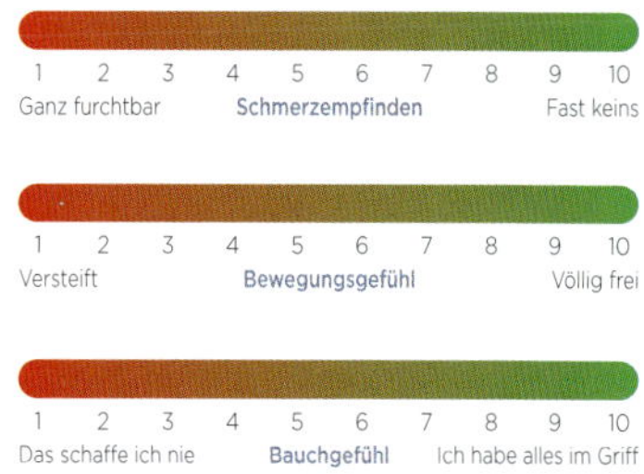

Tagesprogramm

	Übung/Maßnahme	Wiederholung/Dauer	Seite
1	Entlastung im Liegen	1-mal für 15 Minuten	129
2	PATL-Gang	So oft wie möglich am Tag	118
3	Aufstehen und hinsetzen	So oft wie möglich am Tag	117
4	Treppe hinaufgehen	So oft wie nötig am Tag	119
5	Treppe rückwärts hinuntergehen	So oft wie nötig am Tag	121
6	Gehen mit Gewichtsmanschetten	4-mal	171
7	Radfahren in der Luft	3-mal	150
8	Hamstringsdehnung	1-mal für 1 Minute	159
9	Rectus-femoris-Dehnung	1-mal für 1 Minute	161
10	Wadendehnung	1-mal für 1 Minute	165

RÜCKEN – SCHMERZFREI IN 30 TAGEN

Auch Ihr Rücken kann während dieser Zeit schmerzfrei werden. Wie das ganz genau geht, habe ich in meinem gleichnamigen Buch beschrieben. Nutzen Sie Ihre 30-Tage-Knie-Challenge doch einfach auch dazu, gleich etwas rückengesunder zu werden. Gedehnte und trainierte Beine sind der Schlüssel für mehr Rückenstabilität.

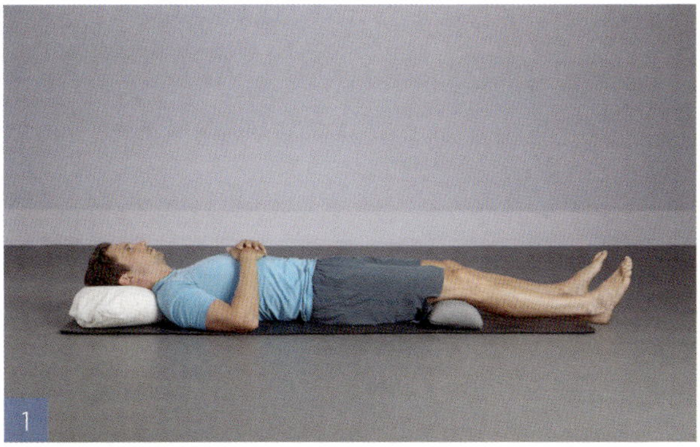
1

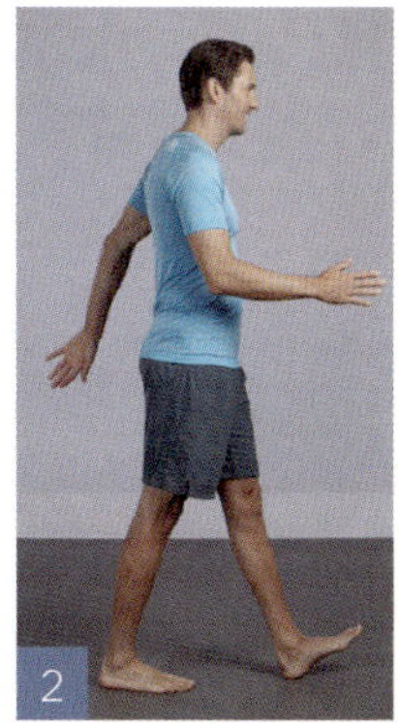
2

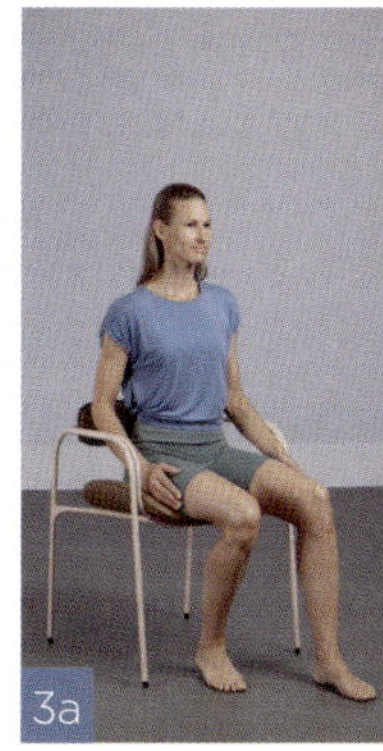
3a

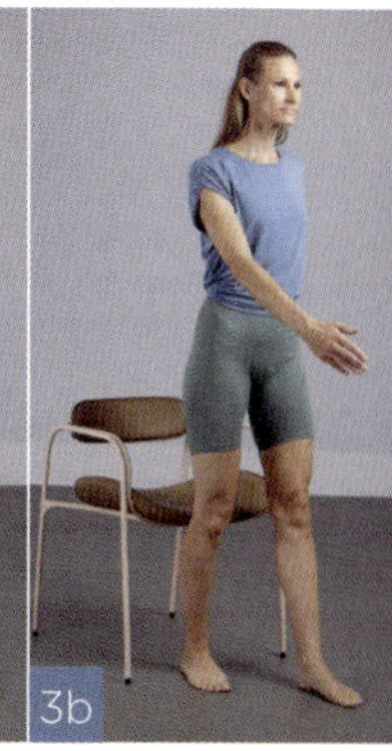
3b

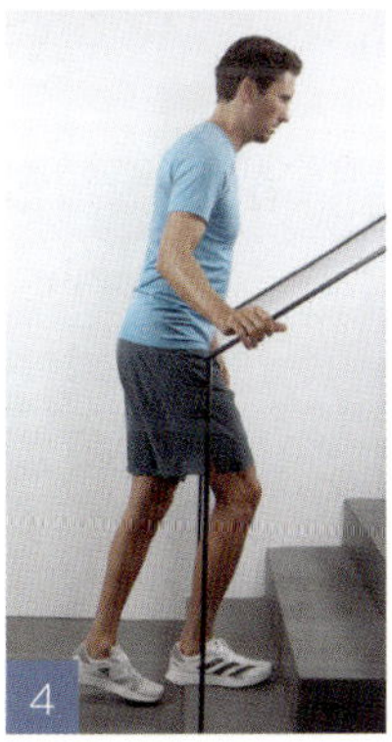
4

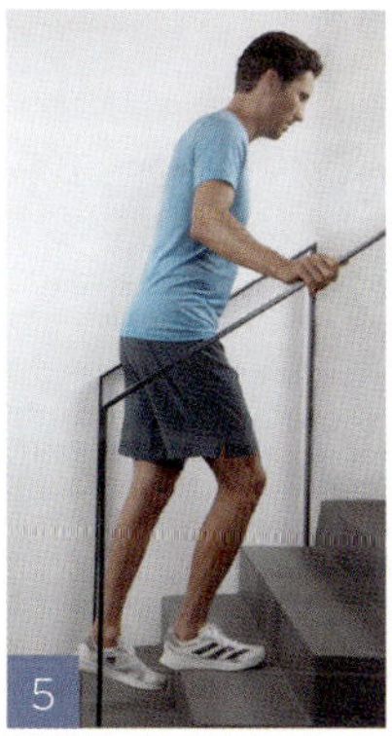
5

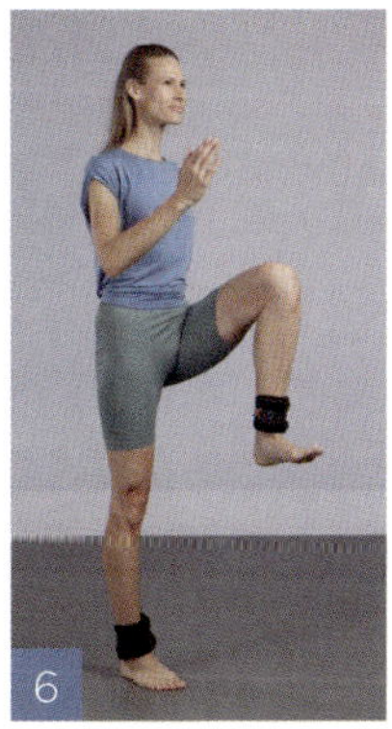
6

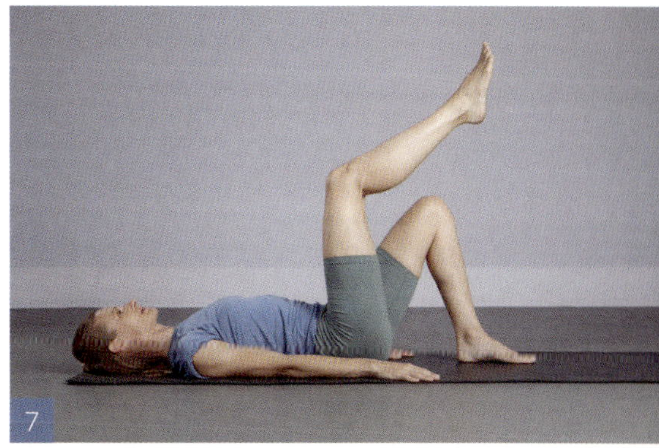
7

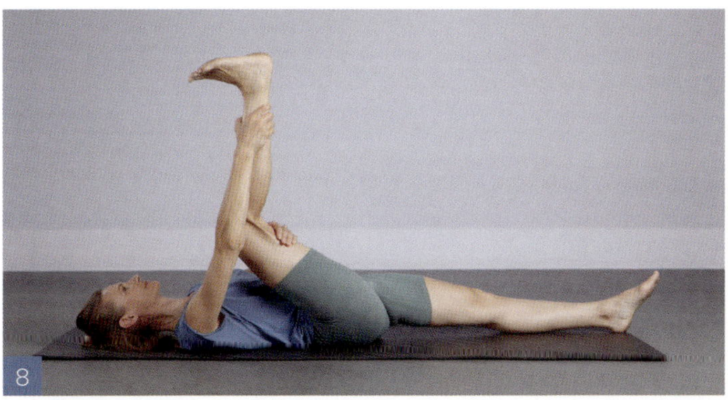
8

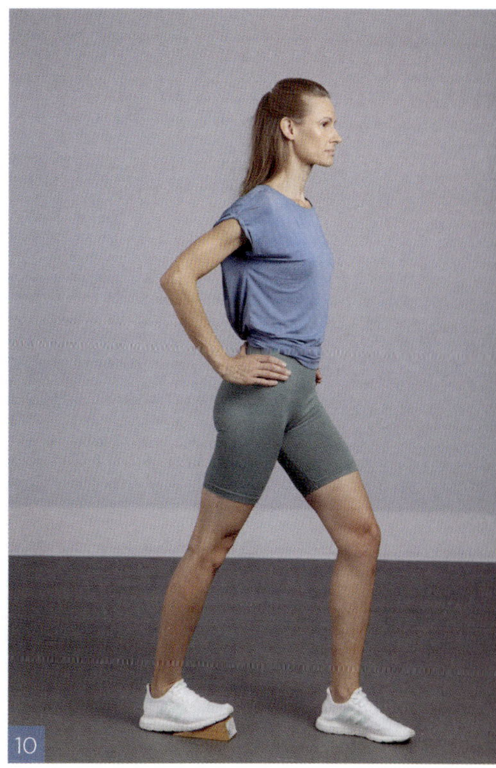
10

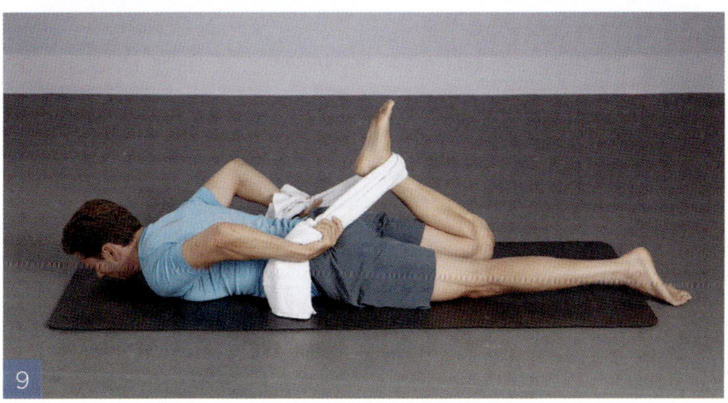
9

TAG 20

Tagesthema: Faszien gut – Knie gut

So viele Übungen in meinem Programm helfen, Ihre Faszien wieder auf Vordermann zu bringen. Wissenschaftlich gesehen braucht die völlige Faszienregeneration zwar sieben Monate, aber in den 30 Tagen erreichen Sie schon die wichtigen Veränderungen. Es bleibt Ihnen unbenommen, das Programm auch nach Ablauf der 30 Tage fortzusetzen.

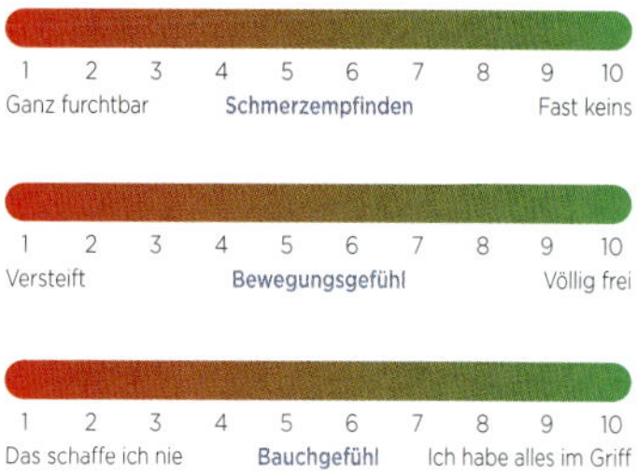

Tagesprogramm

	Übung/Maßnahme	Wiederholung/Dauer	Seite
1	Popliteus mit Crosstape lösen	1-mal	129
2	Salzwickel	1-mal	135
3	Knieflossing mit Kniebeuge	1-mal	140
4	Gastrocnemius triggern	1-mal für 1 Minute	142
5	Knie-Cupping	2-mal für 2 Minuten	145
6	Hinteren Oberschenkel ausrollen	2-mal für 2 Minuten	147
7	Adduktorendehnung	1-mal für 1 Minute	163
8	Hamstringsdehnung	1-mal für 1 Minute	159
9	Rectus-femoris-Dehnung	1-mal für 1 Minute	161
10	Wadendehnung	1-mal für 1 Minute	165

IHRE FASZIEN WERDEN STAUNEN

Gelöste Faszien fühlen sich wunderbar fluffig und leicht an. Spüren Sie zu Beginn Ihres Tagesprogramms einmal genau hin. Oft sind verbackene Faszien schwerfällig und die Schmerzen werden emotional beschrieben mit Begriffen wie »gemein«, »fies« oder »hinterhältig«. Faszien sind mit ihren 250 Millionen Sensoren unser wichtigstes emotionales Organ!

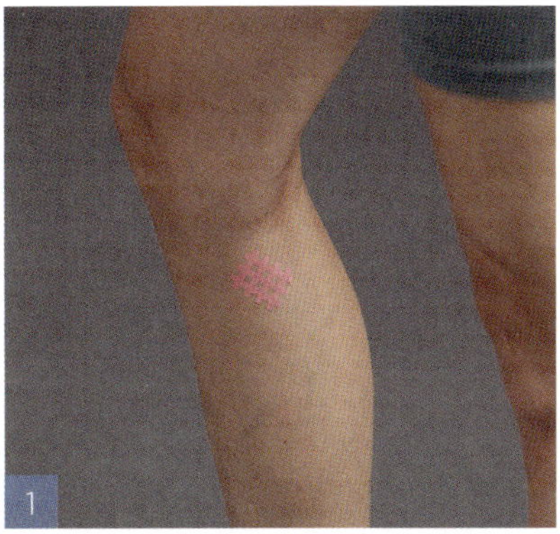
1

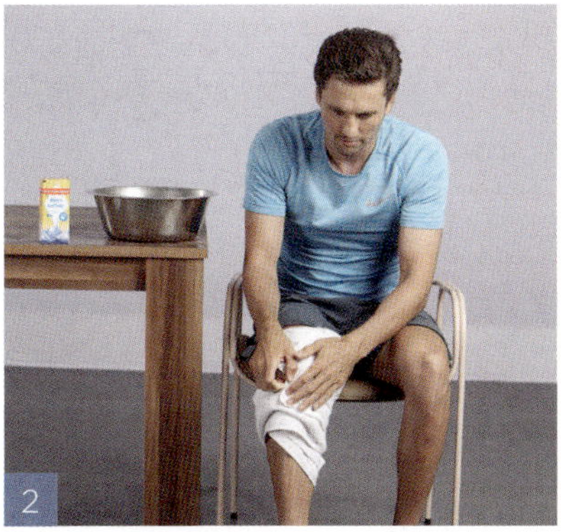
2

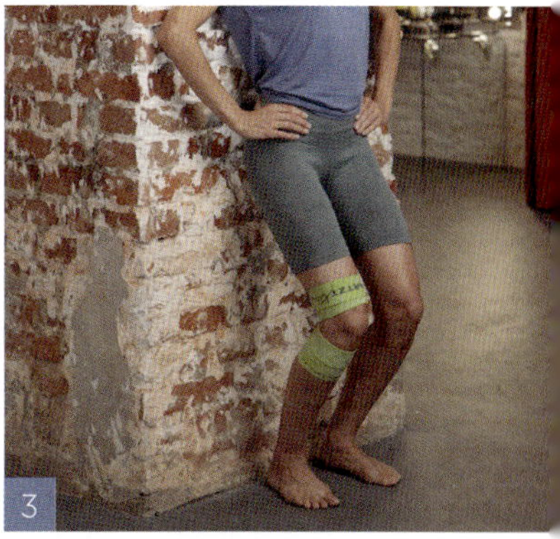
3

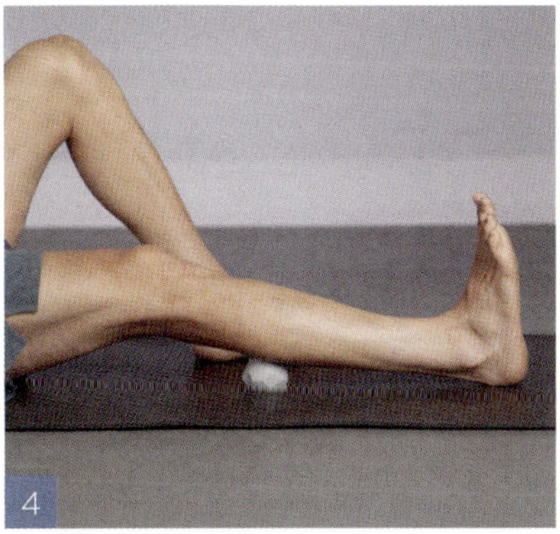
4

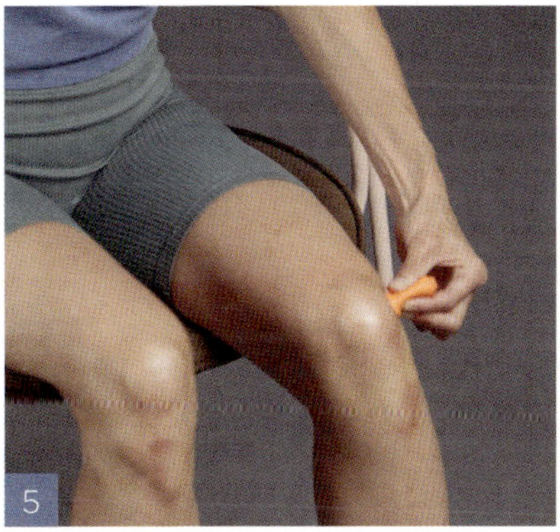
5

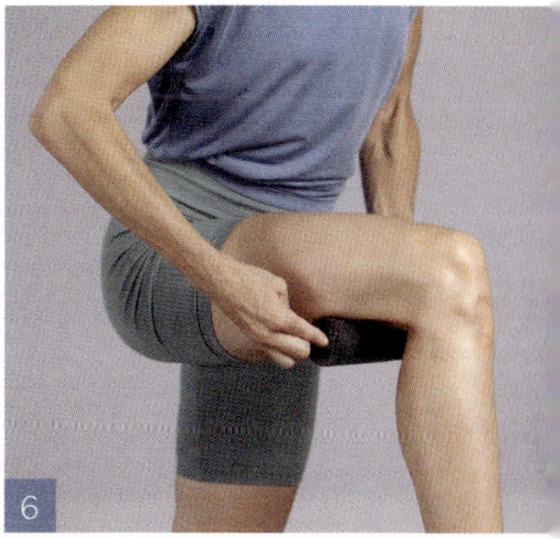
6

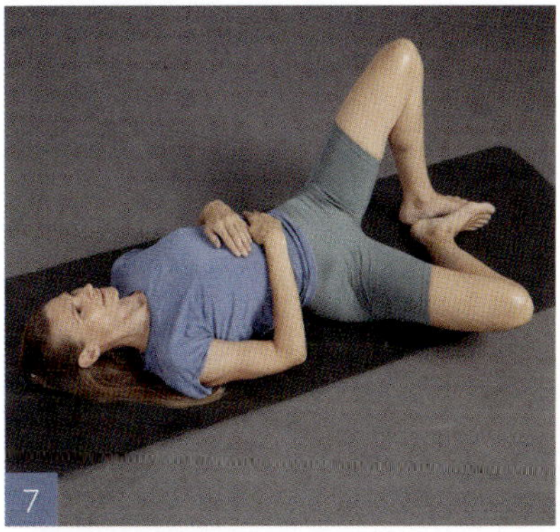
7

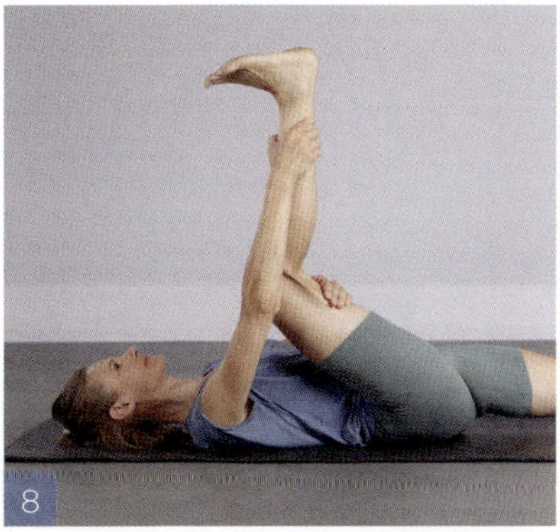
8

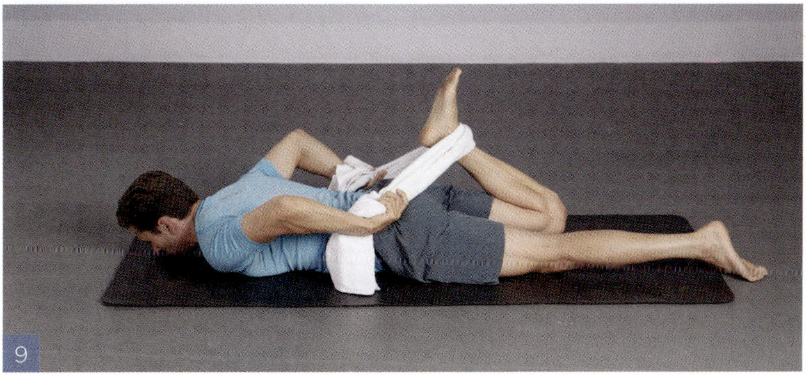
9

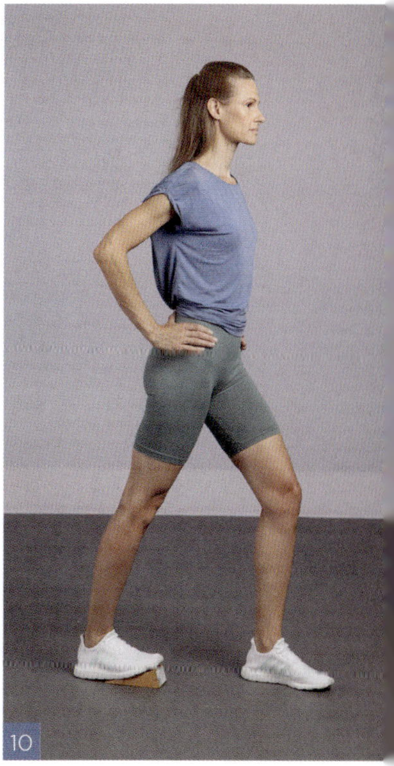
10

TAG 21

Tagesthema: Erfolg stellt sich ein

Am Ende der dritten Woche sollten Ihre Erfolge spürbar sein. Können Sie sich noch an den Anfang mit den fiesen Knieschmerzen erinnern? Ich hoffe, Sie spüren schon einen deutlichen Unterschied – und Ihr Erfolgsdiagramm zeigt Ihnen das auch.

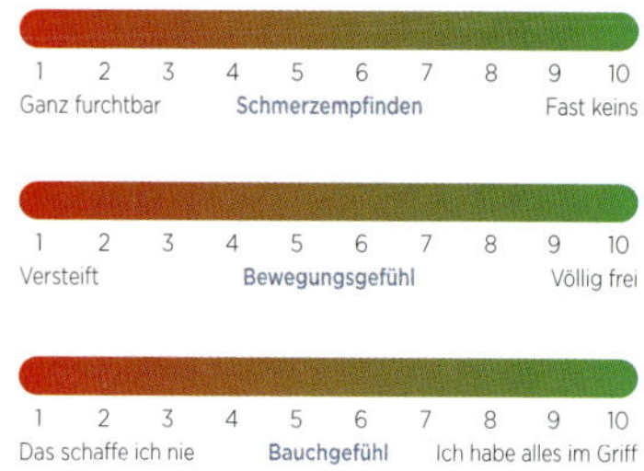

Tagesprogramm			
	Übung/Maßnahme	**Wiederholung/Dauer**	**Seite**
1	Oberschenkel-Cupping	3-mal für 2 Minuten	144
2	Knieflossing mit Kniebeuge	1-mal	140
3	Hinteren Oberschenkel ausrollen	3-mal für 2 Minuten	147
4	Gastrocnemius triggern	1-mal für 1 Minute	142
5	Hip Drop	So oft wie möglich am Tag	152
6	Selbstmobilisation der Kniescheibe	1-mal	156
7	Unbelastete Kniestreckung	1-mal	150
8	Unbelastete Kniebeugung	1-mal	149
9	Radfahren in der Luft	3-mal	150
10	Beinachsentraining auf dem Balance-Pad	3-mal	174

WIE STEHEN SIE DA?

Fragen Sie doch einmal in der Familie oder im Freundes- und Kollegenkreis nach – ganz einfach: »Wie stehe ich da, wie siehst du mich jetzt?« Das Feedback ist wichtig und nötig für Ihren Selbstbehandlungserfolg. Oft helfen auch kleine Videos mit dem Handy, um Erfolge von Woche zu Woche sichtbar zu machen.

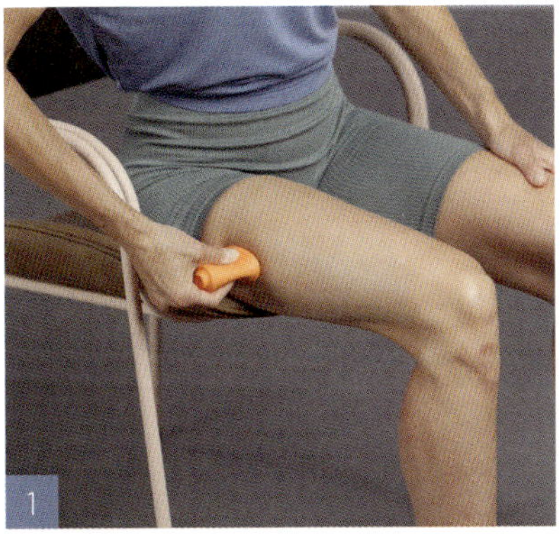

1

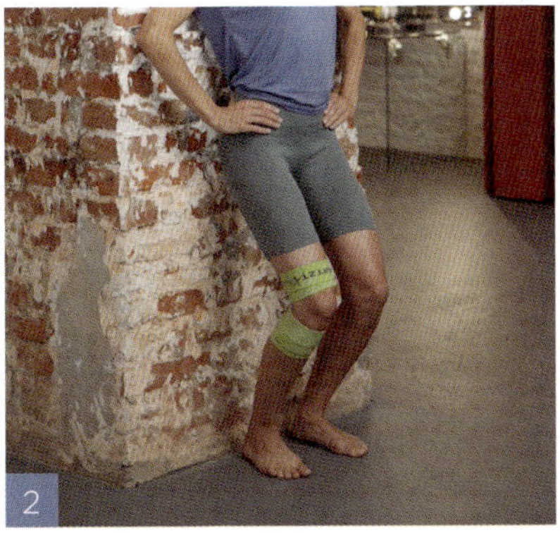

2

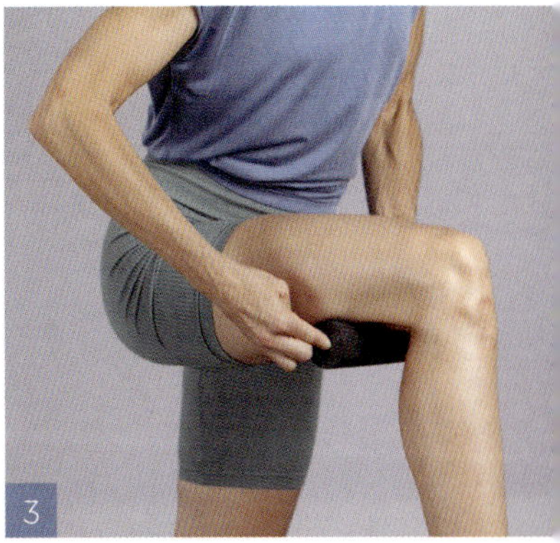

3

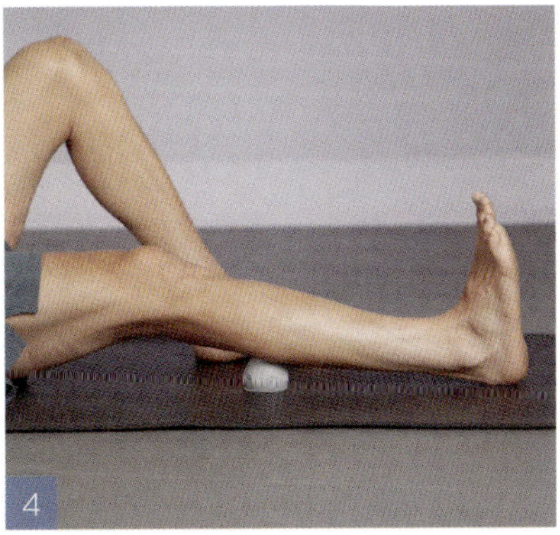

4

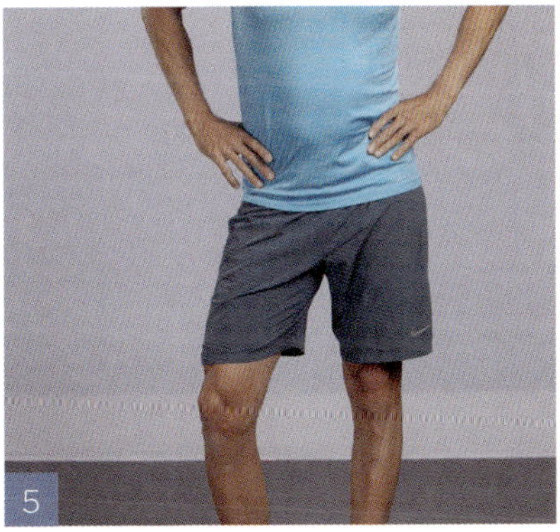

5

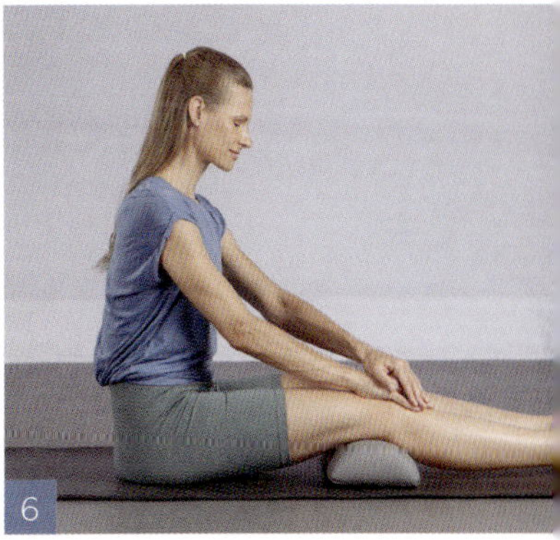

6

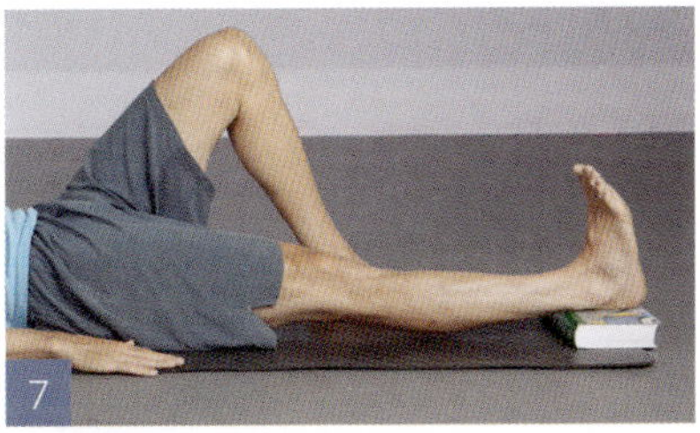

7

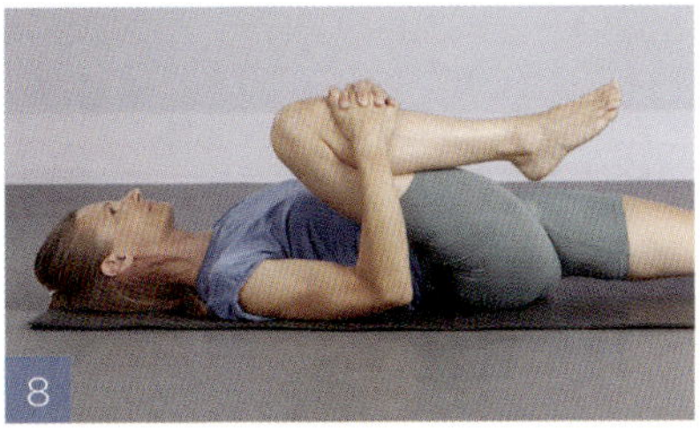

8

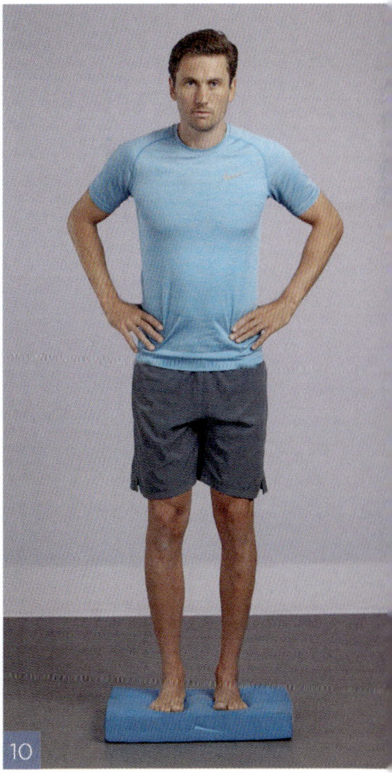

10

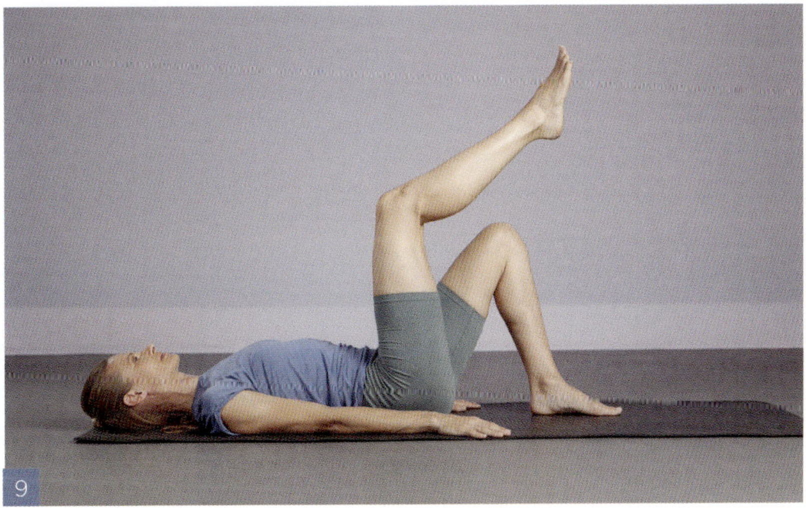

9

WOCHE 4: MEDIZINISCH-THERAPEUTISCHE WOCHE

Medizinisch zu trainieren bedeutet, auf medizinische Diagnosen wie Knieschmerzen hin therapeutisch zu trainieren. Darum geht es in dieser Woche. Hier finden Sie die Antwort auf die Frage: Wie funktioniert mein Aufbautraining?

TAG 22

Tagesthema: Richtig trainieren

Heute lernen Sie wieder neue Bewegungsabläufe. Ihre Rehabilitatonswoche beginnt mit wichtigen Kniedehnübungen im Stehen, später kommen gesunde Kniebeugen dazu.

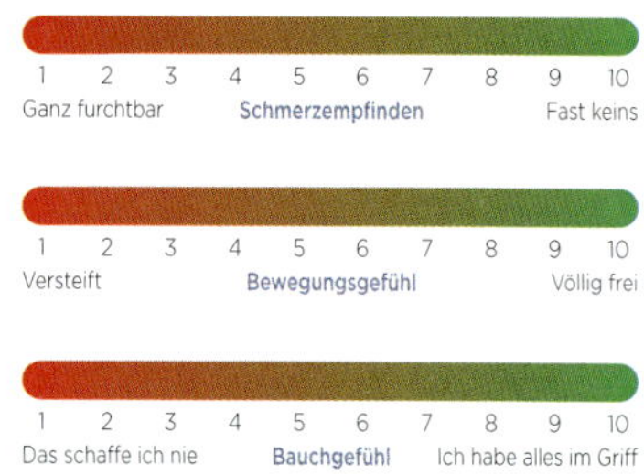

Tagesprogramm

	Übung/Maßnahme	Wiederholung/Dauer	Seite
1	PNF-Beinmuster mit Gewichtsmanschette	2-mal	155
2	Gesäß beidbeinig abheben	2-mal	151
3	Schubmobilisation des Wadenbeins	1-mal	158
4	Gehen mit Gewichtsmanschetten	5-mal am Tag	171
5	Rectus-femoris-Dehnung im Stand	1-mal für 1 Minute	162
6	Adduktorendehnung im Stand	1-mal für 1 Minute	164
7	Hamstringsdehnung im Stand	1-mal für 1 Minute	160
8	Hochstand auf dem Balance-Pad	1-mal	169
9	Hopserlauf	3-mal	194
10	Beinachsentraining auf dem Balance-Pad	2-mal	174

NICHT ZU UNGESTÜM TRAINIEREN

Denken Sie immer daran: Weniger ist oft mehr. Mein Kollege Klaus Eder hat 30 Jahre lang die deutsche Fußballnationalmannschaft trainiert. Von ihm habe ich gelernt, dass Rehabilitationstraining nach Knieverletzungen nicht linear positiv verläuft. Immer wieder ist es nützlich, die Regeneration des Kniegelenks und der umgebenden Strukturen zu beachten. Das empfiehlt sich auch für Ihr Programm. Sie spüren, wann Sie Gas geben können und wann nicht. Auch ein Blick auf Ihr Erfolgsdiagramm hilft Ihnen.

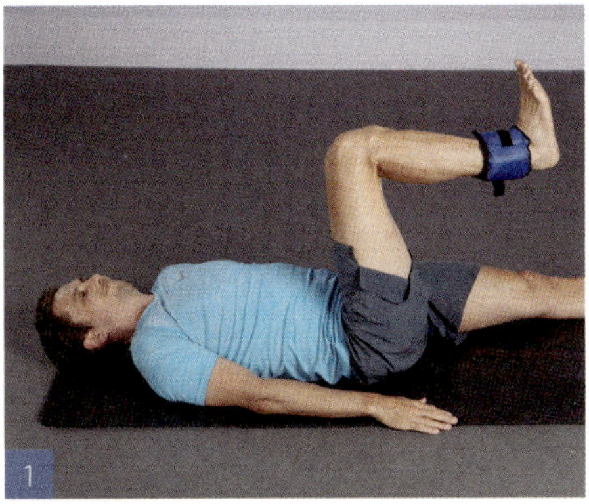
1

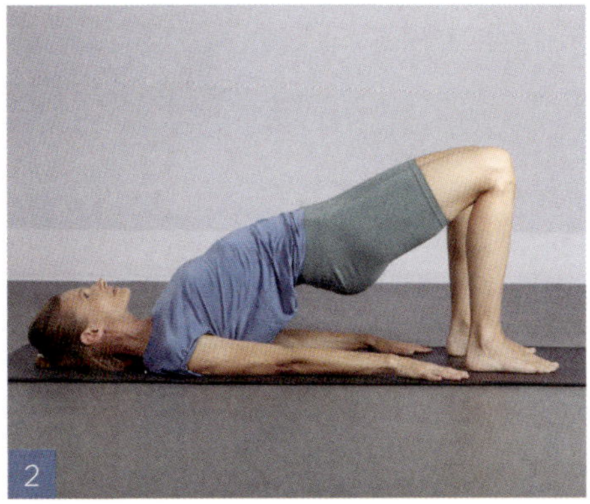
2

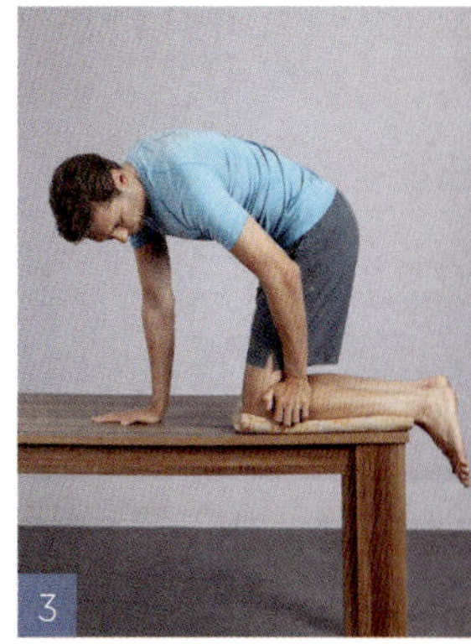
3

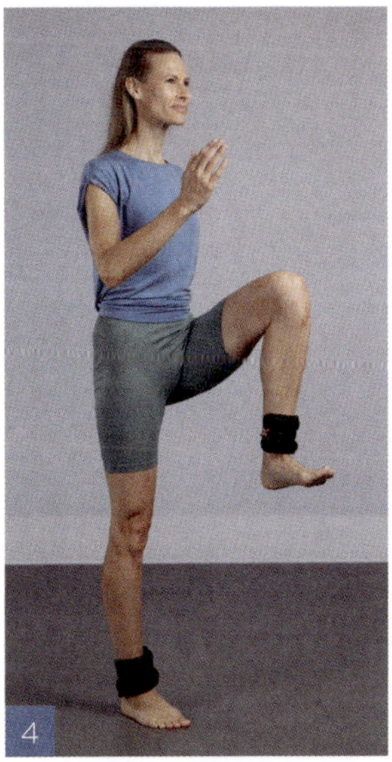
4

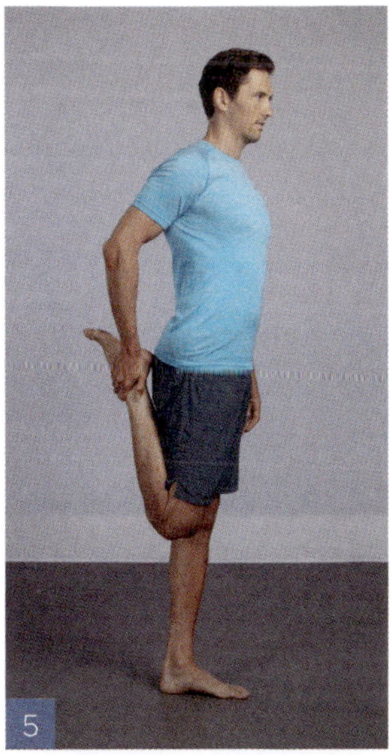
5

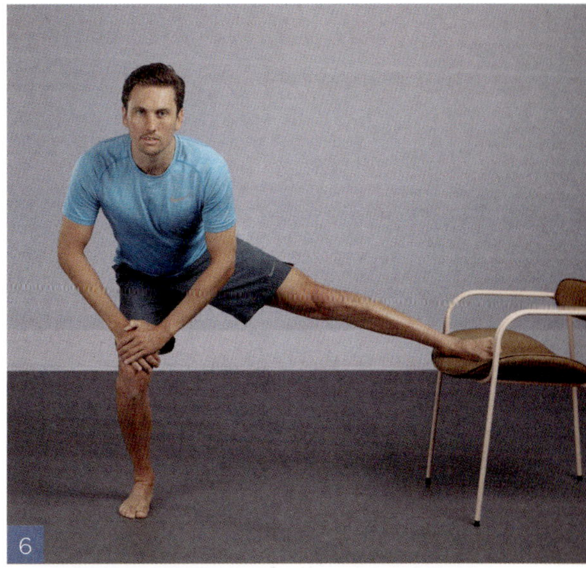
6

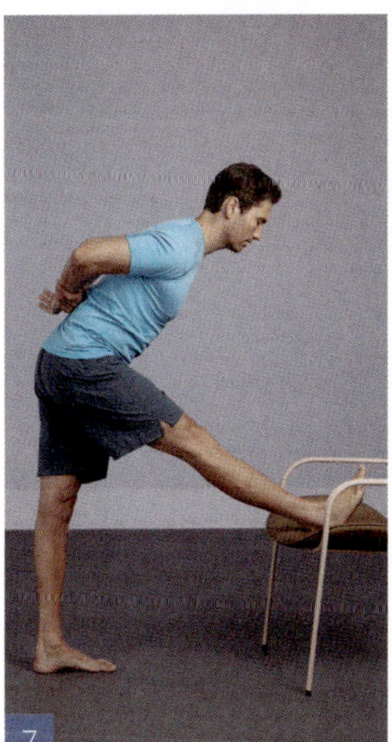
7

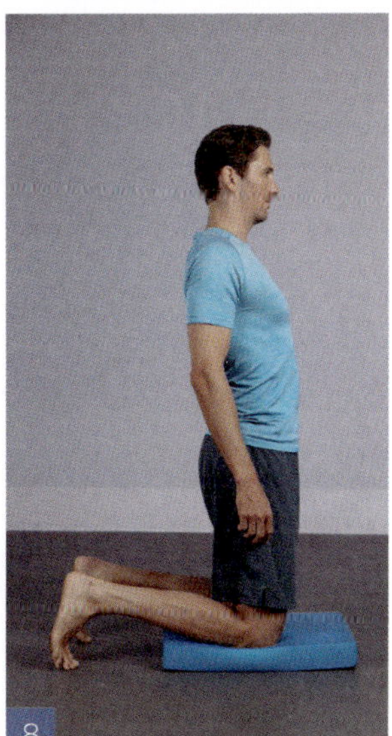
8

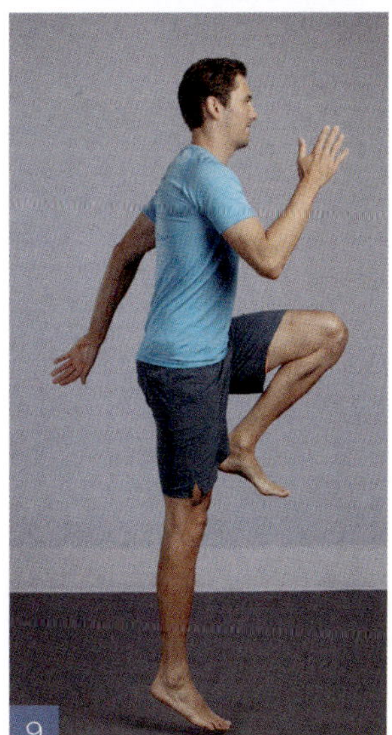
9

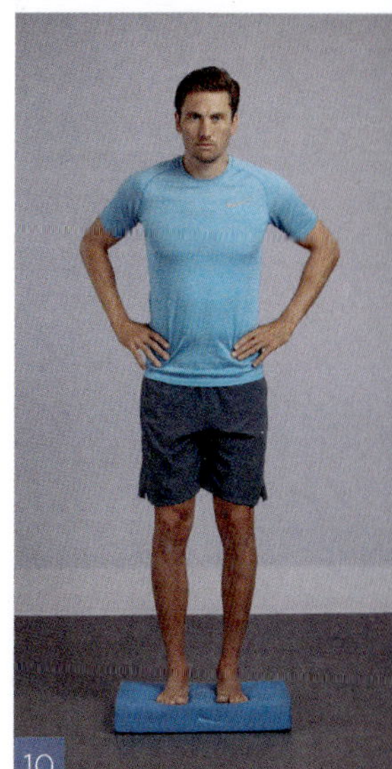
10

TAG 23

Tagesthema: Kräftigung für Ihre Beine

Jetzt ist die richtige Zeit, mit der medizinischen Kräftigung zu beginnen. Wenn Sie Ihre Schmerzen im Griff haben, das fasziale Gewebe gelöst ist und die verkürzten Muskeln wieder lang genug sind, kann das Kraftausdauertraining beginnen.

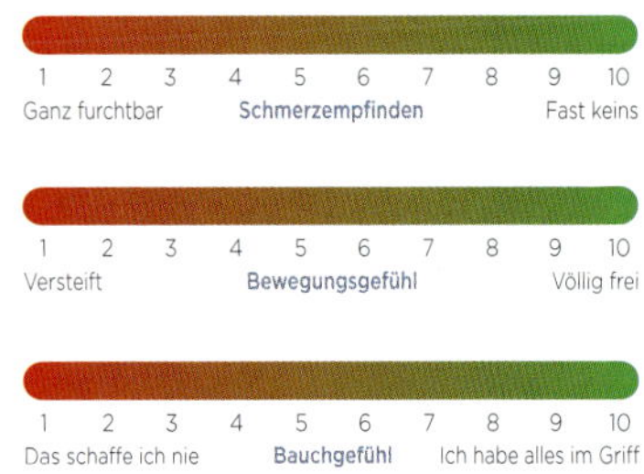

Tagesprogramm

	Übung/Maßnahme	Wiederholung/Dauer	Seite
1	PNF-Beinmuster mit Gewichtsmanschette	2-mal	155
2	Stepper auf der Treppe	So oft wie möglich am Tag	182
3	Kniebeuge an der Wand	3-mal	172
4	Freie Kniebeuge	3-mal	173
5	Sternschritt auf dem Balance-Pad	2-mal	177
6	Einbeinstand auf dem Balance-Pad	2-mal	174
7	Kniestabilisation an der Wand	2-mal	181
8	Beinschere	2-mal	183
9	Gesäßkräftigung	2-mal	188
10	Unterschenkelkräftigung	2-mal	189

KRAFTPHYSIOTHERAPIE FÜR ZU HAUSE

Sie trainieren jetzt schon sehr professionell mit diesem Übungsprogramm. Das geht ganz ohne Geräte, Physiotherapie für zu Hause eben. Muskelaufbau und neue Bewegungsfreude sind nicht kompliziert. Mit diesem Programm sparen Sie Kosten für die Muckibude – und vor allem Ihre wertvolle Zeit.

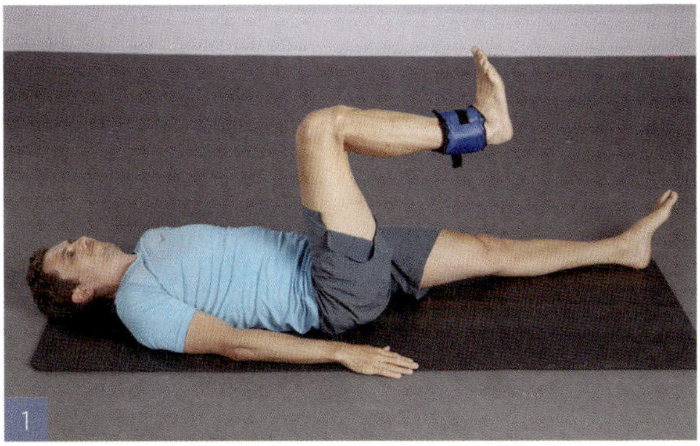
1

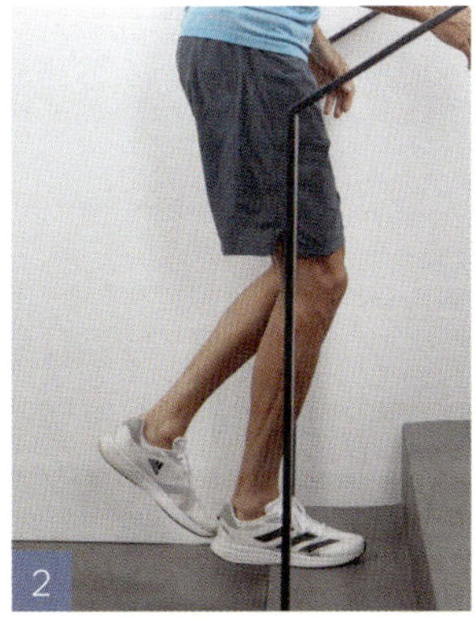
2

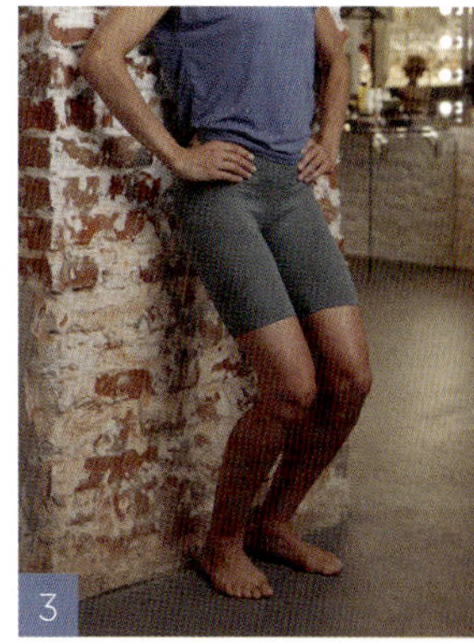
3

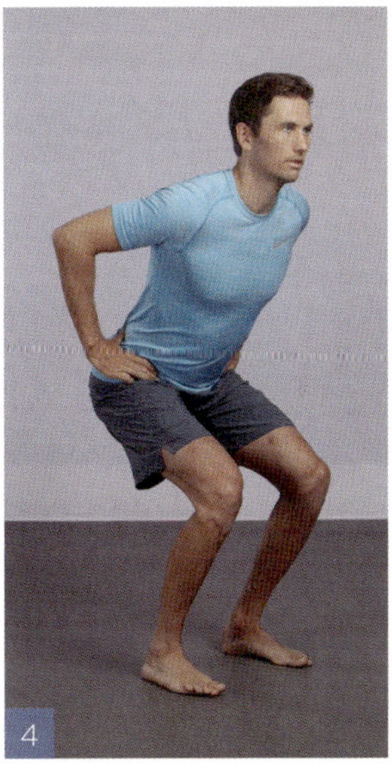
4

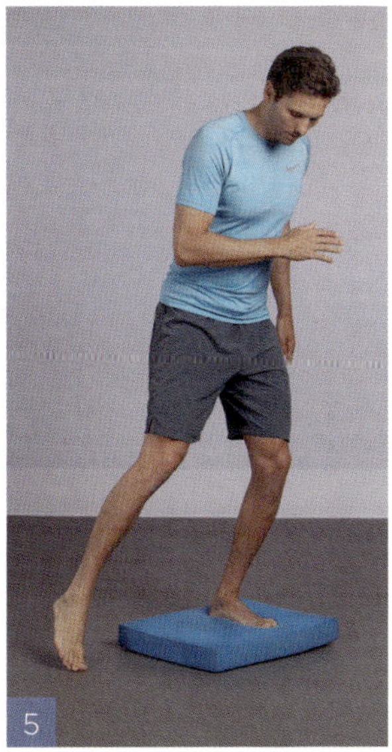
5

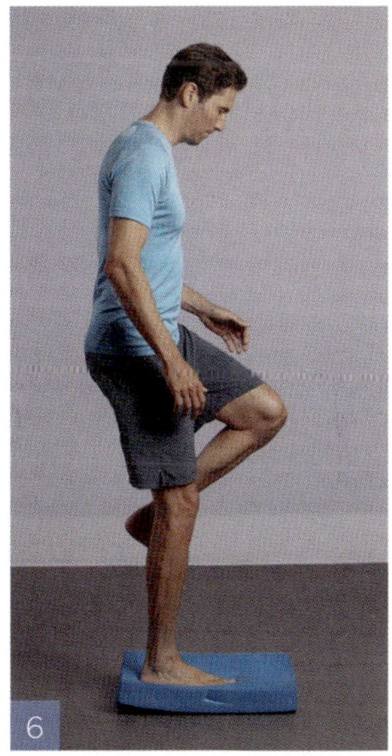
6

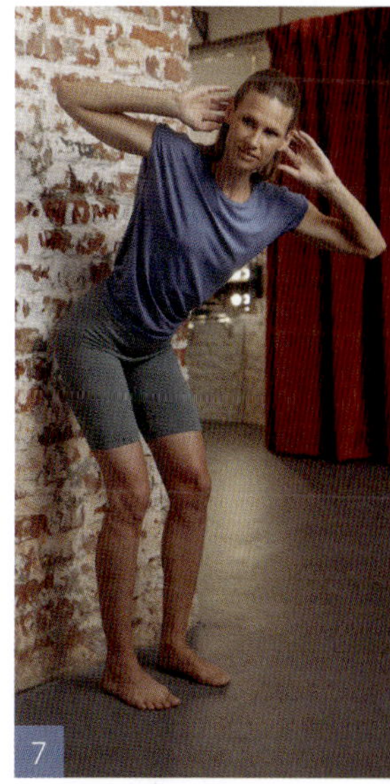
7

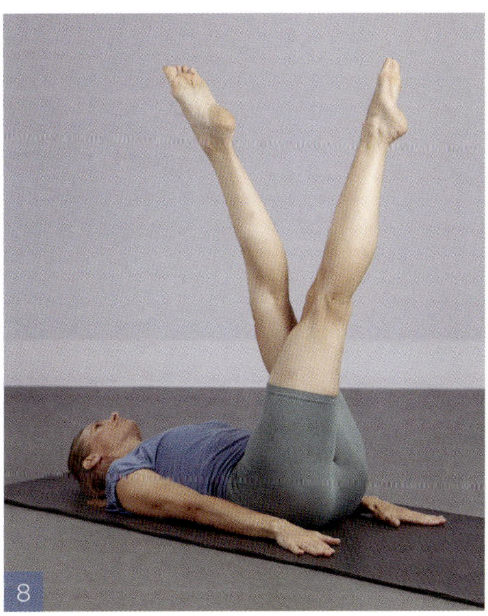
8

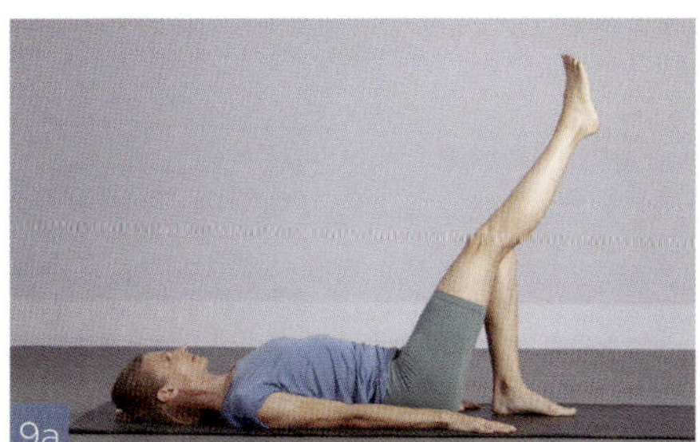
9a

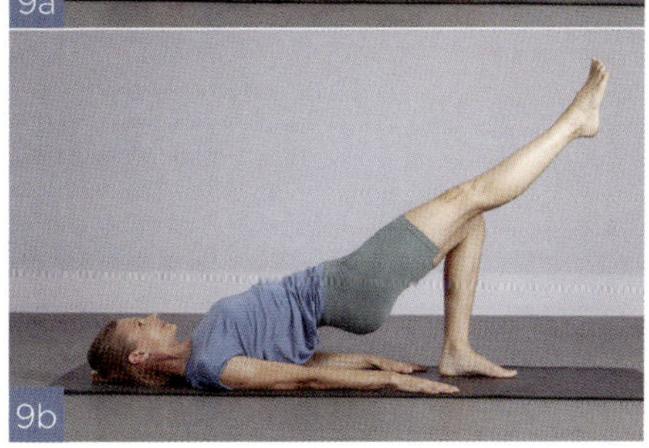
9b

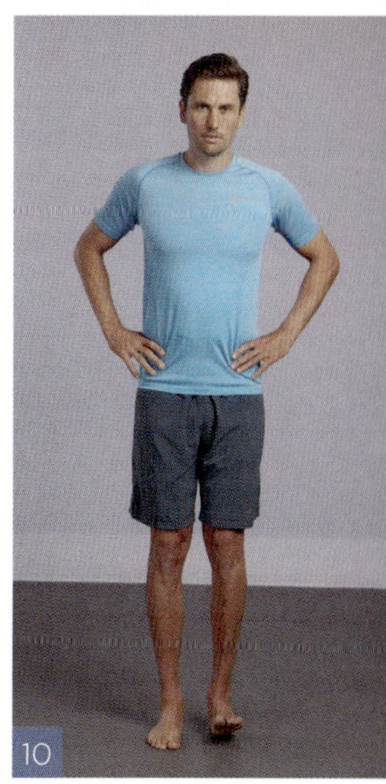
10

TAG 24

Tagesthema: Immer langsam voran

Bei aller Freude am Vorwärtskommen sollten Sie die Regeneration nicht zu kurz kommen lassen. Kennen Sie noch die Entlastungslagerung in Rückenlage? Dann erinnern Sie sich sicher auch noch daran, wie wohltuend das Coolpack unter der Kniekehle ist. Blättern Sie ruhig in die erste Woche des Programms zurück und suchen Sie sich etwas für heute Passendes heraus.

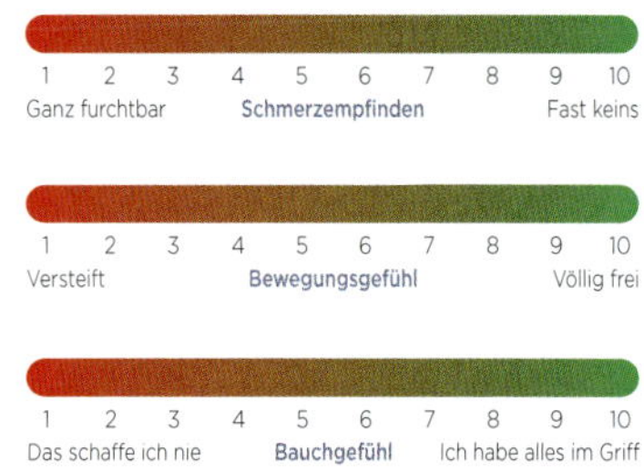

Tagesprogramm

	Übung/Maßnahme	Wiederholung/Dauer	Seite
1	Knietraktion mit Gewichtsmanschette	3-mal	131
2	Adduktorendehnung im Stand	1-mal für 1 Minute	164
3	Kräftigung des vorderen inneren Oberschenkels	2-mal	185
4	Kräftigung des vorderen äußeren Oberschenkels	2-mal	184
5	Seilspringen	2-mal	193
6	Lateral Lunge	2-mal	196
7	Knee Tuck Crunches	2-mal	199
8	Seithopser	2-mal	195
9	Side Step Squats	2-mal	200
10	Entlastung im Liegen	1-mal	129

AUCH MAL SCHÖN

Nach dem Training werden Sie heute belohnt. Legen Sie sich gemütlich auf den Rücken, unterlagern Sie Ihr Knie mit einer Rolle und positionieren Sie dazwischen das Coolpack, in ein Leinentuch eingewickelt. Spüren Sie dieser entlastenden Wirkung im Knie einmal nach. Auf der Grafik auf Seite 14 können Sie ablesen, wie wenig Druck jetzt auf Ihr Knie einwirkt.

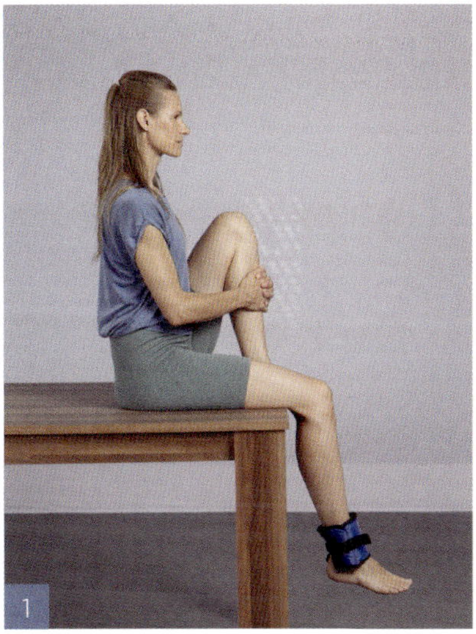
1

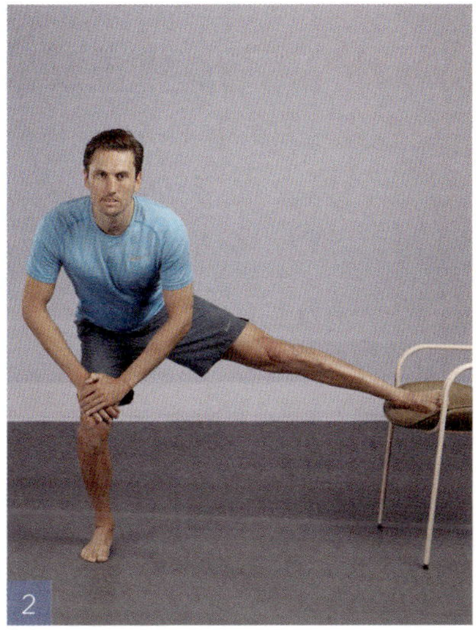
2

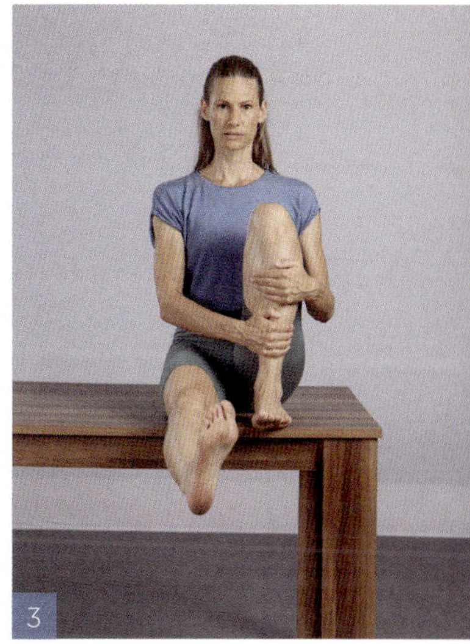
3

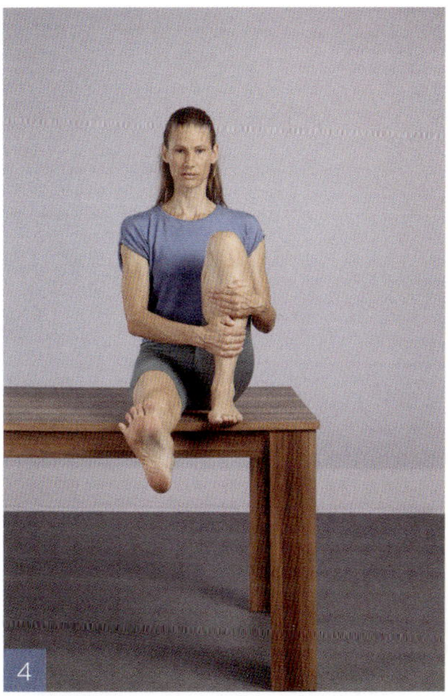
4

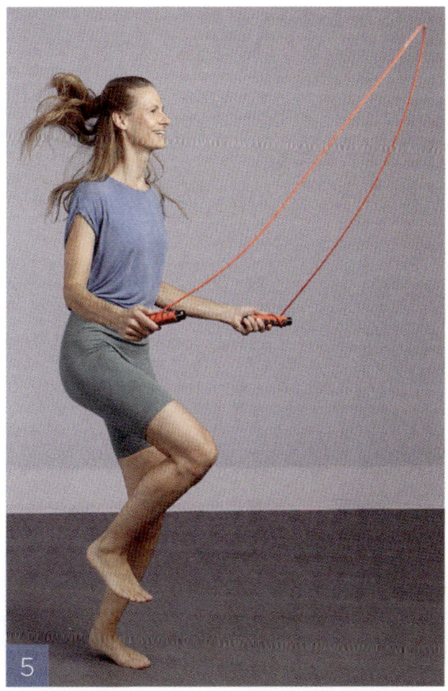
5

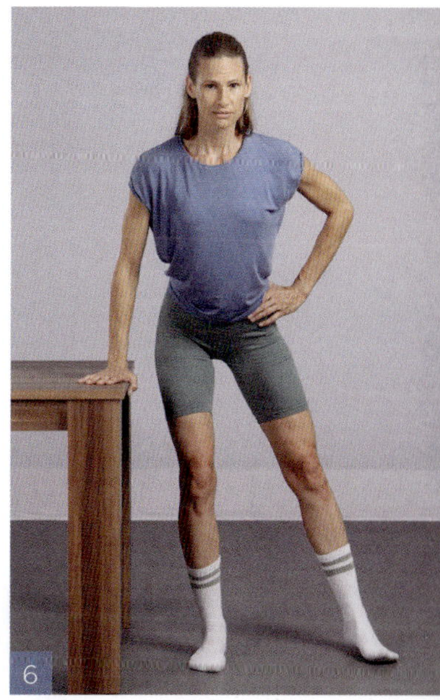
6

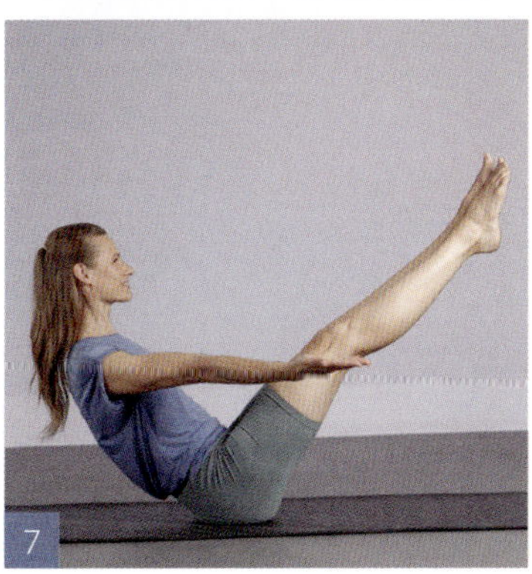
7

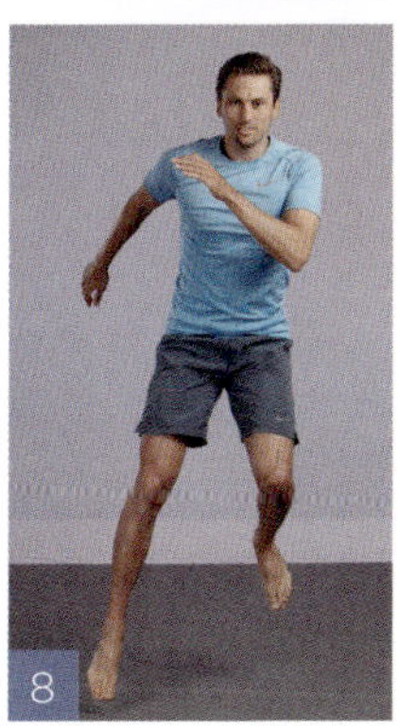
8

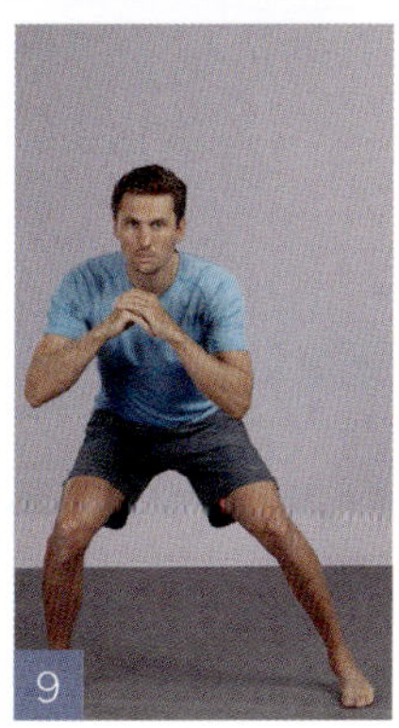
9

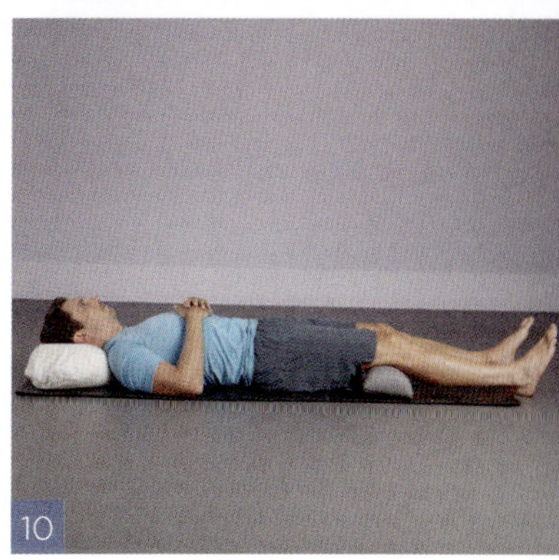
10

TAG 25

Tagesthema: Den Ball hochhalten

»Den Ball flachhalten« heißt im übertragenen Sinn: cool bleiben. Sie können ab heute aber den Ball, oder doch lieber den Ballon, hochhalten und so Ihr Standbein auf Kraftausdauer trainieren. Viel Vergnügen!

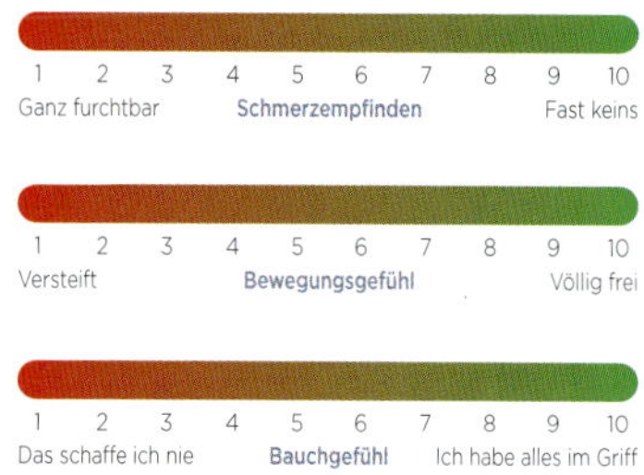

Tagesprogramm

	Übung/Maßnahme	Wiederholung/Dauer	Seite
1	Wadendehnung	1-mal für 1 Minute	165
2	Rectus-femoris-Dehnung im Stand	1-mal für 1 Minute	162
3	Gehen mit Gewichtsmanschetten	5-mal	171
4	Stepper auf der Treppe	So oft wie möglich am Tag	182
5	Einbeinsprung auf dem Balance-Pad	2-mal	178
6	Kräftigung des vorderen inneren Oberschenkels	2-mal	185
7	Kräftigung des vorderen äußeren Oberschenkels	2-mal	184
8	Gesäßkräftigung	2-mal	188
9	Seitstep mit Widerstand am Unterschenkel	2-mal	191
10	Ballon hochhalten	2-mal	197

IMMER DER REIHE NACH

Dehnen Sie, bevor Sie die Kräftigungsübungen machen. Das ist eine bewährte Kiesling-Strategie, um Muskeldisbalancen und unnötige Gelenkbelastungen zu vermeiden (siehe Seite 11).

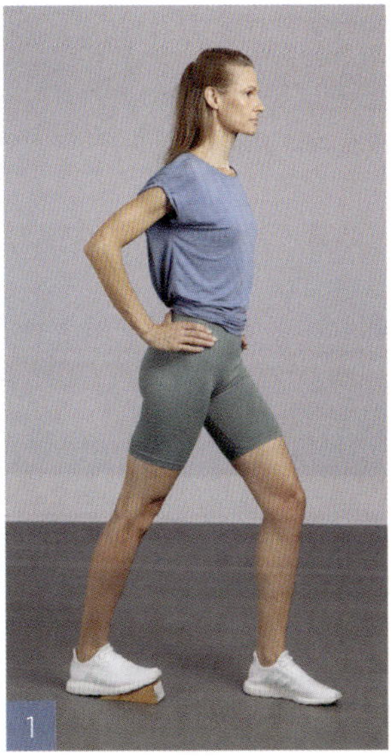
1

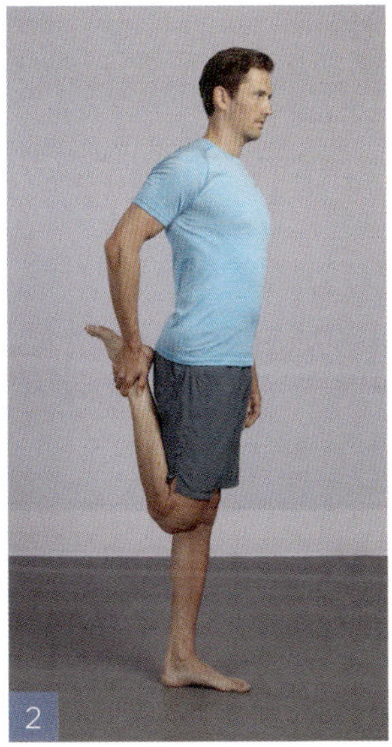
2

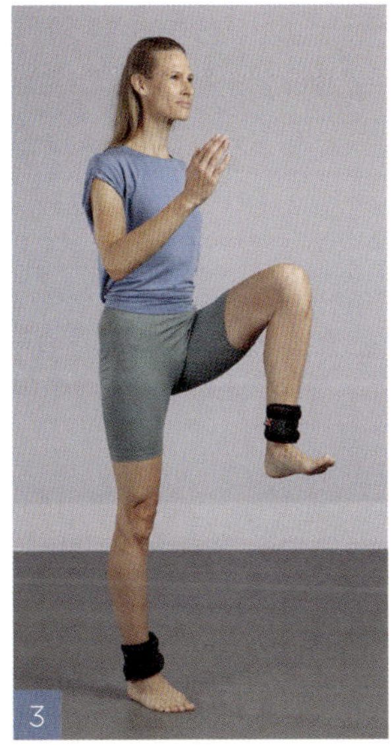
3

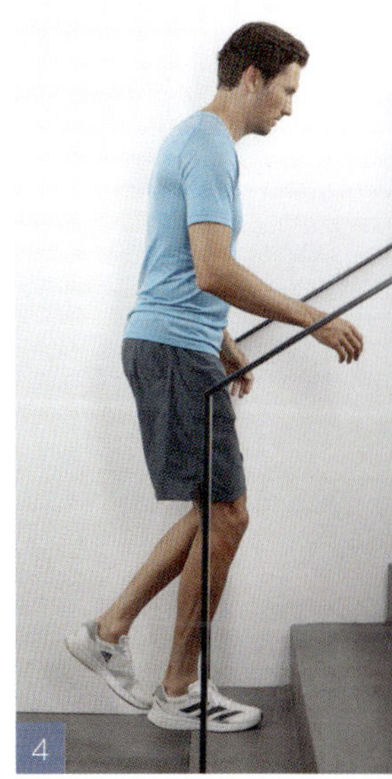
4

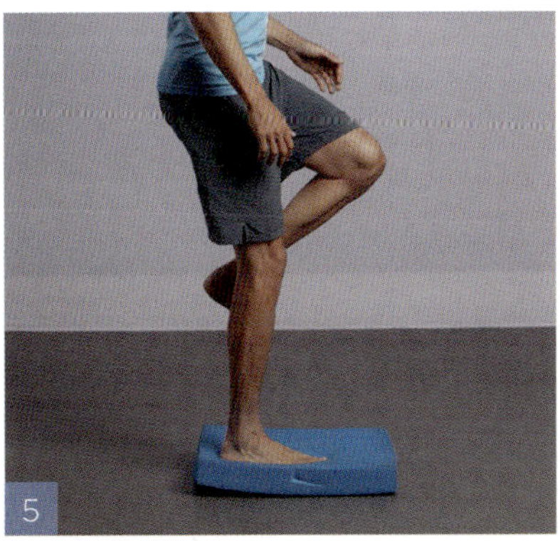
5

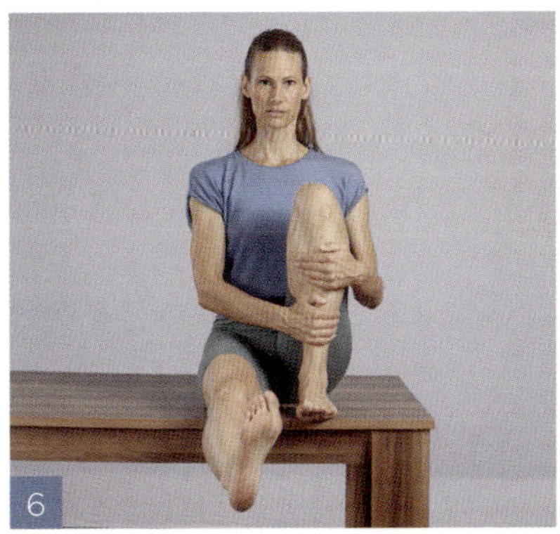
6

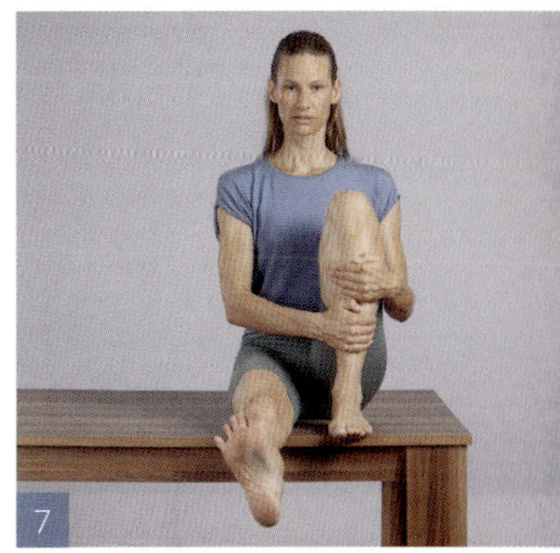
7

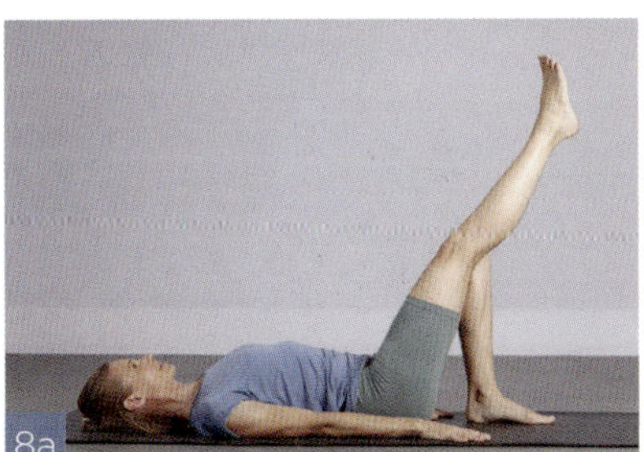
8a

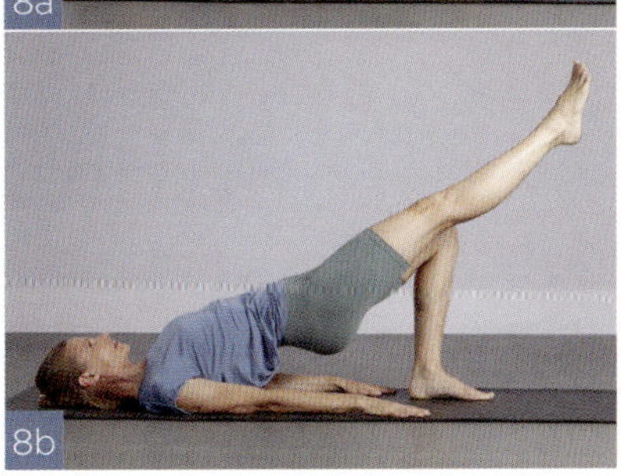
8b

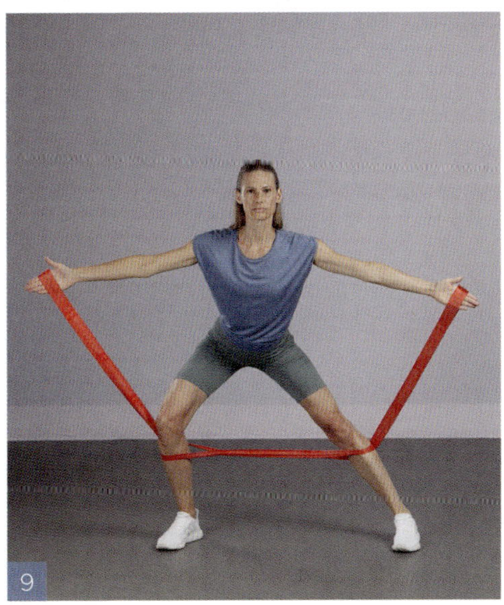
9

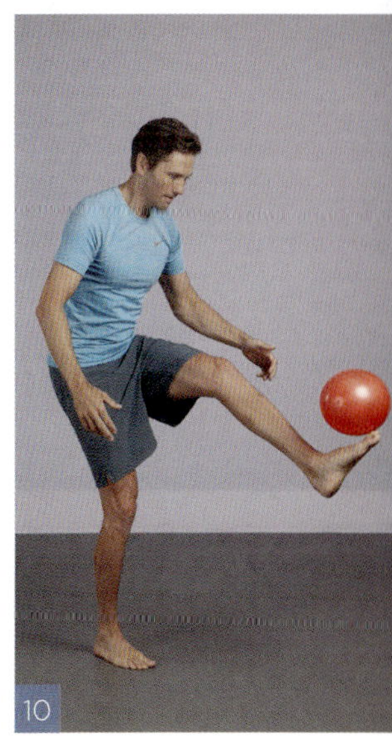
10

TAG 26

Tagesthema: An die Faszien denken

Lösen Sie bitte immer wieder Ihre Faszien. Besonders gut geht das mit Biosilikon-Cups, da Sie dreidimensional und mit Unterdruck arbeiten können. »Der Tod der Cups ist die Schublade«, sagte neulich ein Freund. Stellen Sie Ihre Cups daher sichtbar an einen geeigneten Platz, sodass Sie sofort mit dem Cupping loslegen können.

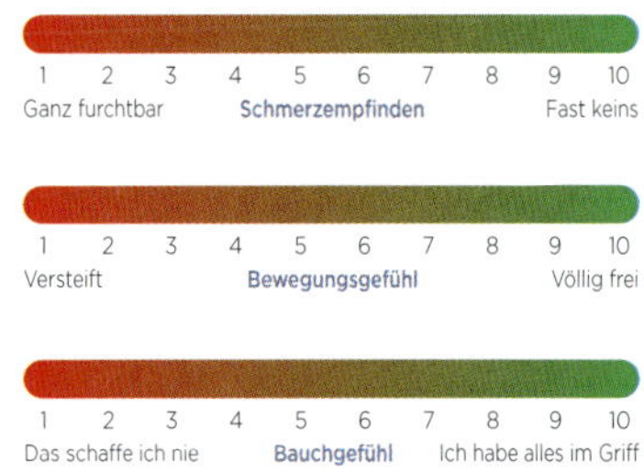

Tagesprogramm

	Übung/Maßnahme	Wiederholung/Dauer	Seite
1	Knie-Cupping	2-mal für 2 Minuten	145
2	Oberschenkel-Cupping	2-mal für 2 Minuten	144
3	Unterschenkel-Cupping	2-mal für 2 Minuten	143
4	Hamstringsdehnung im Stand	1-mal für 1 Minute	160
5	Adduktorendehnung im Stand	1-mal für 1 Minute	164
6	Ausfallschritt auf dem Balance-Pad	2-mal	176
7	Arme hoch auf dem Balance-Pad	2-mal	179
8	Seitstep mit Widerstand am Oberschenkel	2-mal	190
9	Beinschere	2-mal	183
10	Funktionelles Oberschenkeltraining	2-mal	187

FUNKTION

Funktion trainieren Sie optimal im Alltag. Functional Training ist eine komplexe Trainingsform, die mit mehreren Muskelgruppen gleichzeitig arbeitet. Ein Beispiel ist die heutige zehnte Übung. Überlegen Sie sich doch einfach noch ganz eigene funktionelle Übungen!

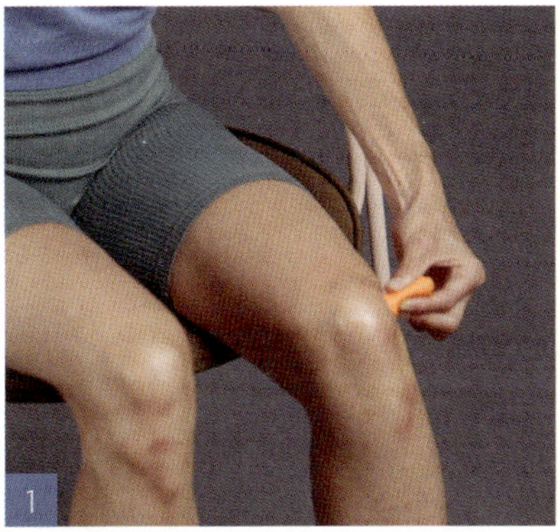
1

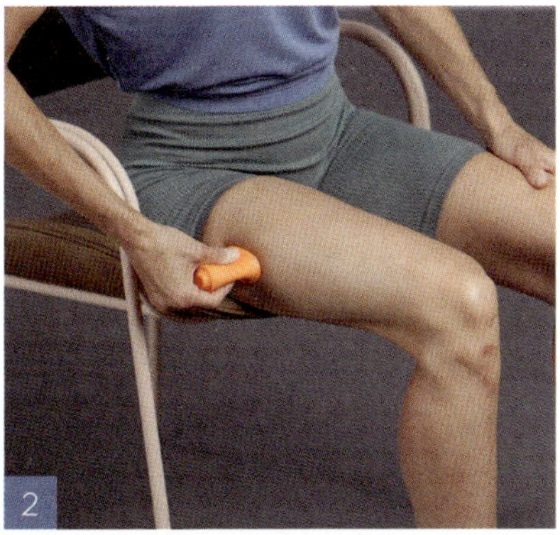
2

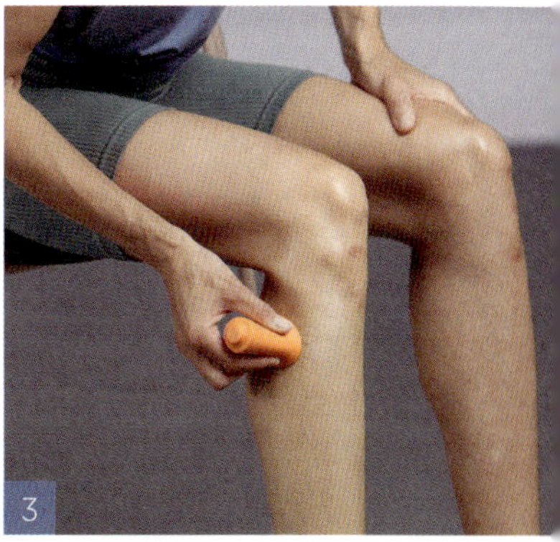
3

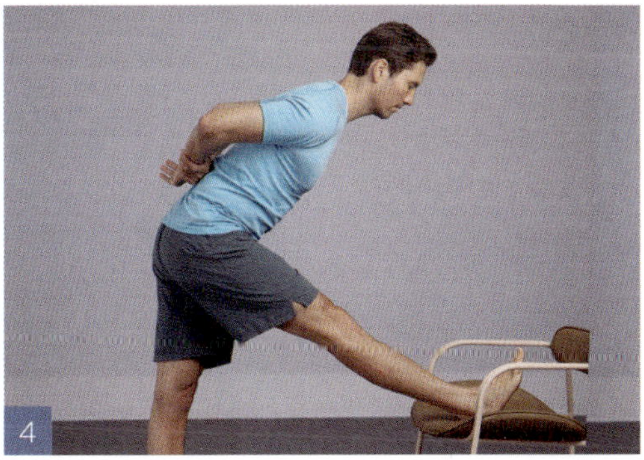
4

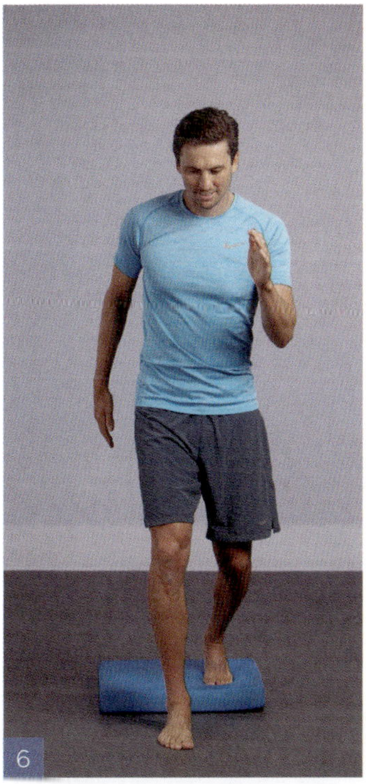
6

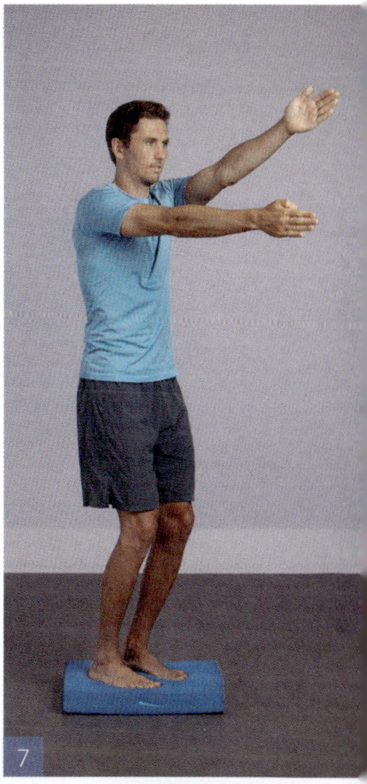
7

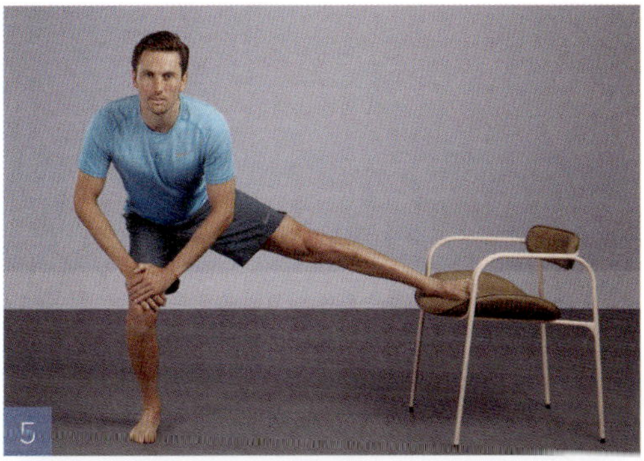
5

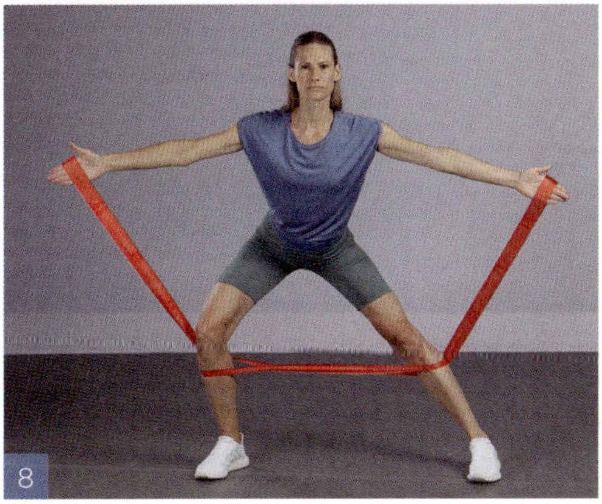
8

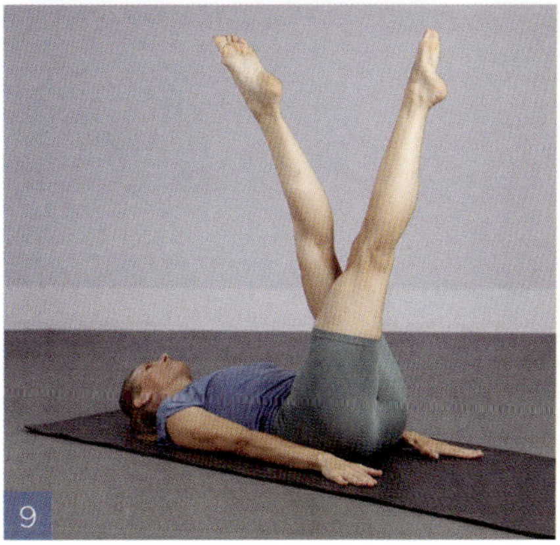
9

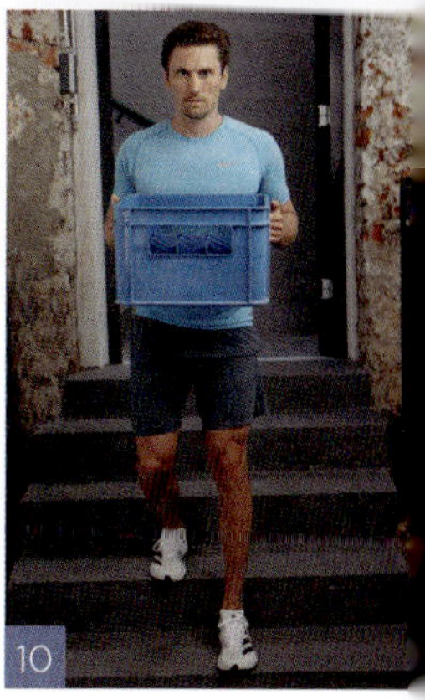
10

TAG 27

Tagesthema: Affenstark

Fühlt sich Ihr Bein schon affenstark an? Dann haben Sie erfolgreich trainiert. Jetzt geht es noch an einen gewissen Feinschliff für Ihr Knie - mit wertvollen Mobilisations- und Stabilisationsübungen.

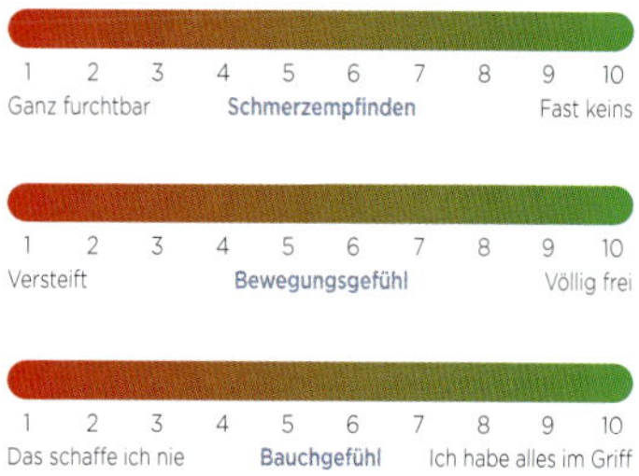

Tagesprogramm			
	Übung/Maßnahme	**Wiederholung/Dauer**	**Seite**
1	Unbelastete Kniebeugung	1-mal	149
2	Unbelastete Kniestreckung	1-mal	150
3	PNF-Beinmuster mit Gewichtsmanschette	2-mal	155
4	Schrittfolge auf dem Balance-Pad	2-mal	175
5	Kniestabilisation auf dem Balance-Pad	2-mal	180
6	Freie Kniebeuge	2-mal	173
7	Kniestabilisation an der Wand	2-mal	181
8	Kräftigung des gesamten vorderen Oberschenkels	2-mal	186
9	Side Step Squats	2-mal	200
10	Funktionelles Oberschenkeltraining	2-mal	187

MOBILISATION UND STABILISATION

In der Manuellen Medizin gehören diese beiden Begriffe zur Therapie von Minder- und Überbeweglichkeit. Das Unterbewegliche wird mobilisiert und das Überbewegliche stabilisiert. Üben Sie mit meinem Programm beides regelmäßig ein.

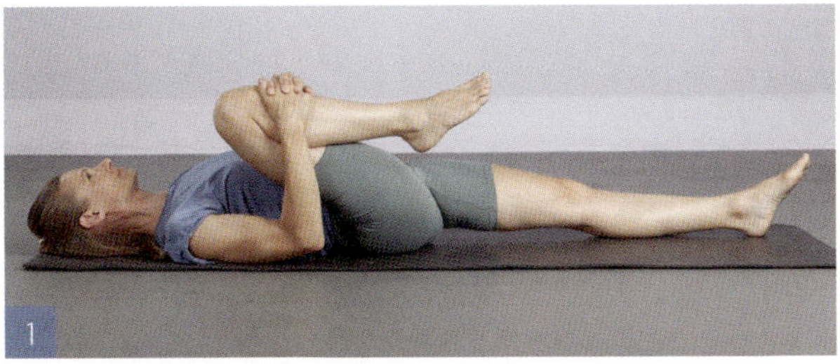
1

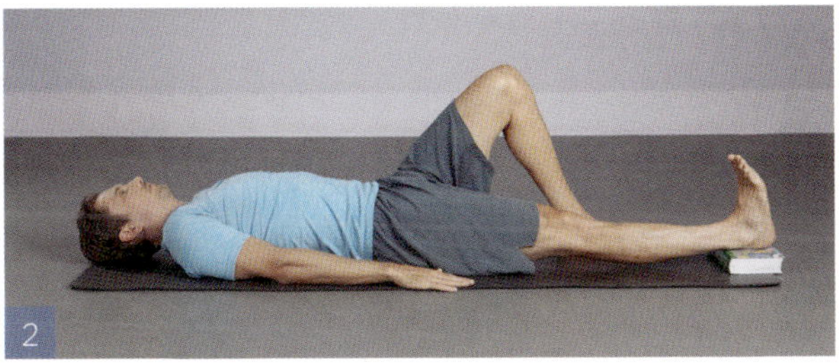
2

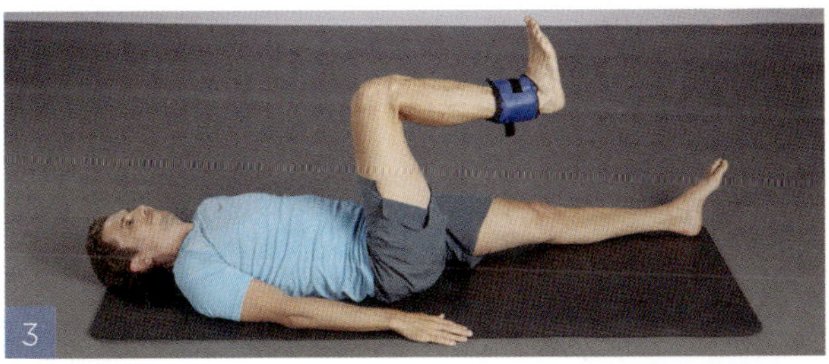
3

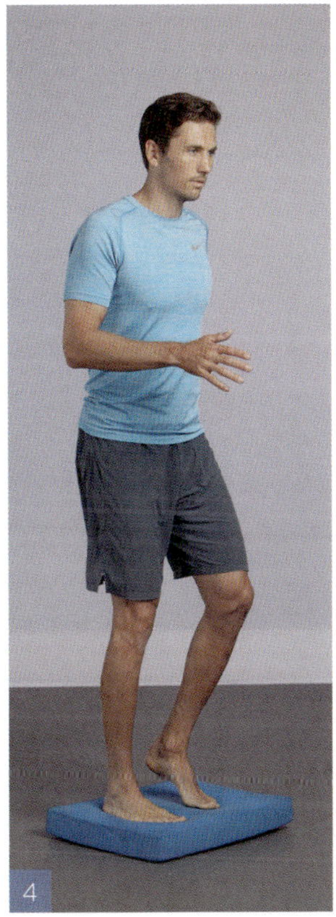
4

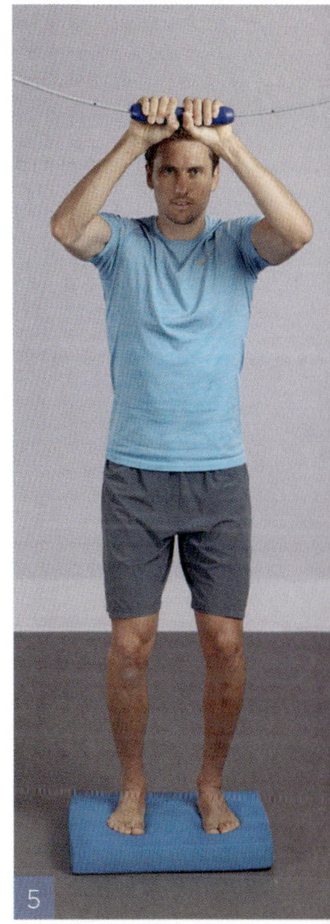
5

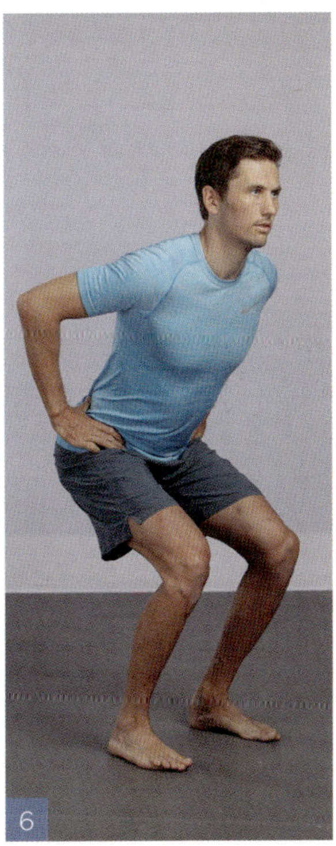
6

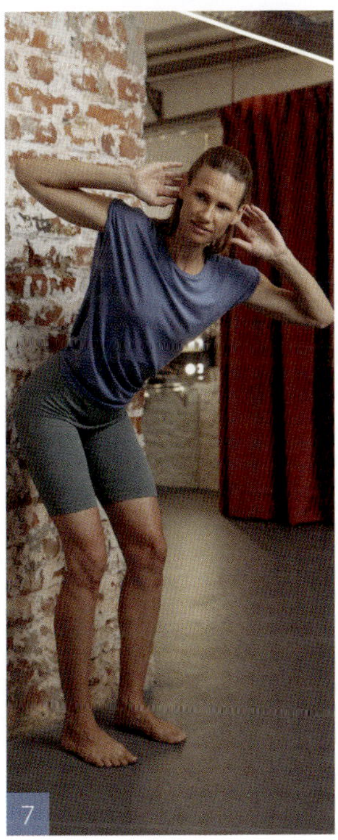
7

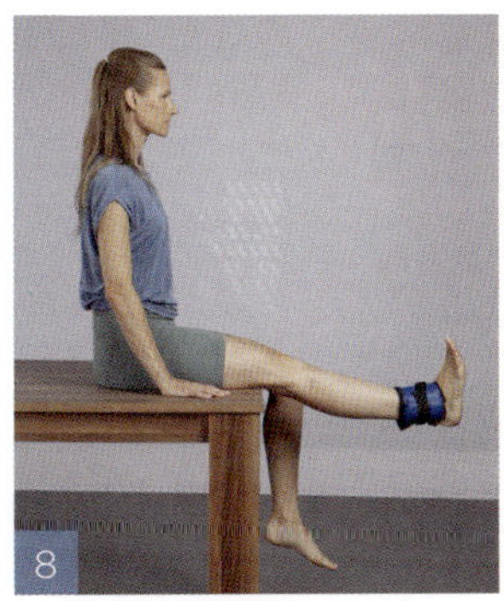
8

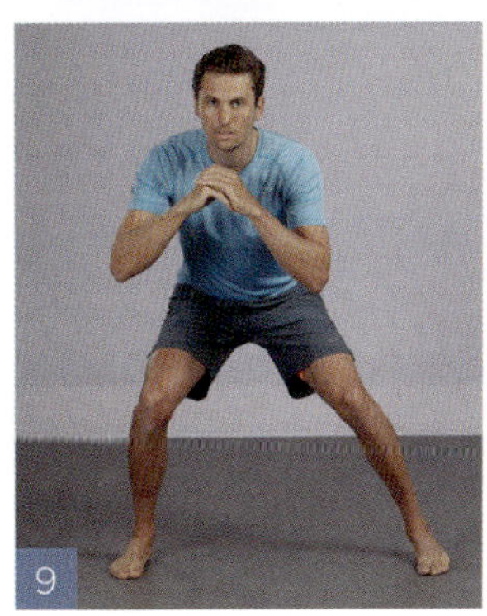
9

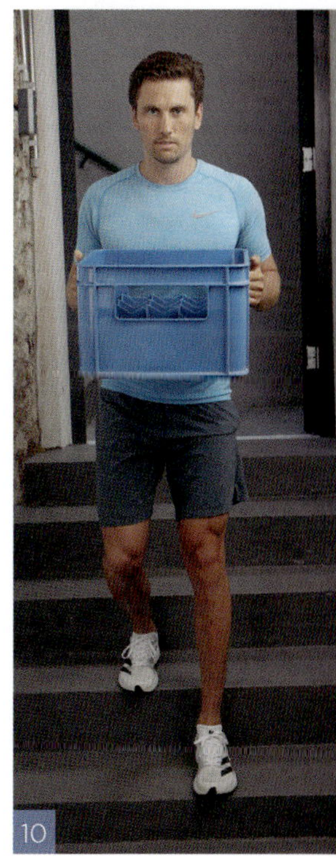
10

TAG 28

Tagesthema: Am Ziel

Jetzt haben Sie vier Wochen lang Gutes für Ihr Knie getan und sind am Ziel angekommen. Schmerzfreie Knie in 30 Tagen! Mal ehrlich: Hatten Sie das an Tag 1 wirklich erwartet? Hier noch einmal ein Querschnitt Ihres Übungsprogramms zur Auffrischung und zum Weitermachen.

1 2 3 4 5 6 7 8 9 10
Ganz furchtbar **Schmerzempfinden** Fast keins

1 2 3 4 5 6 7 8 9 10
Versteift **Bewegungsgefühl** Völlig frei

1 2 3 4 5 6 7 8 9 10
Das schaffe ich nie **Bauchgefühl** Ich habe alles im Griff

Tagesprogramm

	Übung/Maßnahme	Wiederholung/Dauer	Seite
1	Knietraktion mit Gewichtsmanschette	2-mal	131
2	Seithopser	2-mal	195
3	Schattenboxen	2-mal	198
4	Funktionelles Oberschenkeltraining	2-mal	187
5	Gesäßkräftigung	1-mal	188
6	Side Step Squats	2-mal	200
7	Freie Einbeinkniebeuge	2-mal	192
8	Stepper auf der Treppe	So oft wie möglich am Tag	182
9	Grätsche	2-mal	198
10	Ball hochhalten	2-mal	203

JETZT PASST ES!

Immer wieder können Sie mit diesem Programm und mit meiner Systematik Ihr Knie in Gang bringen und die Schmerzfreiheit erhalten. Sie wissen ja jetzt, wie es geht und was Sie tun können.

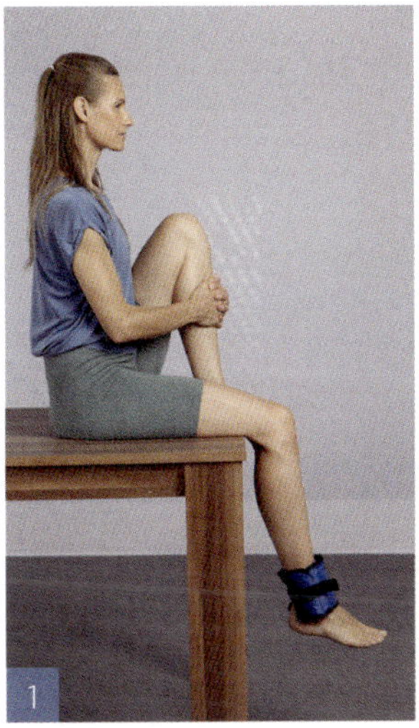
1

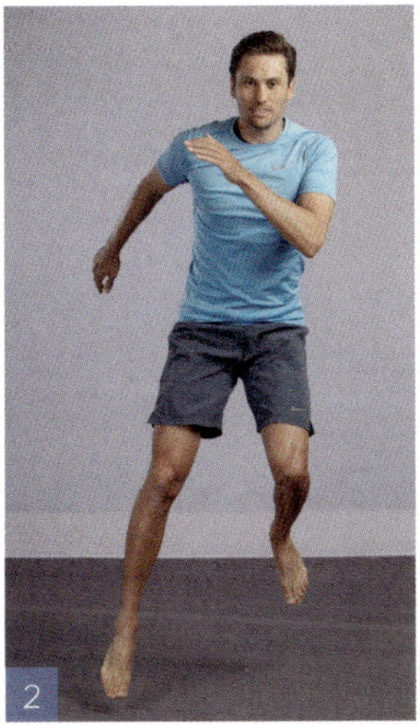
2

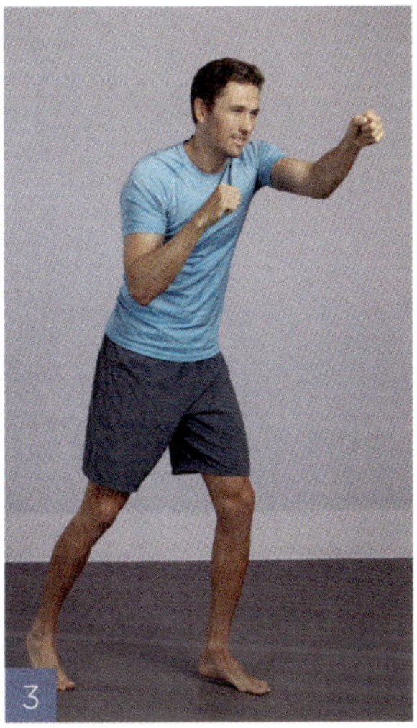
3

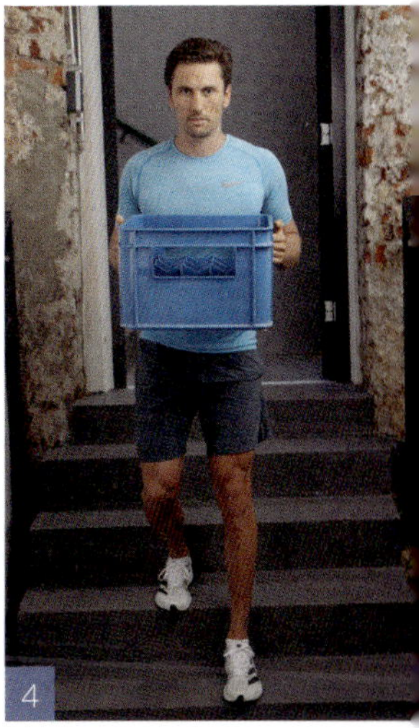
4

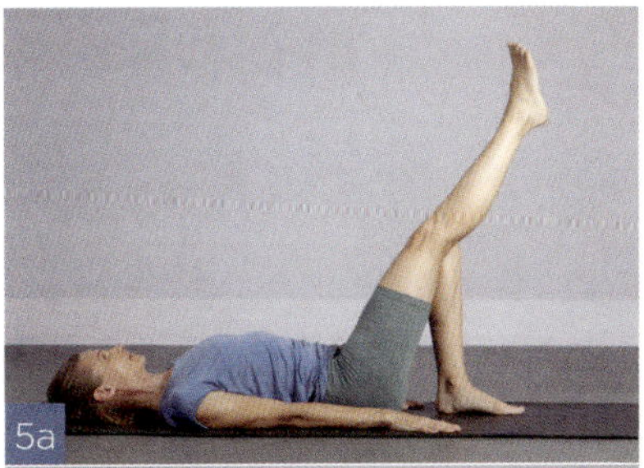
5a

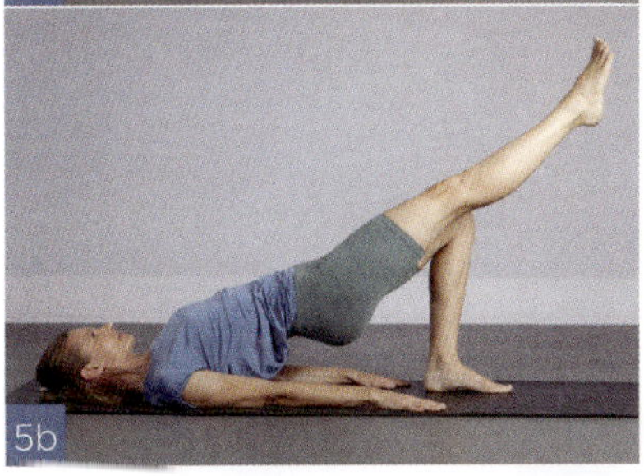
5b

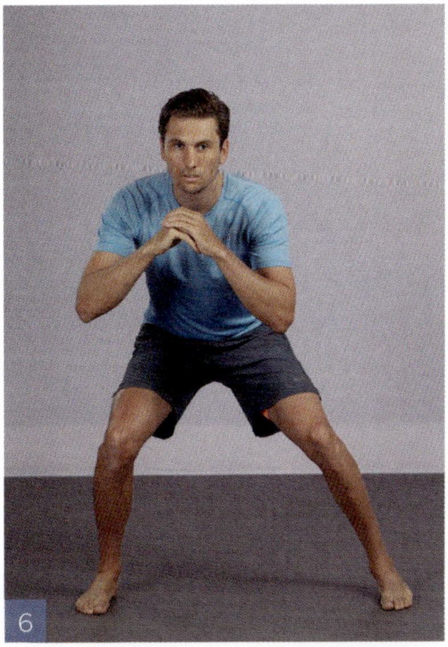
6

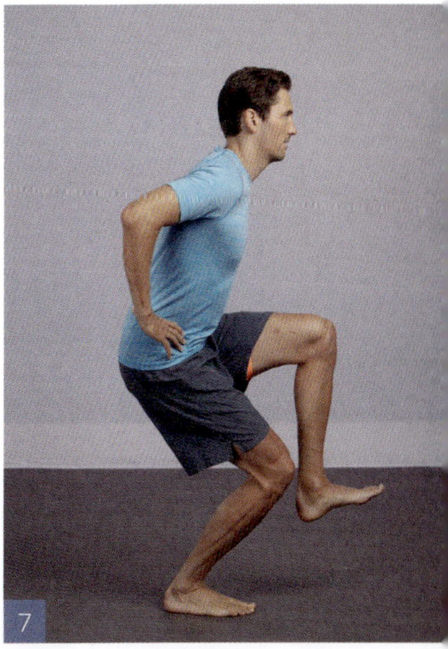
7

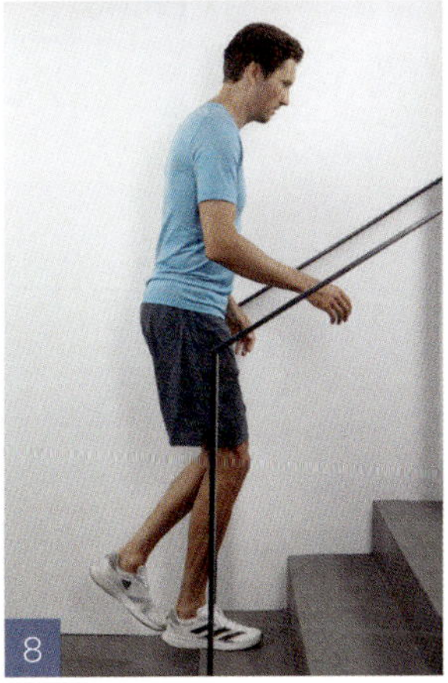
8

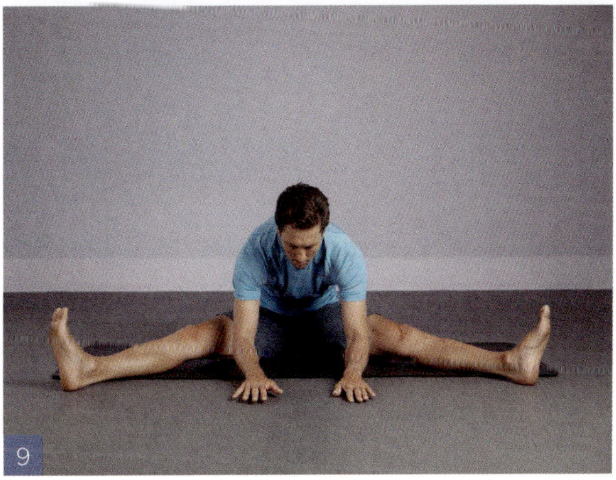
9

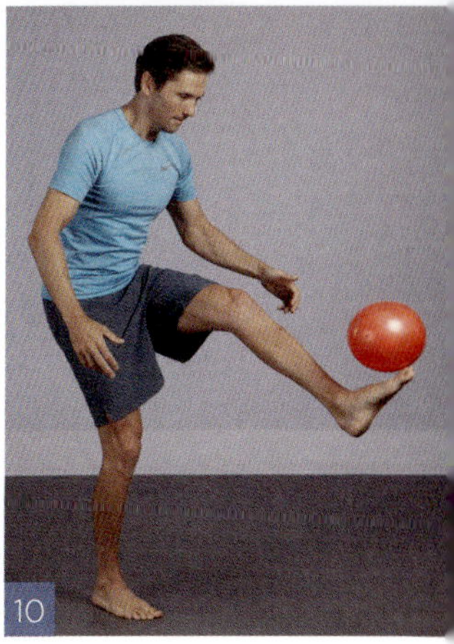
10

TAG 29 UND 30: ZWEI BONUSTAGE

Für die letzten beiden Tage finden Sie hier Übungen, die Sie mit ganz und gar wiedererlangter Kniegesundheit zu Ihrem Vergnügen durchführen können.

TAG 29

Tagesthema: Mir geht es gut

Spielen Sie ab jetzt ganz nach Lust und Laune mit Ihren Übungen. Heute können Sie auch eine Partnerübung einbauen.

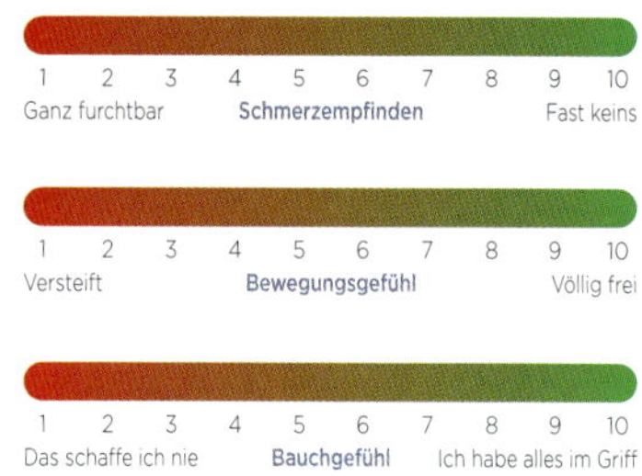

Tagesprogramm

	Übung/Maßnahme	Wiederholung/Dauer	Seite
1	Schubstraining zu zweit	3-mal	203
2	Standwaage	1 Minute	197

WÄHLEN SIE SELBST

Suchen Sie sich zusätzlich Ihre Lieblingsübungen der vergangenen Tage aus.

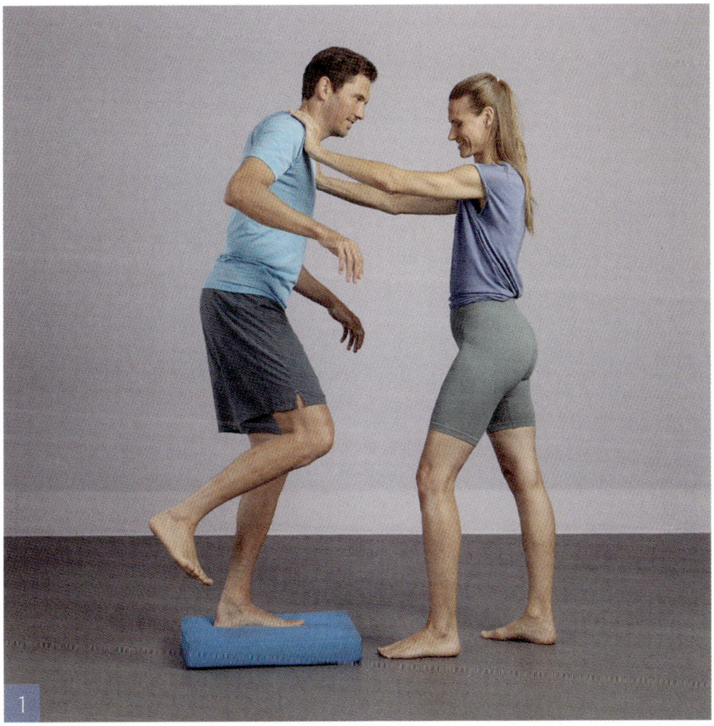

1

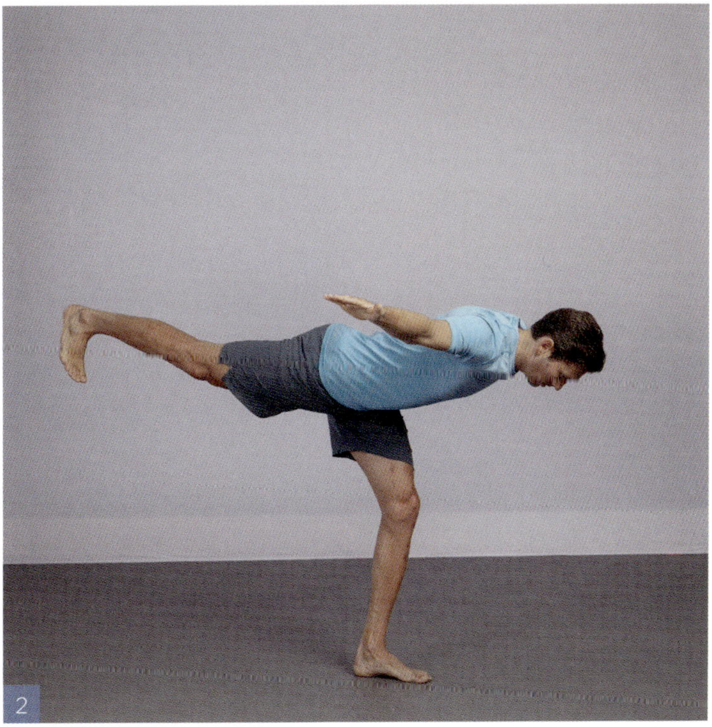

2

TAG 30

Tagesthema: Noch mehr Power

Hier kommen noch zwei Übungen zum reinen Vergnügen mit medizinischem Mehrwert. Auch Ihr Trainingspartner kann davon profitieren.

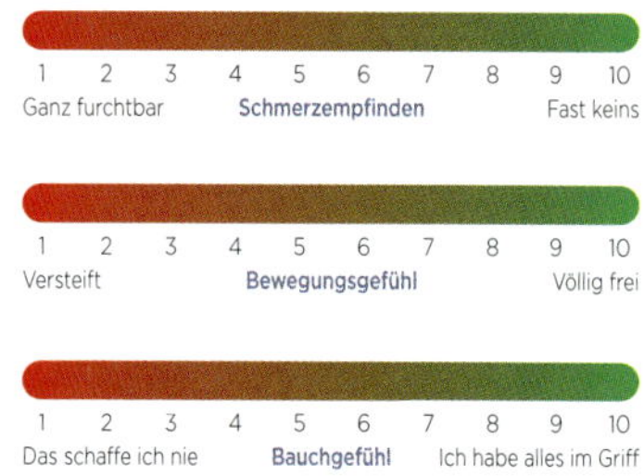

Tagesprogramm

	Übung/Maßnahme	Wiederholung/Dauer	Seite
1	Radfahren zu zweit	3–5 Minuten	201
2	Kniestemme zu zweit	20-mal	202

AM ZIEL

Üben Sie, sooft Sie können und mögen. Sie wissen am besten, was Ihrem Wohlbefinden dient. Alles Gute für Ihre Knie!

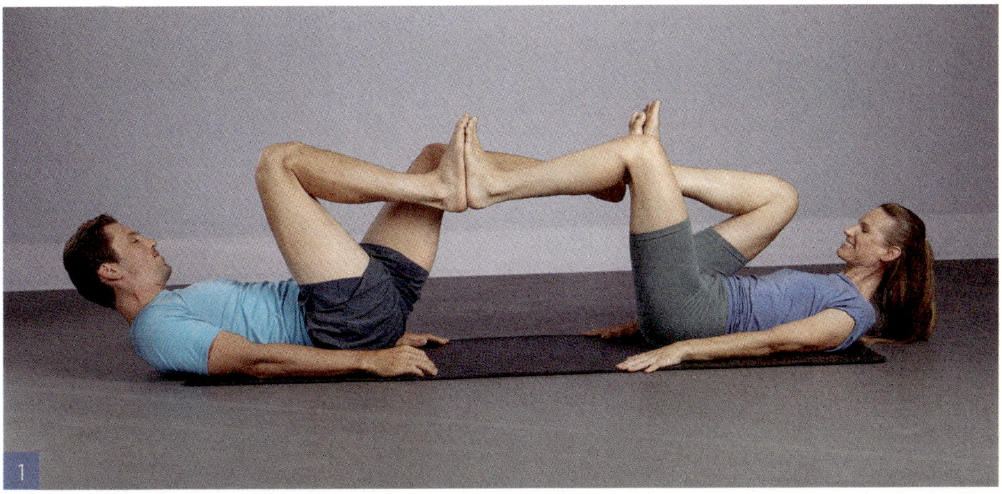

1

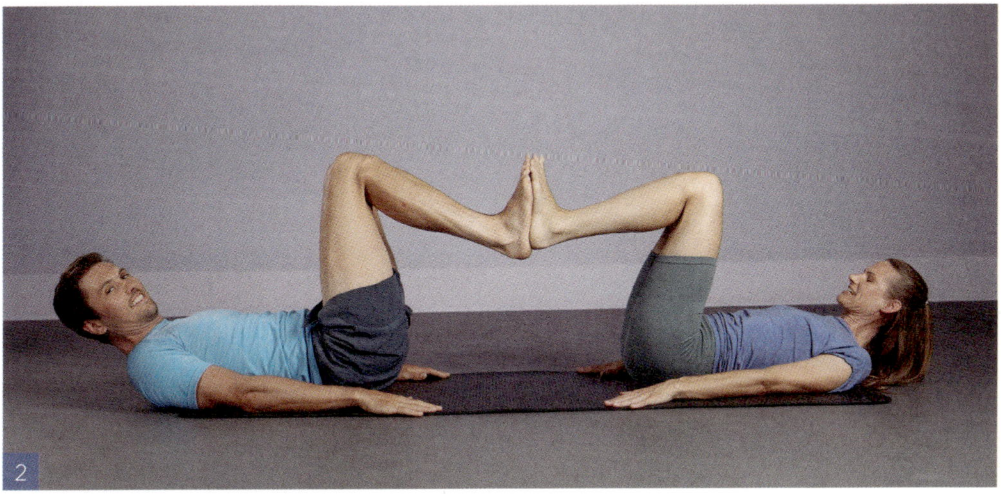

2

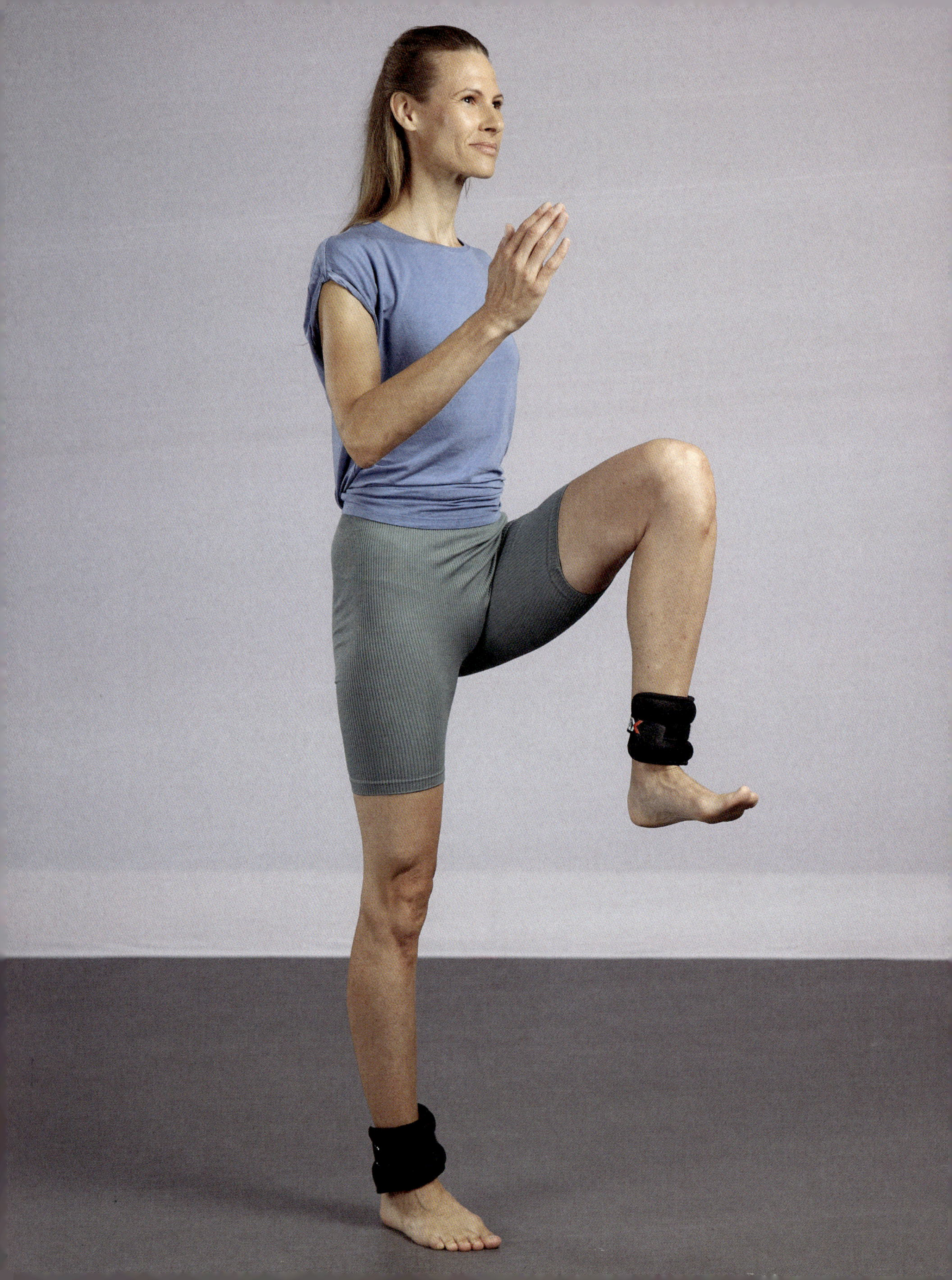

4

DIE ÜBUNGEN

FÜR SCHMERZLINDERUNG, AUFBAU UND PROPHYLAXE

Die nachfolgenden Übungen sind mit bebilderten Anleitungen so aufgebaut, dass Sie diese ganz genau, Schritt für Schritt, umsetzen können. Die Rubrik »Aufgepasst« gibt Ihnen die notwendige Übungssicherheit; hier werden Sie auf etwaige Stolpersteine hingewiesen. Der Hinweis »Warum« verdeutlicht Ihnen die Wirkweise der Übung; dadurch können Sie nachvollziehen, bei welchen Beschwerden sie hilfreich ist. Die Übungsreihenfolge beginnt mit Maßnahmen gegen hochakute Knieschmerzen und führt Sie abschließend bis hin zu medizinischem Training bei zunehmender Beschwerdefreiheit. Meine Anleitungen beschreiben jeweils die Ausführung für eine Körperseite. Führen Sie die Übungen primär mit Ihrer betroffenen Seite durch. Natürlich können Sie bei Bedarf auch beidseitig üben.

PHYSIOTHERAPEUTISCHE AKTIVITÄTEN DES TÄGLICHEN LEBENS

Erstaunlich viele Alltagsbewegungen geschehen eher unbewusst. Sie lassen sich einfach mal auf den Stuhl plumpsen, rennen die Treppe hinunter oder stehen gedankenlos breitbeinig mit überstreckten Knien da? Ihre Knie werden es Ihnen mit Schmerzfreiheit danken, wenn Sie die physiotherapeutischen Aktivitäten des täglichen Lebens (PATL) kniefreundlich gestalten. Ein regelmäßiges »Darandenken« und ein bewusstes Ausführen dieser Aktivitäten kann wirksamer sein als ein aufwendiges Fitnessprogramm.

PATL-STAND

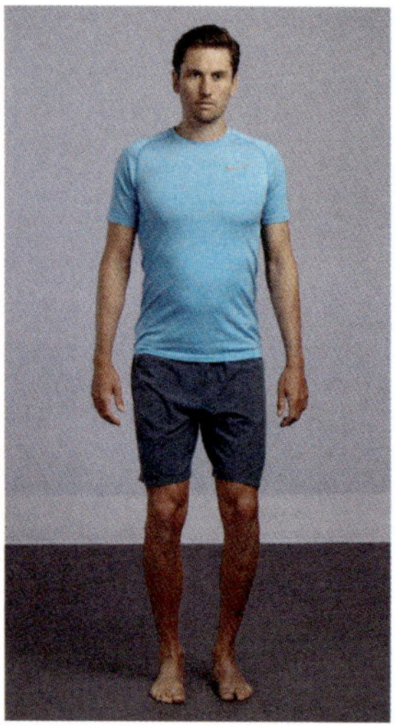

Sie brauchen: kein Equipment

Stellen Sie sich aufrecht hin, stellen Sie Ihre Füße fußbreit auseinander. Die Fußspitzen zeigen nach vorn. Belasten Sie zu zwei Dritteln Ihre Fersen und verteilen Sie das übrige Gewicht über den Fußaußenrand und das Fußgewölbe bis zum Großzeh. Die Knie sind locker um 180 Grad gestreckt.

Aufgepasst: Überstrecken Sie die Knie nicht und achten Sie darauf, die Fußinnenseiten unbelastet zu belassen.

Warum: Der gesunde aufrechte Stand entlastet die Kniegelenke entscheidend.

AUFSTEHEN UND HINSETZEN

Sie brauchen: Stuhl

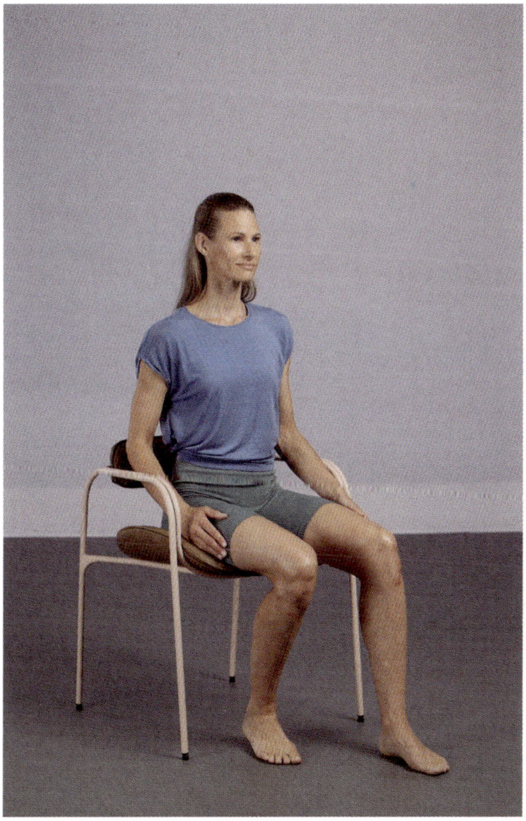

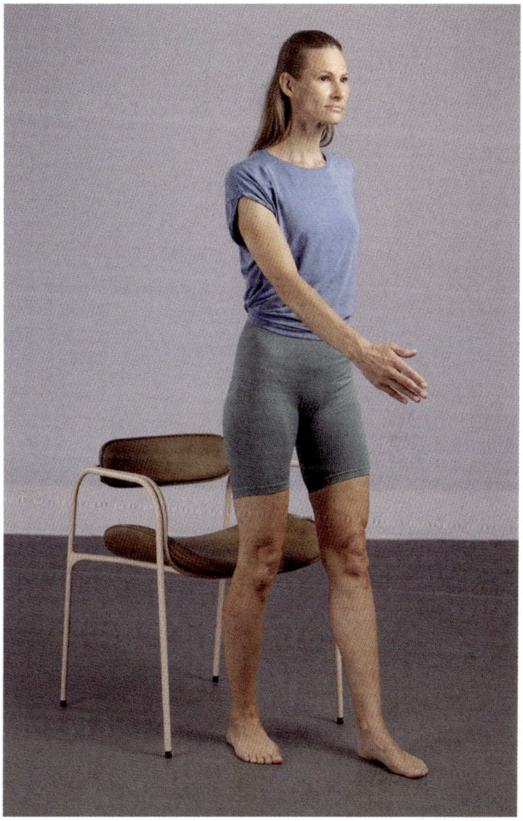

1 Setzen Sie sich auf einen Stuhl und stellen Sie Ihr betroffenes Bein nach vorn. Stehen Sie mit einem diagonalen Armschwung vom Stuhl auf: Das rechte Bein wird durch den Armschwung links entlastet.

2 Setzen Sie sich mithilfe des diagonalen Armschwungs wieder auf den Stuhl.

Aufgepasst: Führen Sie das Aufstehen und das Hinsetzen langsam und kontrolliert aus.

Warum: Ihr betroffenes Knie wird entscheidend geschont, denn: Nichts ist belastender für das Gelenk als das unkontrollierte Aufspringen oder das »Hinplumpsen«.

PATL-GANG

Sie brauchen: kein Equipment

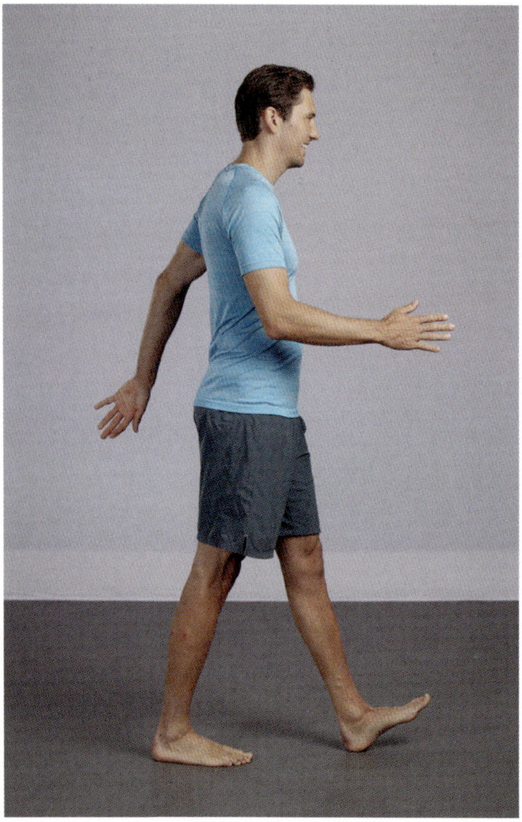

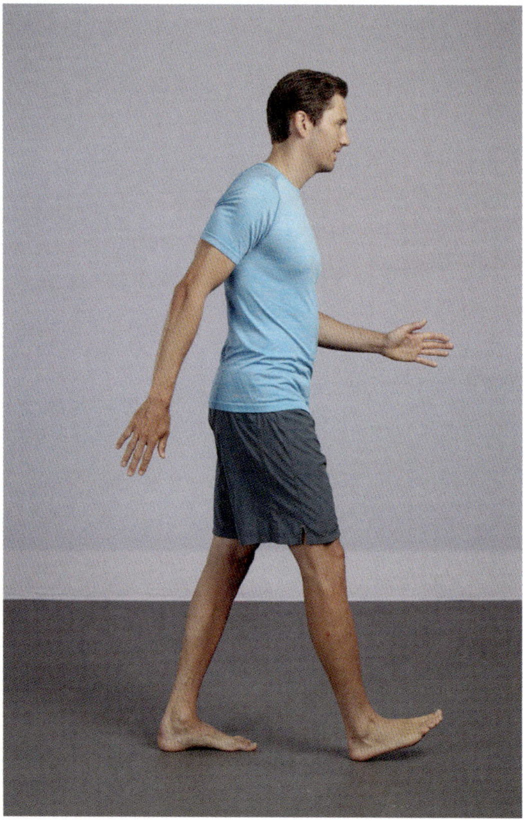

1 Setzen Sie Ihren linken Fuß von der Ferse her auf den Boden und schwingen Sie Ihren rechten Arm gleichzeitig mit nach vorn und den linken Arm nach hinten. Rollen Sie den Fuß bis zur Spitze ab und bringen Sie Ihr Körpergewicht über den Fuß nach vorn.

2 Setzen Sie Ihren rechten Fuß von der Ferse her auf den Boden und schwingen Sie Ihren linken Arm gleichzeitig mit nach vorn und den rechten nach hinten. Rollen Sie den Fuß bis zur Spitze ab und bringen Sie Ihr Körpergewicht über den Fuß nach vorn.

Aufgepasst: Üben Sie besonders den Armschwung nach hinten.

Warum: Mit diesem Gangbild entlasten Sie Ihre Knie, da der Oberkörper einen Teil des Körpergewichts übernimmt.

TREPPE HINAUFGEHEN

Sie brauchen: Treppe

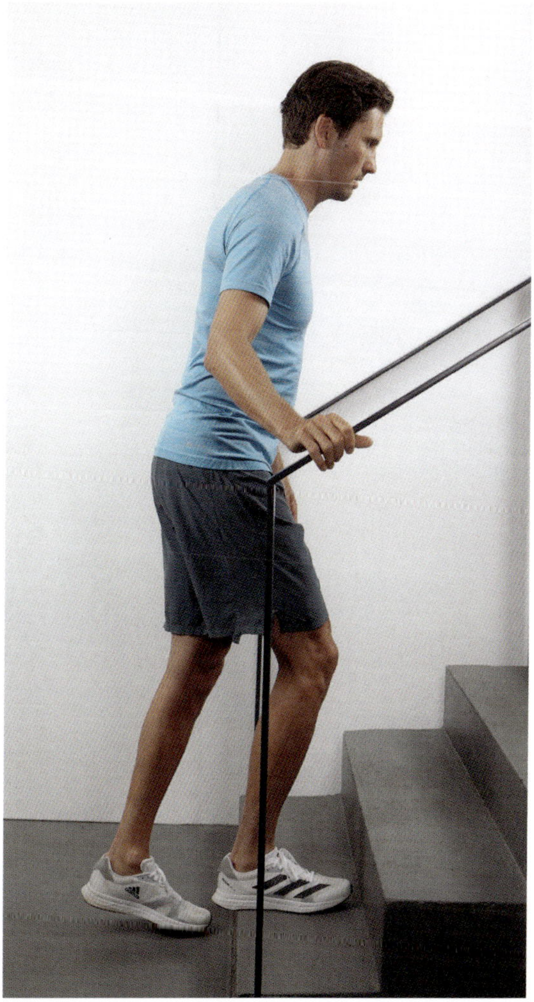

Stellen Sie sich vor die Treppe und setzen Sie immer zuerst Ihr gesundes Bein auf eine Stufe. Kommen Sie dann mit dem betroffenen Bein auf die Stufe hoch.

Aufgepasst: Nehmen Sie sich genügend Zeit, um dieses Treppensteigen einzuüben.

Warum: Das Treppengehen belastet das Knie enorm (siehe Abbildung auf Seite 14). Mit dieser Gangart schonen Sie Ihr Knie.

TREPPE HINUNTERGEHEN

Sie brauchen: Treppe

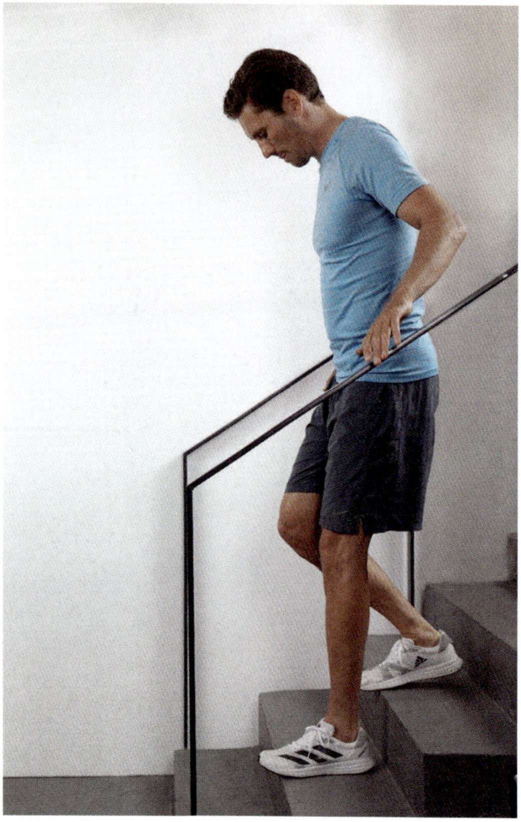

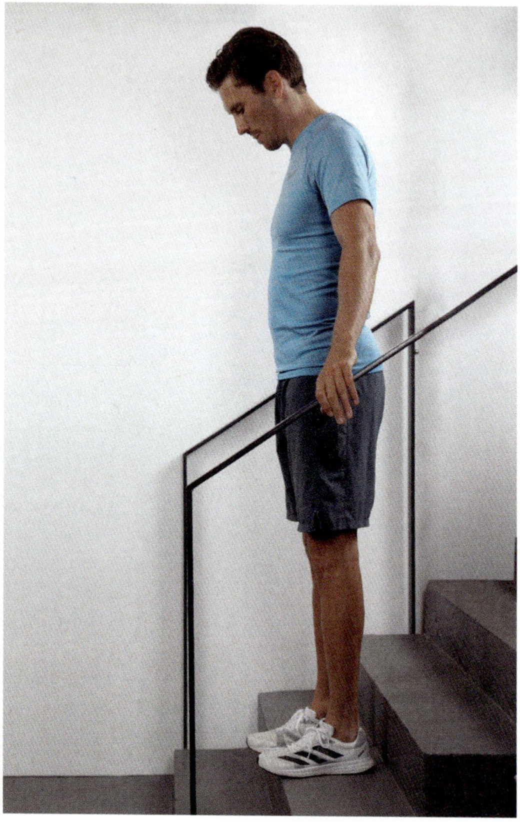

1 Stellen Sie sich vor die Treppe. Setzen Sie Ihr betroffenes Bein vorsichtig auf die untere Treppenstufe und legen Sie dann das Gewicht auf den Fuß.

2 Setzen Sie Ihr gesundes Bein ebenfalls auf die untere Stufe. Dann gehen Sie weiter wie unter Schritt 1 beschrieben.

Aufgepasst: Nehmen Sie sich genügend Zeit, um das Treppengehen einzuüben.

Warum: Das Treppengehen belastet das Knie enorm (siehe Abbildung auf Seite 14). Mit dieser Gangart schonen Sie Ihr Knie.

TREPPE RÜCKWÄRTS HINUNTERGEHEN

Sie brauchen: Treppe mit Geländer

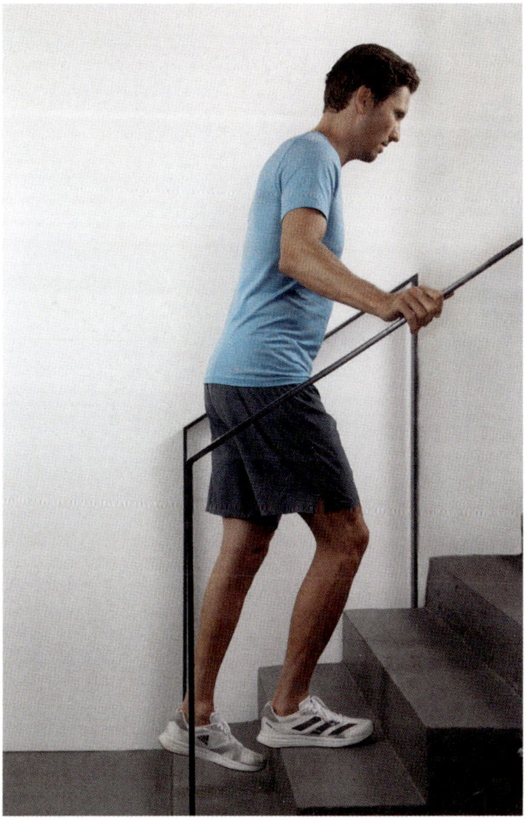

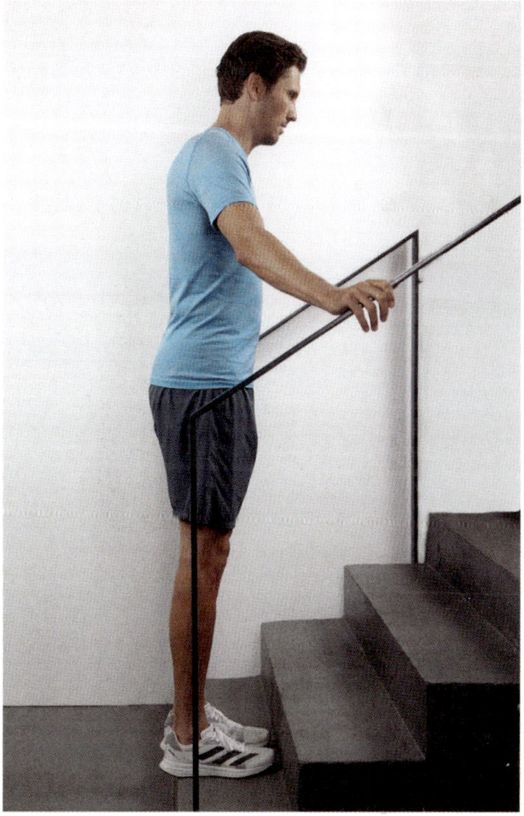

1 Stellen Sie sich rückwärts zur Treppe und halten Sie sich am Treppengeländer fest. Setzen Sie Ihr betroffenes Bein auf die untere Treppenstufe und verlagern Sie Ihr Körpergewicht behutsam darauf.

2 Stellen Sie Ihr gesundes Bein ebenfalls auf die Stufe. Dann gehen Sie weiter wie unter Schritt 1 beschrieben.

Aufgepasst: Nehmen Sie sich genügend Zeit, um das Treppengehen einzuüben. Diese Übung eignet sich am besten für Menschen, die gangsicher sind.

Warum: Das Treppengehen belastet das Knie enorm (siehe Abbildung auf Seite 14). Mit dieser Gangart schonen Sie Ihr Knie.

RÜCKWÄRTSGEHEN

Sie brauchen: kein Equipment

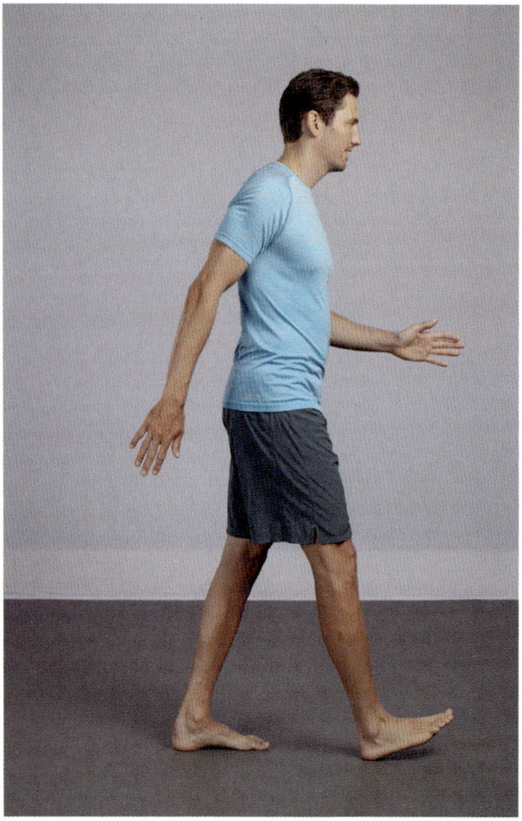

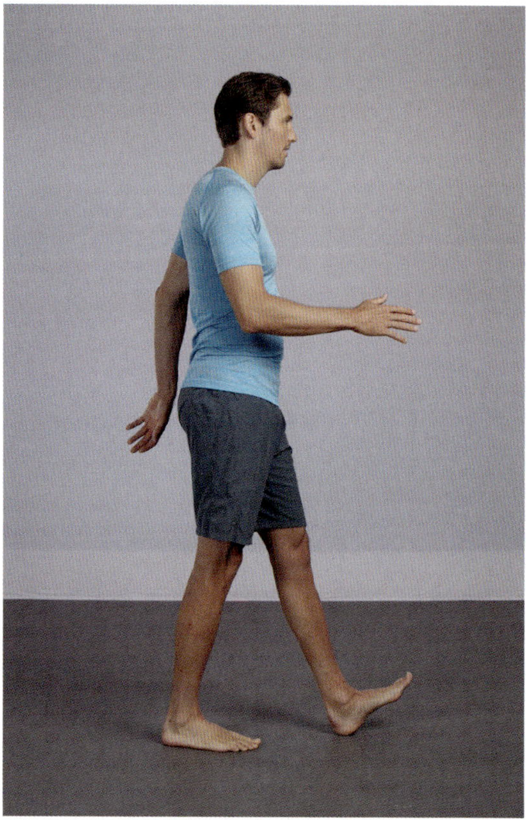

1 Setzen Sie einen Fuß hinter Ihren Körper, schwingen Sie den Arm der gegenüberliegenden Körperseite ebenfalls nach hinten und den Arm der gleichen Körperseite nach vorn. Verlagern Sie Ihr Körpergewicht nach hinten.

2 Beginnen Sie entsprechend mit dem anderen Fuß und dem Armschwung.

Aufgepasst: Diese Übung eignet sich am besten für Menschen, die gangsicher sind.

Warum: Mit dieser Gangart üben Sie einen geschmeidigen Bewegungsablauf ein und schonen aufgrund der Mittelfußbelastung Ihre Kniegelenke.

ERSTE-HILFE-MASSNAHMEN – WOHLTATEN FÜR DAS KNIE

Hier finden Sie Sofortmaßnahmen für Ihr Knie. Sie können diese immer wieder einsetzen und wie eine Knie-Hausapotheke verwenden. Suchen Sie sich das Passende gleich heraus.

KNIE BANDAGIEREN

Sie brauchen: Kniebandage

Schlüpfen Sie in die Kniebandage. Fixieren Sie die Bandage gut am Oberschenkel.

Aufgepasst: Die Kniescheibe soll druckfrei in der dafür vorgesehenen Aussparung stehen.

Warum: Die Kniebandage verleiht dem Gelenk Halt und schützt vor äußeren Einwirkungen. Sie verhindert Verdrehungen, Überdehnungen oder Wegknicken.

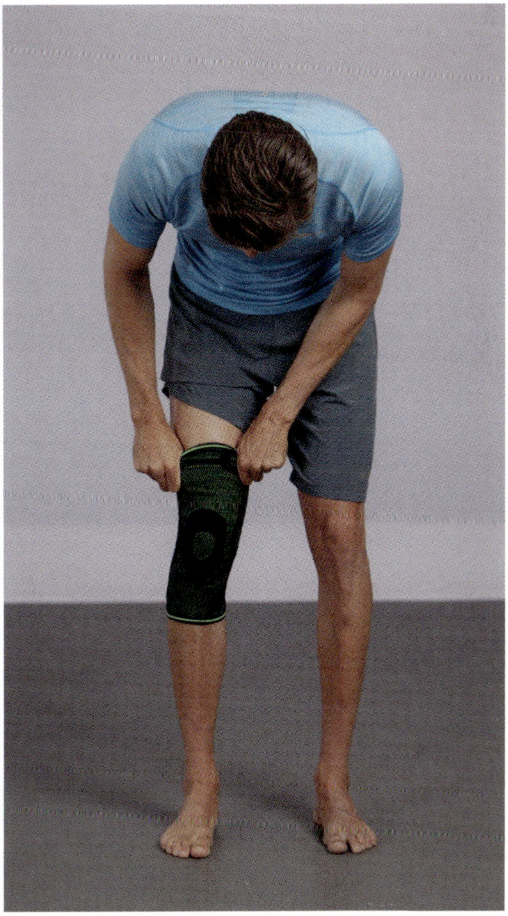

MIT UNTERARMSTÜTZEN AUFSTEHEN UND HINSETZEN

Sie brauchen: Tisch, 2 Unterarmstützen

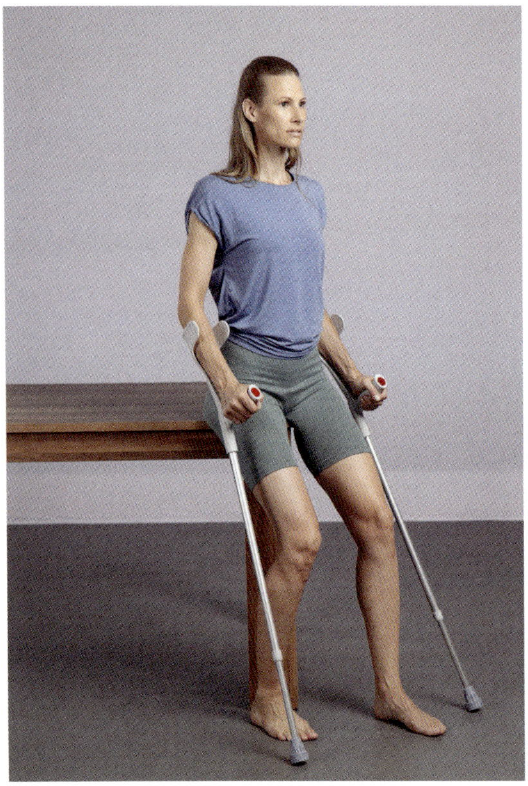

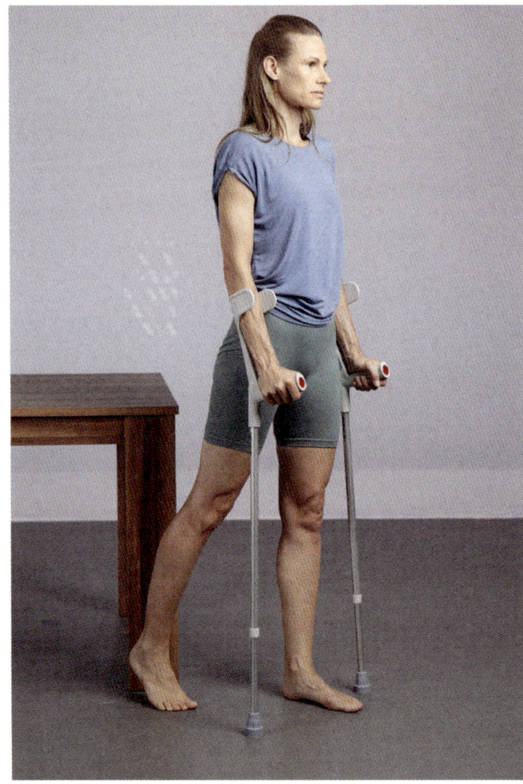

1 Setzen Sie sich mit Ihrem Gesäß übereck auf einen stabilen, hohen Tisch.

2 Stellen Sie in der Schrittstellung das gesunde Bein nach hinten und stützen Sie sich kräftig mit Ihren beiden Unterarmstützen zum Stand hoch. Gehen Sie ein paar Schritte. Beim Hinsetzen steht das gesunde Bein vorn.

Aufgepasst: Spüren Sie den Halt im Oberkörper durch die Stützen. Stehen Sie langsam und kontrolliert auf und setzen Sie sich entsprechend wieder hin.

Warum: Mit dieser Aufsteh- und Hinsetztechnik entlasten Sie Ihr betroffenes Kniegelenk.

SCHONGANG MIT STÜTZEN

Sie brauchen: 2 Unterarmstützen

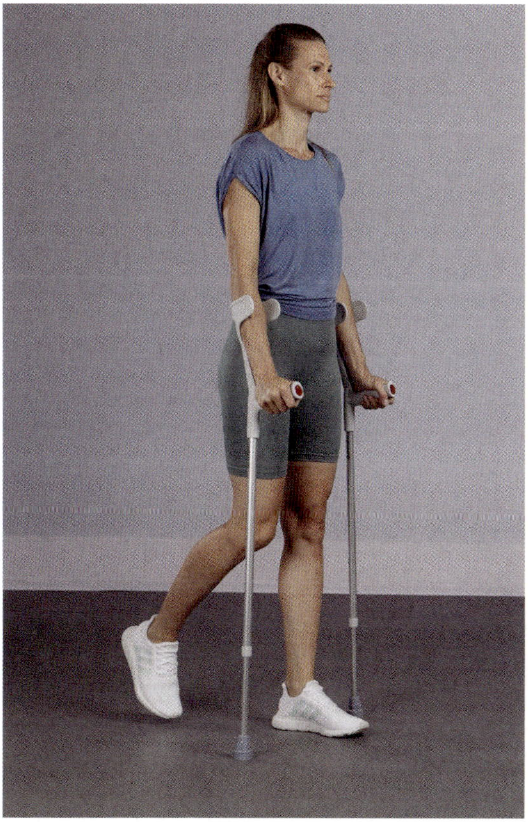

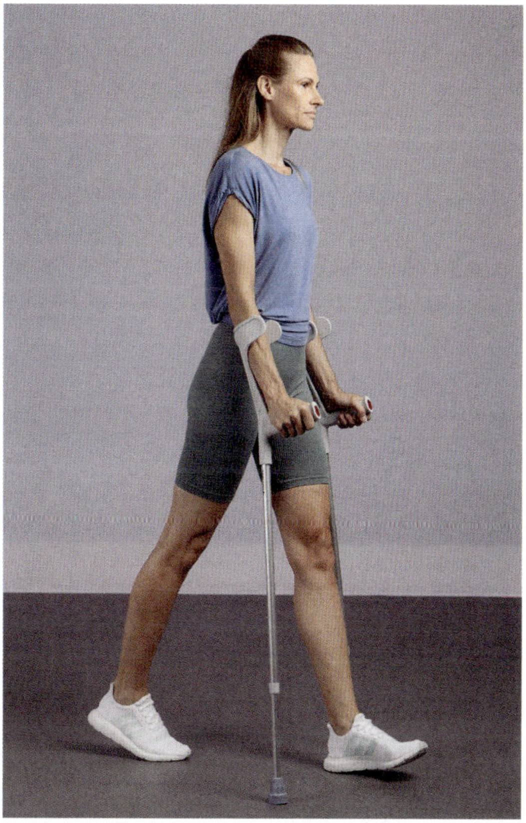

1 Stellen Sie sich aufrecht hin und gehen Sie in eine leichte Schrittstellung. Das Gewicht liegt auf dem vorderen Bein. Setzen Sie beide Stützen parallel in Höhe Ihres vorderen Fußes auf den Boden. Stützen Sie sich maximal auf die Stützen und machen Sie einen Schritt nach vorn.

2 Gehen Sie langsam und gut aufgestützt vorwärts. Behalten Sie beim Gehen die parallele Stellung der Stützen bei.

Aufgepasst: Die Stützen stehen senkrecht zum Boden. Vergewissern Sie sich Ihrer Armkraft für diese Technik.

Warum: Diese Gangmethode entlastet das betroffene Knie.

DIAGONALGANG MIT STÜTZEN

Sie brauchen: 2 Unterarmstützen

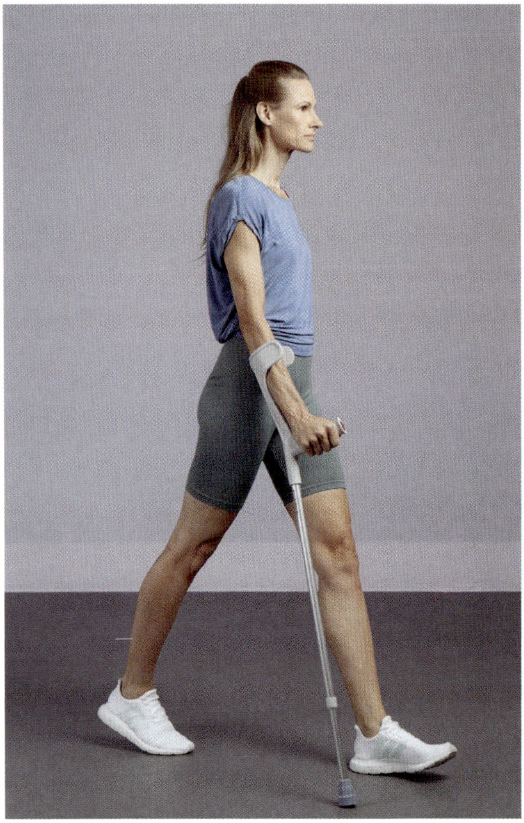

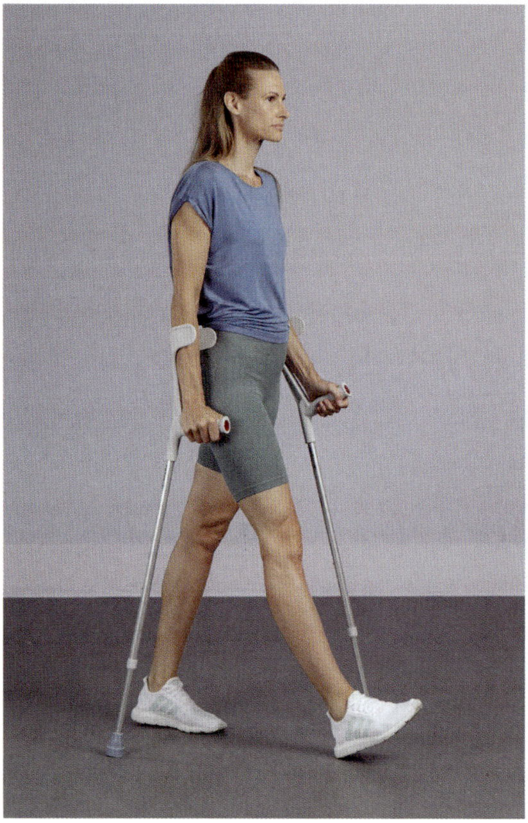

1 Gehen Sie mit den Unterarmstützen im Diagonalgang: Wenn Ihr rechter Arm nach vorn schwingt, steht die Stockspitze auf Höhe Ihres linken Fußes.

2 Wenn Ihr linker Arm nach vorn schwingt, steht die Stockspitze auf Höhe Ihres rechten Fußes.

Aufgepasst: Vergewissern Sie sich Ihrer Armkraft für diese Technik.

Warum: Diese Gangmethode entlastet das betroffene Knie in der Rehabilitationszeit.

TEILBELASTUNG AUF DER TISCHKANTE

Sie brauchen: Tisch

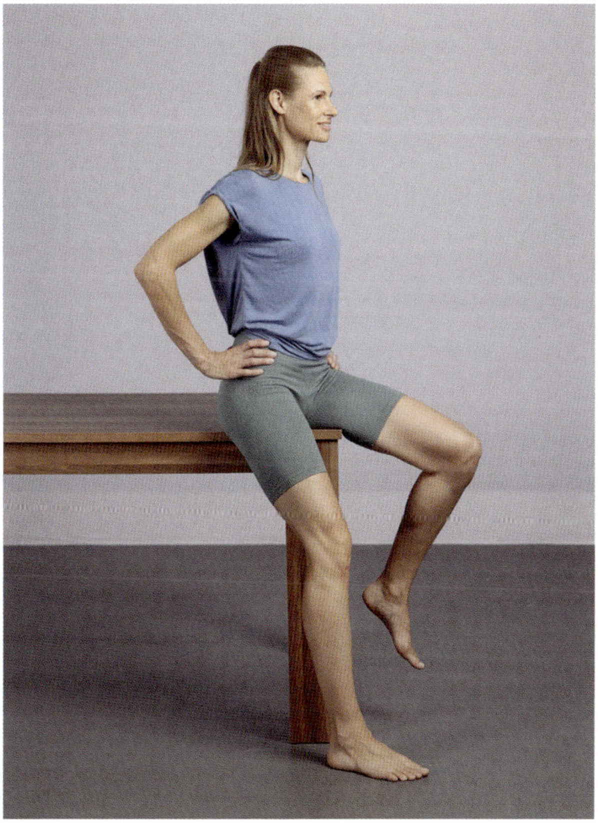

Setzen Sie sich übereck auf einen stabilen Tisch und stellen Sie Ihre Füße auf den Boden. Belasten Sie Ihr betroffenes Knie mit viel Gewicht und strecken Sie es 10-mal.

Aufgepasst: Halten Sie während der Übung mit Ihrem Gesäß den Kontakt zum Tisch.

Warum: Sie belasten bei dieser Übung Ihr Knie aus einer gesicherten Position heraus.

KNIE TAPEN I

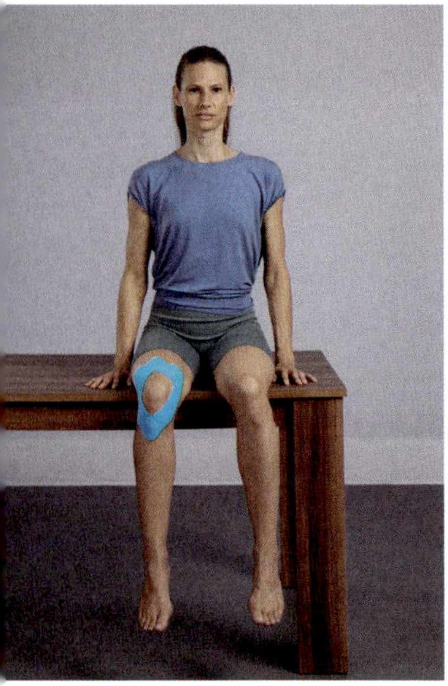

Sie brauchen: 4 Tapes, Schere, Tisch

Schneiden Sie 4 Tapes auf circa 10 Zentimeter Länge mit runden Ecken zu. Bringen Sie 2 Tapes eng an der Kniescheibe im Bogen an. Kleben Sie die anderen 2 Tapes ebenfalls bogenförmig halb über die bereits vorhandenen Tapes. Setzen Sie sich damit zur Entlastung auf einen stabilen Tisch. Lassen Sie das Tape einige Tage auf Ihrem Knie.

Aufgepasst: Die Kniescheibe bleibt vom Taping ausgespart. Halten Sie die Haut an dieser Stelle fettfrei zur besseren Haftung des Tapes.

Warum: Die flexiblen Tapes sichern das Knie und unterstützen die richtige Führung der Kniescheibe.

KNIE TAPEN II

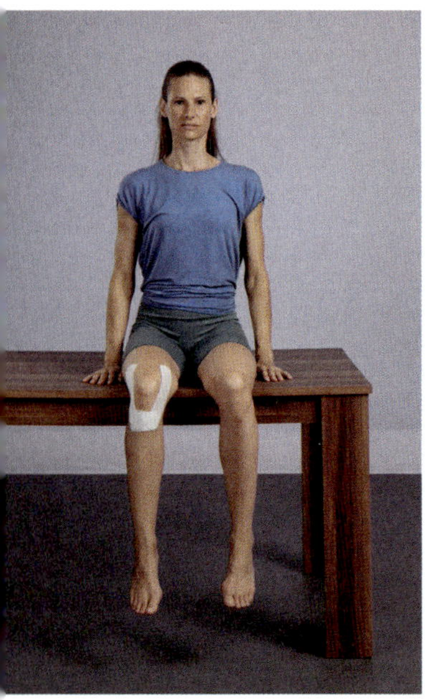

Sie brauchen: 3 Tapes, Schere, Tisch

Schneiden Sie 1 Tape mit circa 5 Zentimetern Länge und 2 Tapes mit circa 15 Zentimetern Länge zu. Bringen Sie das kurze Tape genau unter der Kniescheibe an. Befestigen Sie die langen Tapes jeweils unten auf dem kurzen Tape und bogenförmig am Oberschenkel. Setzen Sie sich damit zur Entlastung auf einen stabilen Tisch. Lassen Sie das Tape einige Tage auf Ihrem Knie.

Aufgepasst: Die Kniescheibe bleibt vom Taping ausgespart. Halten Sie die Haut an dieser Stelle fettfrei zur besseren Haftung des Tapes.

Warum: Die flexiblen Tapes sichern das Knie und unterstützen die richtige Führung der Oberschenkelmuskulatur und der Kniescheibe.

POPLITEUS MIT CROSSTAPE LÖSEN

Sie brauchen: Crosstape

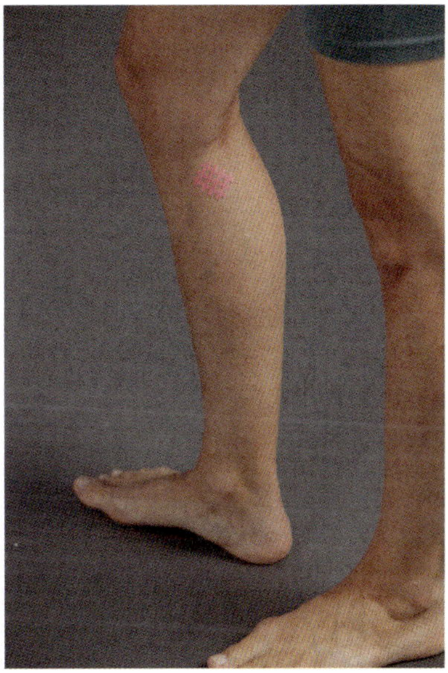

Suchen Sie mit Ihrem Mittelfinger den schmerzhaften Triggerpunkt unterhalb des Knies an seiner Innenseite. Lösen Sie das Crosstape vom Papier und kleben Sie es genau dort genau auf.

Aufgepasst: Halten Sie die Haut an dieser Stelle fettfrei zur besseren Haftung des Tapes.

Warum: Eine Verspannung im Kniekehlenmuskel *(Musculus popliteus)* kann zu einer Fehlfunktion der Kniescheibe führen. Daher ist diese sanfte Lösung des Triggerpunktes zielführend für Ihre Kniegesundheit.

ENTLASTUNG IM LIEGEN

Sie brauchen: Matte, Kissen, Halbrolle

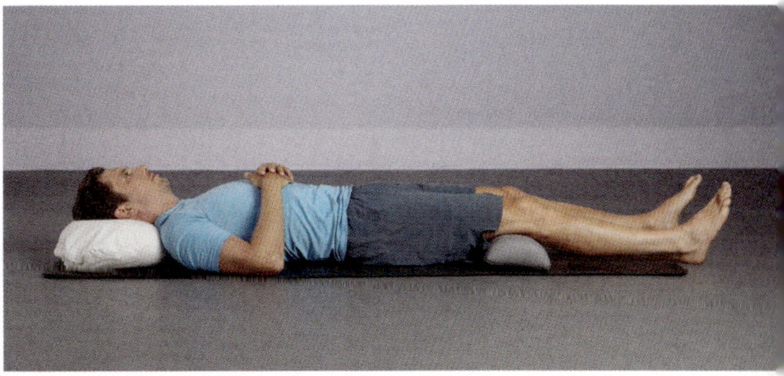

Legen Sie sich lang auf den Rücken. Unterlagern Sie Ihren Kopf mit einem Kissen und die Kniekehlen mit einer Halbrolle. Sie können auch eine Decke zusammenrollen und unterlegen. Bleiben Sie circa 15 Minuten in der Lagerung.

Aufgepasst: Die Entlastung erfolgt am besten, wenn die Rolle genau unter den Kniekehlen liegt.

Warum: Die Gelenkkapseln der Knie werden sanft gelöst und dadurch schmerzentlastet; auch der Rücken kann sich entspannen.

ENTLASTUNGSSITZ

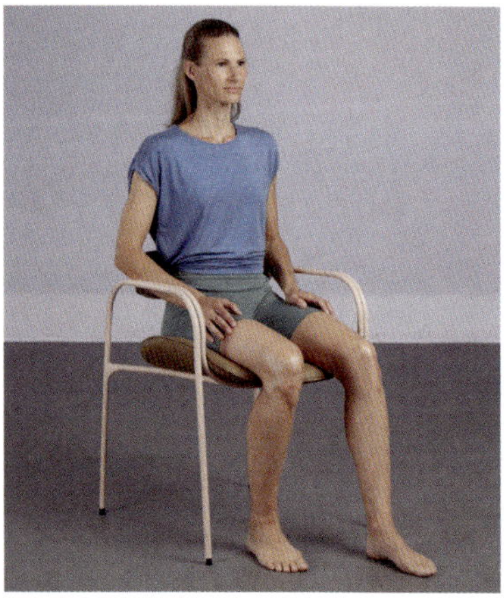

Sie brauchen: Stuhl

Setzen Sie sich bequem auf einen Stuhl. Stellen Sie das gesunde Bein eng am Stuhl auf den Boden und das betroffene Knie gut eine Fußlänge vor das andere.

Aufgepasst: Der vordere Fuß hat vollen Bodenkontakt und ist kaum belastet.

Warum: Die Gelenkkapsel des Knies wird sanft gelöst und dadurch schmerzentlastet.

ENTLASTUNGSLAGERUNG FÜR DEN RÜCKEN

Sie brauchen: Matte, Kissen, Keilkissen

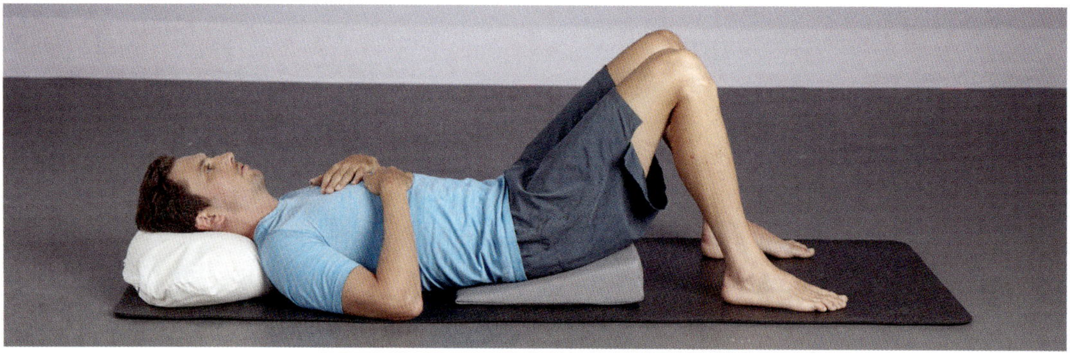

Legen Sie sich lang auf den Rücken und unterlagern Sie Ihren Kopf mit einem Kissen und das Becken mit dem flachen Teil des Keilkissens, die hohe Seite liegt in Richtung Ihrer Füße. Stellen Sie Ihre Beine auf und bleiben Sie circa 15 Minuten ganz entspannt liegen.

Aufgepasst: Das Keilkissen liegt nur zu einem Drittel mit der flachen Seite unter dem Becken.

Warum: Diese Entlastungslagerung zieht Ihre Lendenwirbelsäule auseinander, entlastet die Bandscheiben und öffnet sanft die Iliosakralgelenke.

KNIETRAKTION

Sie brauchen: Tisch

Setzen Sie sich auf einen stabilen Tisch, stellen Sie Ihr gesundes Bein mit dem Fuß auf den Tisch. Lassen Sie das um 90 Grad gebeugte betroffene Knie mit dem Unterschenkel und den Füßen circa 10 Minuten locker abhängen.

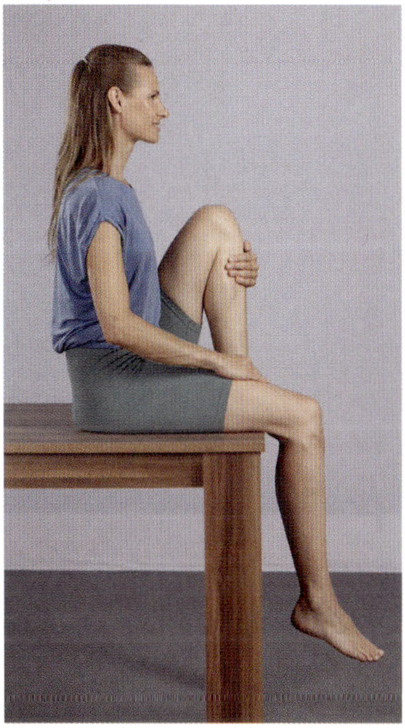

Aufgepasst: Lassen Sie den Fuß immer abhängen; strecken Sie das Bein nicht aus.

Warum: Das ist eine Möglichkeit, Ihr Kniegelenk schmerzfrei und sanft auseinanderzuziehen.

KNIETRAKTION MIT GEWICHTSMANSCHETTE

Sie brauchen: 1 Gewichtsmanschette (1 kg), Tisch

Legen Sie eine Gewichtsmanschette mit 1 Kilogramm Füllung um Ihre Fußfessel. Setzen Sie sich auf einen stabilen Tisch. Stellen Sie Ihr gesundes Bein mit dem Fuß auf den Tisch. Lassen Sie das um 90 Grad gebeugte betroffene Knie mit dem Unterschenkel und dem Fuß circa 10 Minuten locker abhängen.

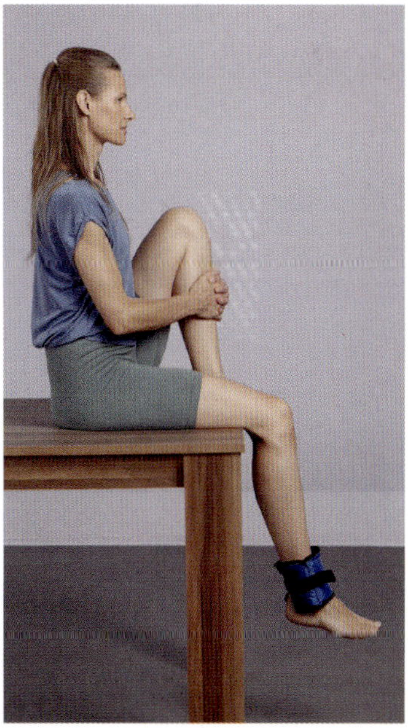

Aufgepasst: Lassen Sie den Fuß immer abhängen; strecken Sie das Bein nicht aus.

Warum: Das ist eine Möglichkeit, Ihr Kniegelenk schmerzfrei und kraftvoll auseinanderzuziehen. Die nicht erwünschte Streckbewegung würde Ihr Knie zusammendrücken.

KNIETRAKTION MIT FUSSHOCHZIEHEN

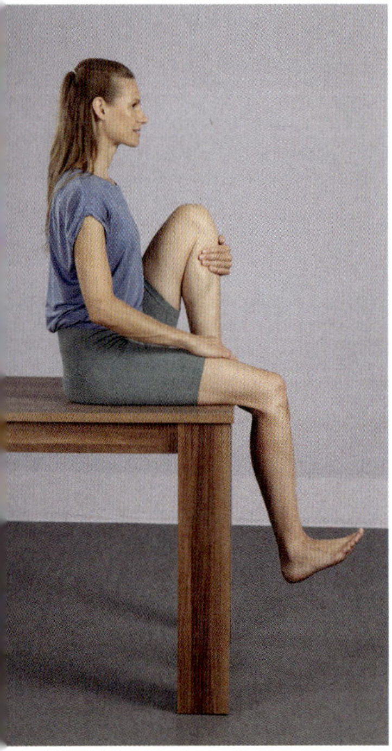

Sie brauchen: Tisch

Setzen Sie sich auf einen stabilen Tisch. Stellen Sie Ihr gesundes Bein mit dem Fuß auf den Tisch. Lassen Sie das um 90 Grad gebeugte betroffene Knie mit dem Unterschenkel und dem Fuß circa 10 Minuten locker abhängen. Ziehen Sie zwischendurch 5-mal kräftig Ihre Fußspitze hoch.

Aufgepasst: Drücken Sie Ihre Fußspitze nicht nach unten. Lassen Sie den Fuß immer abhängen; strecken Sie das Bein nicht aus.

Warum: Das ist eine Möglichkeit, Ihr Kniegelenk schmerzfrei und sanft auseinanderzuziehen. Ihr Wadenbein wird durch das Fußhochziehen gleichzeitig mobilisiert. Die nicht erwünschte Streckbewegung würde Ihr Knie zusammendrücken; der Spitzfuß würde das Wadenbein in die falsche Position bringen.

KNIETRAKTION MIT GEWICHTSMANSCHETTE AUF STUFE

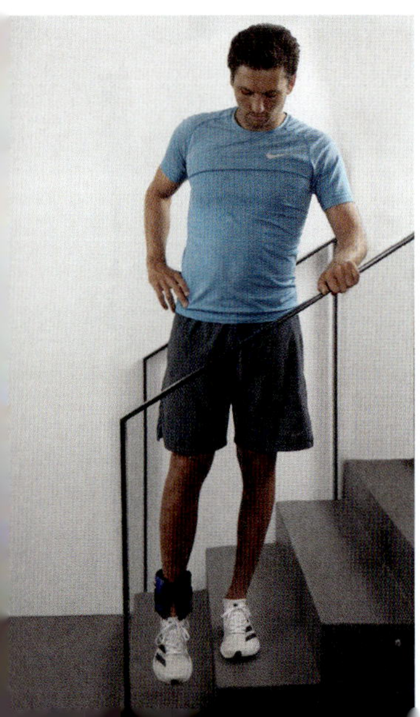

Sie brauchen: 1 Gewichtsmanschette (1 kg), Treppe

Legen Sie eine Gewichtsmanschette mit 1 Kilogramm Füllung um Ihre Fußfessel. Stellen Sie sich auf eine Treppenstufe und lassen Sie 3 bis 5 Minuten das ganze Bein entspannt in die Tiefe hängen.

Aufgepasst: Der Fuß bleibt locker in einer 90-Grad-Beugung hängen.

Warum: Das ist eine Möglichkeit, Ihr Kniegelenk schmerzfrei und kraftvoll auseinanderzuziehen.

EINREIBEN MIT ARNIKASALBE

Sie brauchen: Stuhl, Arnikasalbe

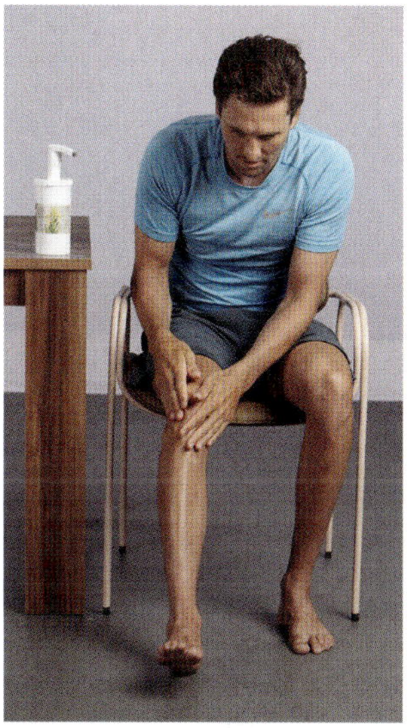

Setzen Sie sich auf einen Stuhl und geben Sie die Arnikasalbe auf beide Hände. Reiben Sie Ihr Knie sehr gründlich damit ein.

Aufgepasst: Drücken Sie nicht zu fest auf die Strukturen rund um Ihre Kniescheibe.

Warum: Die Arnikasalbe ist ein sehr gutes Erste-Hilfe-Mittel bei akuten Knieschmerzen. Auch im Laufe der Rehabilitationszeit leistet sie wertvolle Dienste zum Ausheilen, da sie entzündungshemmend, abschwellend und schmerzlindernd wirkt.

KÜHLEN IN DER KNIEKEHLE

Sie brauchen: Matte, Kissen, Halbrolle, Coolpack, Leinentuch

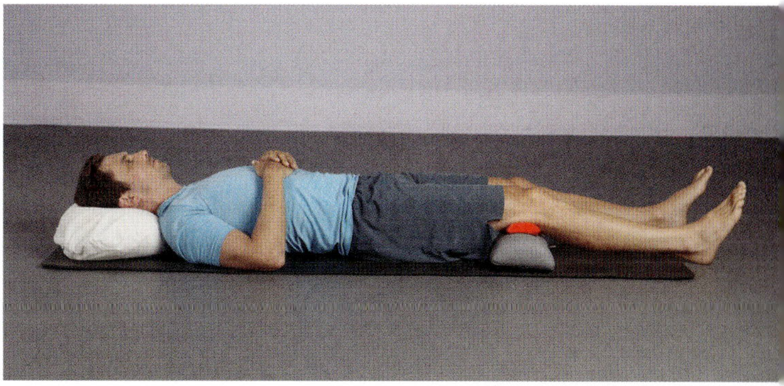

Legen Sie sich bequem auf den Rücken. Unterlagern Sie Ihren Kopf mit einem Kissen und Ihre Kniekehle mit einer Halbrolle und einem mit einem Leinentuch umhüllten Coolpack. Kühlen Sie etwa 10 Minuten lang.

Aufgepasst: Legen Sie das Coolpack nicht unverpackt auf; es könnte zu Gewebeschädigungen kommen.

Warum: Das Kühlen von der Kniekehle her ist ideal, da das Gelenk schonend und systematischer gekühlt wird als die weitverbreitete Praxis, es unmittelbar auf der Kniescheibe anzuwenden.

QUARKWICKEL

Sie brauchen: Tisch, Stuhl, Quark, Löffel, 2 Leinentücher

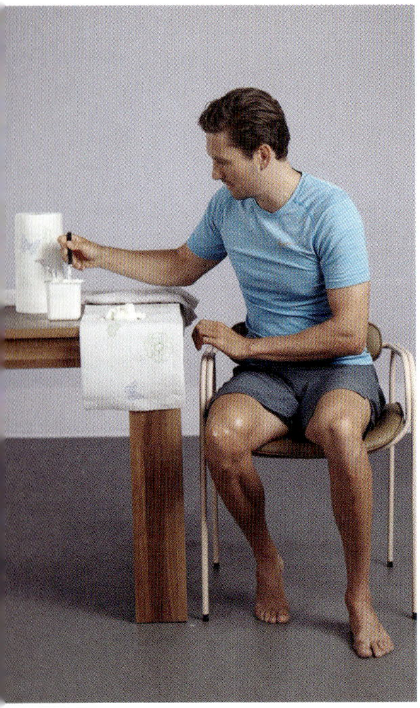

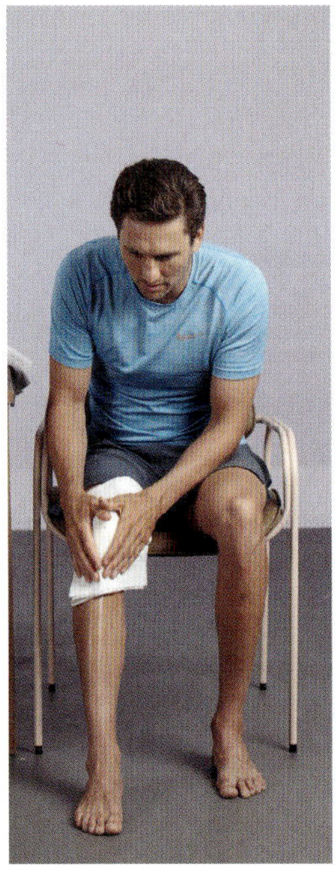

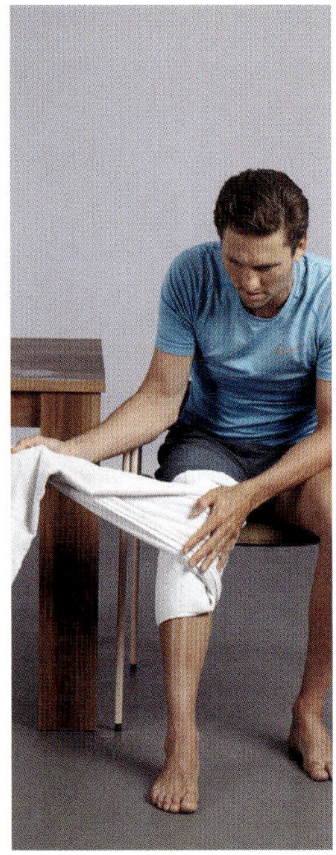

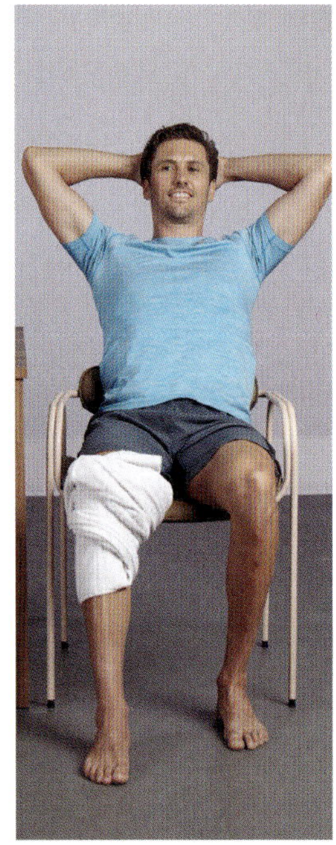

1 Setzen Sie sich seitlich an einen Tisch. Geben Sie reichlich Quark (etwa zwei Esslöffel voll) auf ein Leinentuch.

2 Bringen Sie das Tuch auf Ihr Knie.

3 Wickeln Sie zur Fixierung ein zweites Tuch darüber.

4 Stellen Sie Ihren Fuß eine Fußlänge vor den anderen Fuß. Lassen Sie den Wickel 20 Minuten lang einwirken.

Aufgepasst: Legen Sie nicht Ihr Bein hoch, sondern lassen Sie es mit der ganzen Fußsohle auf dem Boden stehen. Kühlen Sie nie über längere Zeit.

Warum: Quark kühlt und heilt am besten tagsüber. Den Wickel nachts beizubehalten ist nicht ratsam, da er bei längerer Anwendung keine Wirkung mehr hat und ein Wärmestau entstehen kann.

SALZWICKEL

Sie brauchen: Tisch, Stuhl, Salz, Schüssel, Wasser, 2 Leinentücher

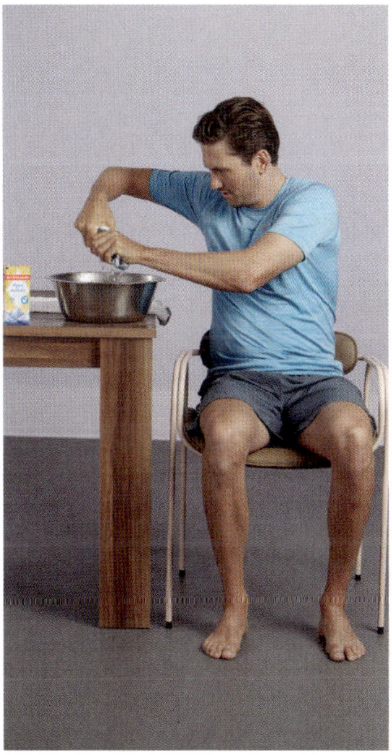

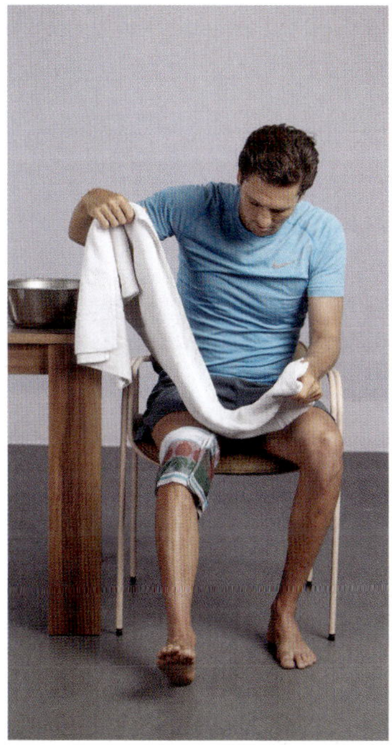

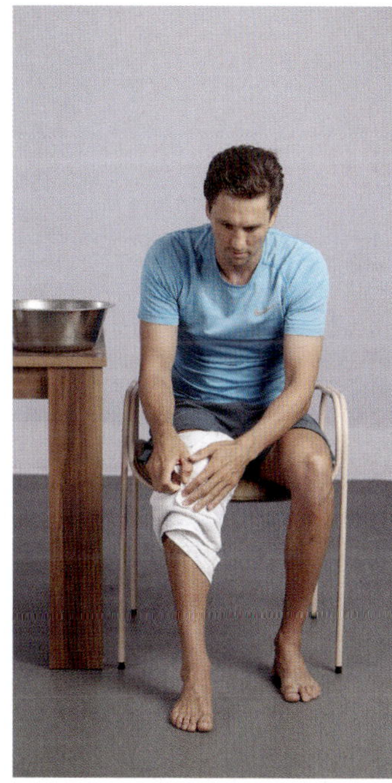

1 Setzen Sie sich seitlich an einen Tisch. Geben Sie eine Handvoll Salz in eine Schüssel mit lauwarmem Wasser. Wringen Sie ein Leinentuch darin aus.

2 Legen Sie das Leinentuch um Ihr Knie und fixieren Sie es mit einem zweiten Tuch.

3 Stellen Sie das Bein eine Fußlänge weit vor das andere Bein. Lassen Sie den Salzwickel so lange einwirken, wie Sie ihn angenehm lauwarm empfinden.

Aufgepasst: Legen Sie das Bein nicht hoch. Entfernen Sie den Wickel, wenn er sich kühl anfühlt.

Warum: Ein lauwarmer Salzwickel entzieht Ihrem Knie Schwellungen und wirkt beruhigend, da er keinen thermischen Reiz wie Eis oder Hitze setzt.

NOCH MEHR UNTERSTÜTZUNG DURCH AKUPRESSUR, FLOSSING, TRIGGERDRÜCKER, CUPS UND FASZIENROLLE

Diese gezielten Maßnahmen mit unterstützenden Hilfsmitteln können Sie alle selbst anwenden. Schmerzen werden gelindert und Faszien gelöst.

AKUPRESSUR 3 YIN

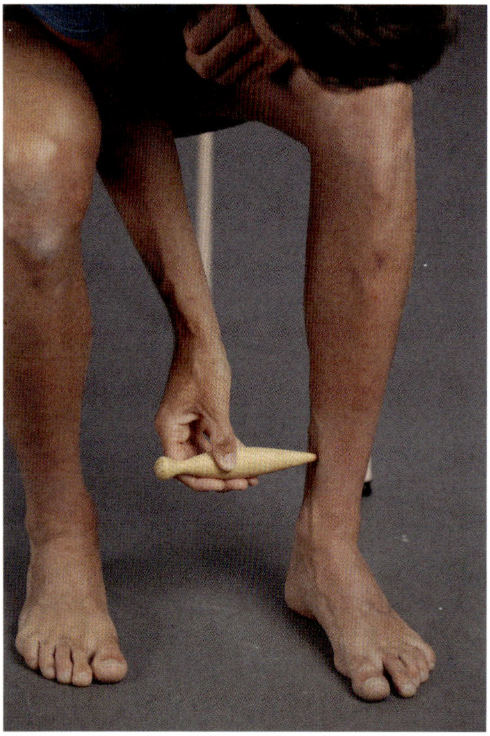

Sie brauchen: Stuhl, Zirbenstäbchen

Stellen Sie das Bein Ihrer betroffenen Seite auf den Boden. Setzen Sie die Spitze des Zirbenstäbchens mit etwas Druck auf den Akupunkturpunkt 3 Yin am Unterschenkel (siehe Abbildung auf Seite 137). Spüren Sie dabei diesen oft etwas schmerzhaften Punkt auf und bleiben Sie dort etwa 1 Minute lang.

Aufgepasst: Fangen Sie sanft mit dem Druck an und steigern Sie ihn etwas im Laufe der Behandlung.

Warum: Dieser Akupunkturpunkt lindert Schwellungen.

AKUPRESSUR DI 4

Sie brauchen: Stuhl, Zirbenstäbchen

Setzen Sie die Spitze des Zirbenstäbchens mit etwas Druck auf den Akupunkturpunkt Dickdarm 4 (siehe Abbildung unten). Spüren Sie dabei diesen oft etwas schmerzhaften Punkt auf und bleiben Sie dort etwa 1 Minute lang.

Aufgepasst: Fangen Sie sanft mit dem Druck an und steigern Sie ihn etwas im Laufe der Behandlung.

Warum: Dieser Akupunkturpunkt lindert generell Schmerzen.

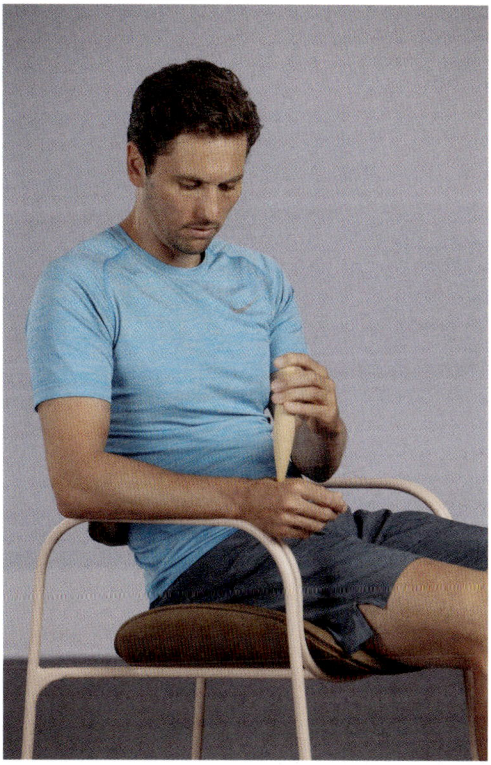

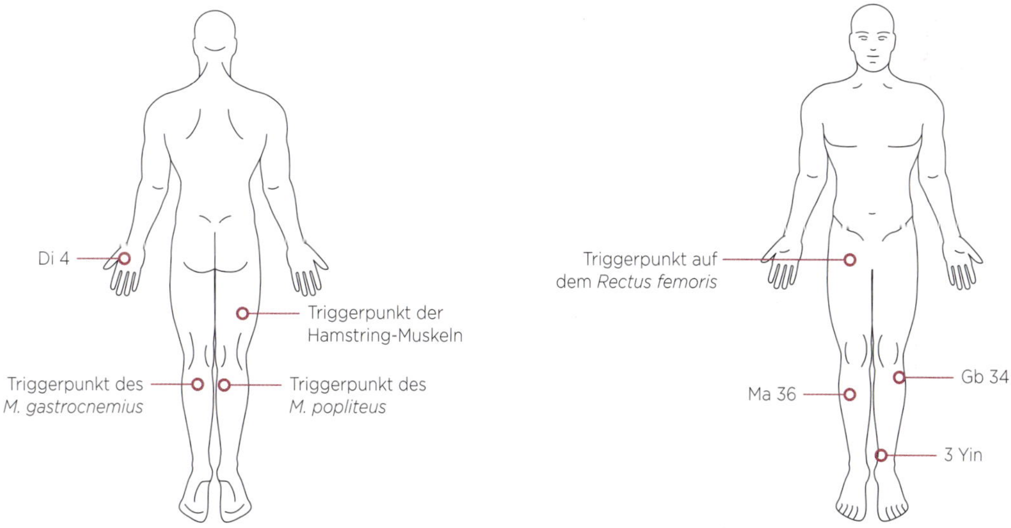

Die genaue Lage der Akupunktur- und Triggerpunkte lässt sich leicht ertasten, da die Punkte in der Regel druckempfindlich reagieren. Die eingezeichneten Punkte befinden sich spiegelverkehrt jeweils auch auf der anderen Körperseite. Behandeln Sie immer die betroffene Seite.

AKUPRESSUR MA 36

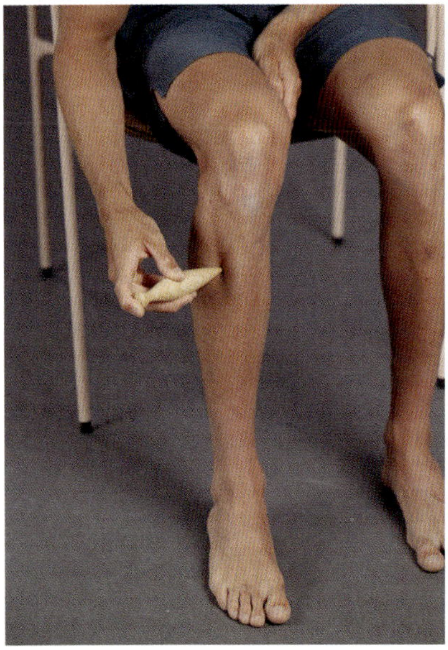

Sie brauchen: Stuhl, Zirbenstäbchen

Stellen Sie das Bein Ihrer betroffenen Seite auf den Boden. Setzen Sie die Spitze des Zirbenstäbchens mit etwas Druck auf den Akupunkturpunkt Ma 36 am Unterschenkel (siehe Abbildung auf Seite 137). Spüren Sie dabei diesen oft etwas schmerzhaften Punkt auf und bleiben Sie dort etwa 1 Minute lang.

Aufgepasst: Fangen Sie sanft mit dem Druck an und steigern Sie ihn etwas im Laufe der Behandlung.

Warum: Dieser Akupunkturpunkt mindert übermäßige Muskelspannung.

AKUPRESSUR GB 34

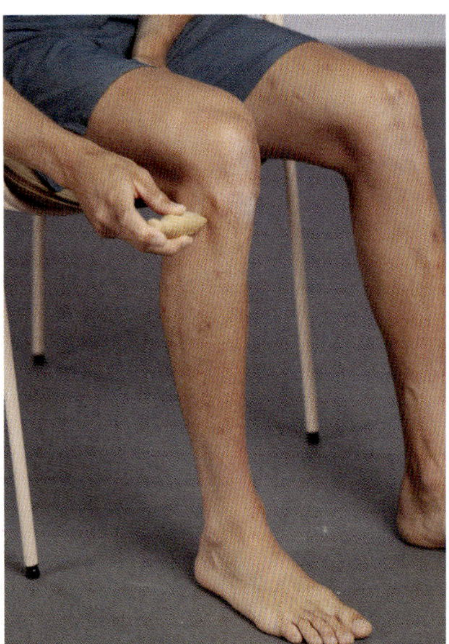

Sie brauchen: Stuhl, Zirbenstäbchen

Stellen Sie das Bein Ihrer betroffenen Seite auf den Boden. Setzen Sie die Spitze des Zirbenstäbchens mit etwas Druck auf den Akupunkturpunkt GB 34 am Unterschenkel (siehe Abbildung auf Seite 137). Spüren Sie dabei diesen oft etwas schmerzhaften Punkt auf und bleiben Sie dort etwa 1 Minute lang.

Aufgepasst: Fangen Sie sanft mit dem Druck an und steigern Sie ihn etwas im Laufe der Behandlung.

Warum: Dieser Akupunkturpunkt mindert übermäßige Sehnenspannung.

KNIEFLOSSING

Sie brauchen: Stuhl, Flossingband

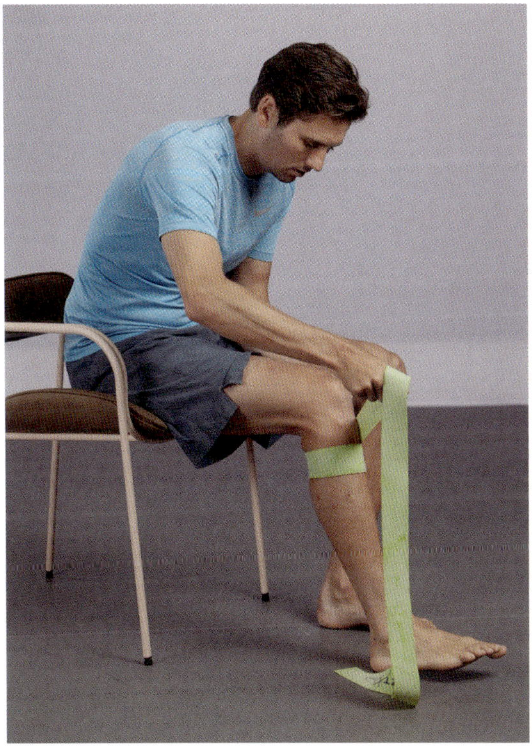

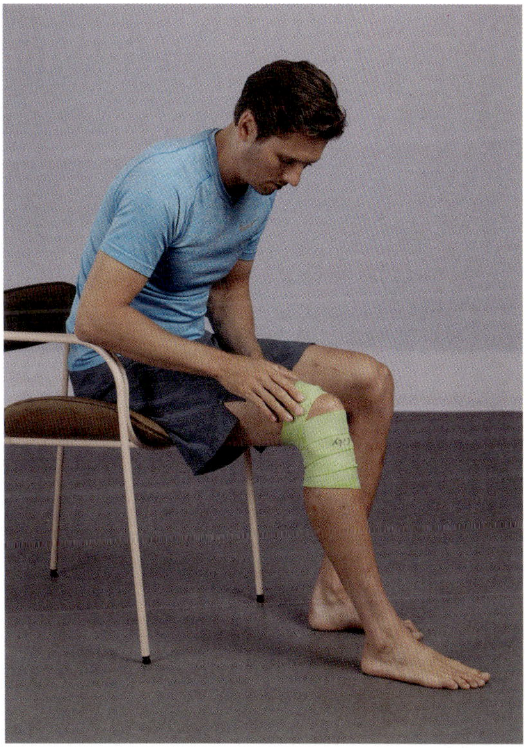

1 Setzen Sie sich auf einen Stuhl und stellen Sie das Bein etwas nach vorn. Nehmen Sie das Flossingband in die Hände und umwickeln Sie das Knie von unten nach oben mit zunehmendem Zug. Beginnend mit 50 Prozent Zug am Unterschenkel und mit stärkerem Zug über dem Knie bis zum Oberschenkel.

2 Das Band wird oben durch Einstecken fixiert und verbleibt 1 bis 2 Minuten dort.

Aufgepasst: Beginnen Sie zunächst mit der angegebenen Zugstärke. Das »Voodoo-Flossing« ist für die Selbstbehandlung nicht angezeigt.

Warum: Flossing ist eine Art Kniebandage mit elastischem Gummiband. Es lindert Schmerzen und die Regeneration im myofaszialen Gewebe wird gesteigert.

KNIEFLOSSING MIT KNIEBEUGE

Sie brauchen: Flossingband, Wand

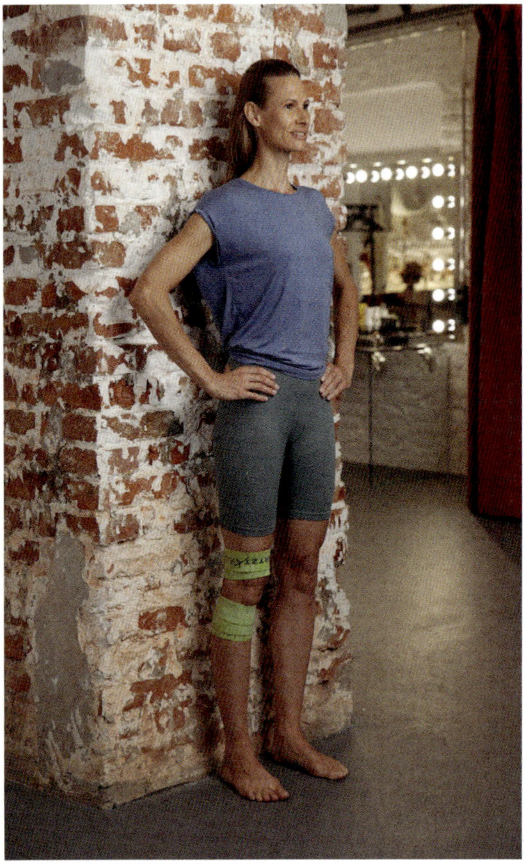

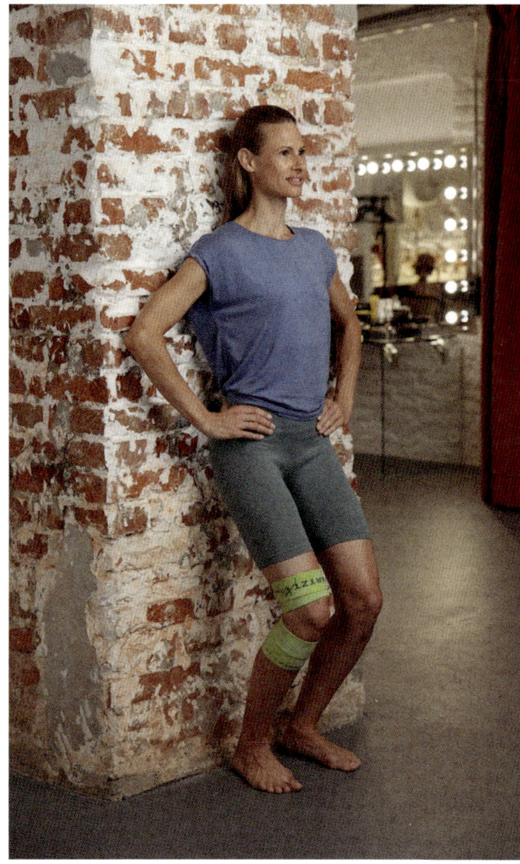

1 Legen Sie das Flossingband an wie auf Seite 139 beschrieben. Stellen Sie sich rückwärts an eine Wand. Stellen Sie Ihre Beine fußbreit auseinander.

2 Gehen Sie in eine leichte Kniebeuge. Wiederholen Sie die Kniebeuge 10-mal.

Aufgepasst: Beginnen Sie zunächst mit der angegebenen Zugstärke und der angegebenen Wiederholungszahl.

Warum: Flossing ist eine Art Kniebandage mit elastischem Gummiband. Es lindert Schmerzen, fördert die Beweglichkeit und steigert die Regeneration im myofaszialen Gewebe.

POPLITEUS TRIGGERN

Sie brauchen: Triggerdrücker, Wand

Setzen Sie den Triggerdrücker auf die Wand in Kniekehlenhöhe. Stellen Sie sich seitlich mit dem Triggerpunkt des *Musculus popliteus* (siehe Abbildung auf Seite 137) 1 Minute lang gegen den Triggerdrücker.

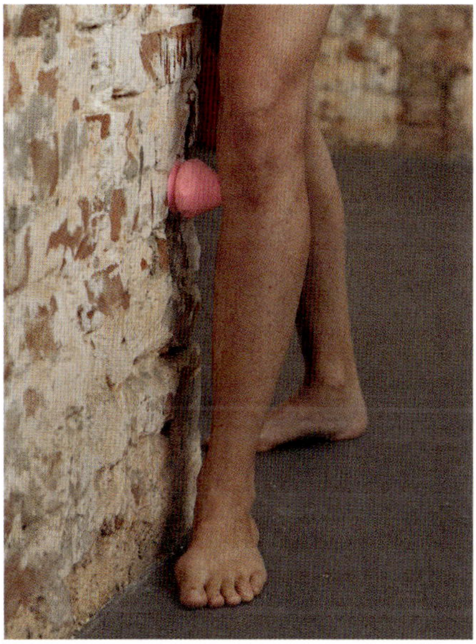

Aufgepasst: Bei starken Krampfadern ist diese Behandlung nicht ideal.

Warum: Der Popliteus reguliert die Kniescheibenspannung. Daher hilft dieses Triggern der Kniescheibe, wieder in die reguläre Funktion zu kommen.

HAMSTRINGS TRIGGERN

Sie brauchen: Triggerdrücker, Wand

Setzen Sie den Triggerdrücker auf die Wand in Oberschenkelhöhe, nahe des Knies. Stellen Sie sich rückwärts mit dem Triggerpunkt der Hamstring-Muskeln (siehe Abbildung auf Seite 137) 1 Minute lang gegen den Triggerdrücker.

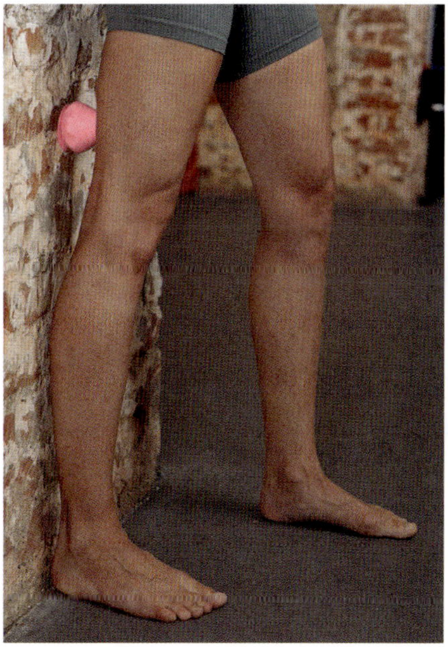

Aufgepasst: Bei starken Krampfadern ist diese Behandlung nicht ideal.

Warum: Die Hamstrings regulieren die rückseitige Oberschenkelspannung. Dieses Triggern hilft dem hinteren Oberschenkel, wieder in die reguläre Funktion zu kommen.

RECTUS FEMORIS TRIGGERN

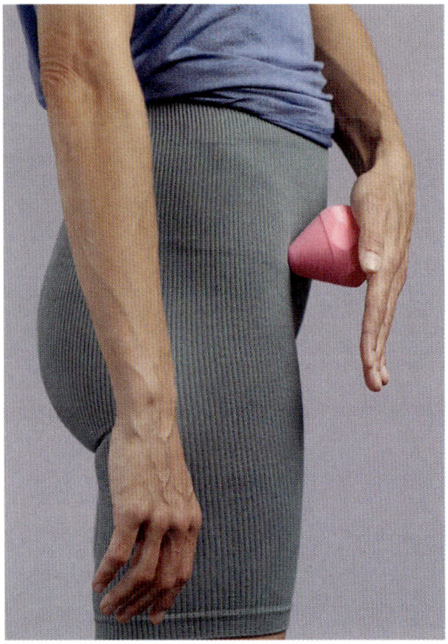

Sie brauchen: Triggerdrücker

Stellen Sie sich aufrecht hin und ertasten Sie den Triggerpunkt auf dem *Rectus femoris* in Leistenhöhe (siehe Abbildung auf Seite 137). Drücken Sie mit dem Drücker 1 Minute lang auf diesen Triggerpunkt.

Aufgepasst: Drücken Sie nicht auf den Beckenknochen.

Warum: Bei Verspannungen des *Musculus rectus femoris* können Fehlzüge und Schmerzen auf der Kniescheibe die Folge sein. Mit diesem Trigger lösen Sie die Verspannungen wieder auf.

GASTROCNEMIUS TRIGGERN

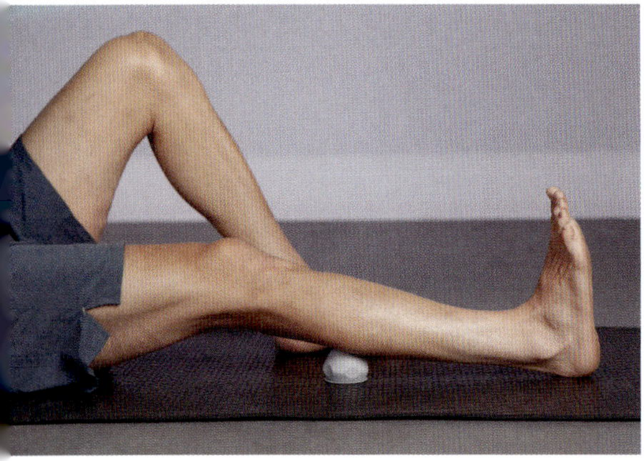

Sie brauchen: Matte, Triggerdrücker

Setzen Sie sich in den Langsitz und platzieren Sie den Triggerdrücker auf den Triggerpunkt des *Musculus gastrocnemius* unterhalb der Kniekehle (siehe Abbildung auf Seite 137). Drücken Sie mit dem Drücker 1 Minute lang auf diesen Triggerpunkt.

Aufgepasst: Drücken Sie nicht auf Knochen.

Warum: Bei Verspannungen des Muskels können Fehlzüge und Schmerzen in der Wade die Folge sein. Mit diesem Trigger lösen Sie die Verspannungen wieder auf.

UNTERSCHENKEL-CUPPING

Sie brauchen: Stuhl, Cup

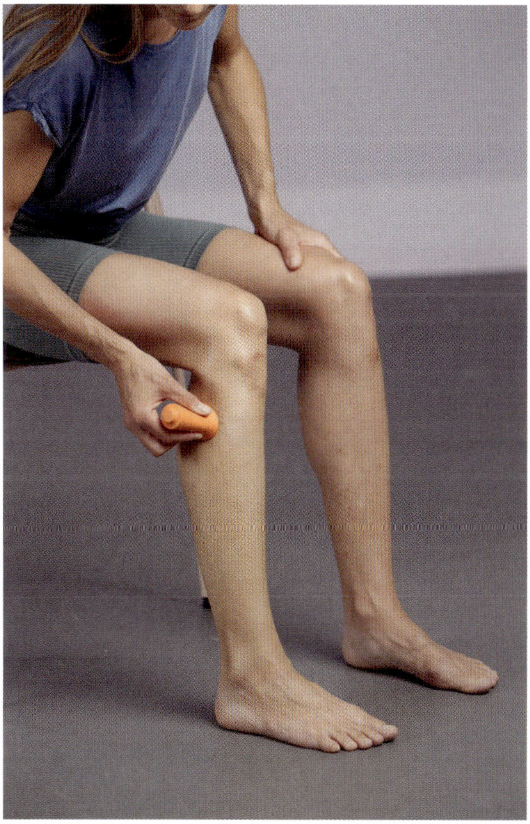

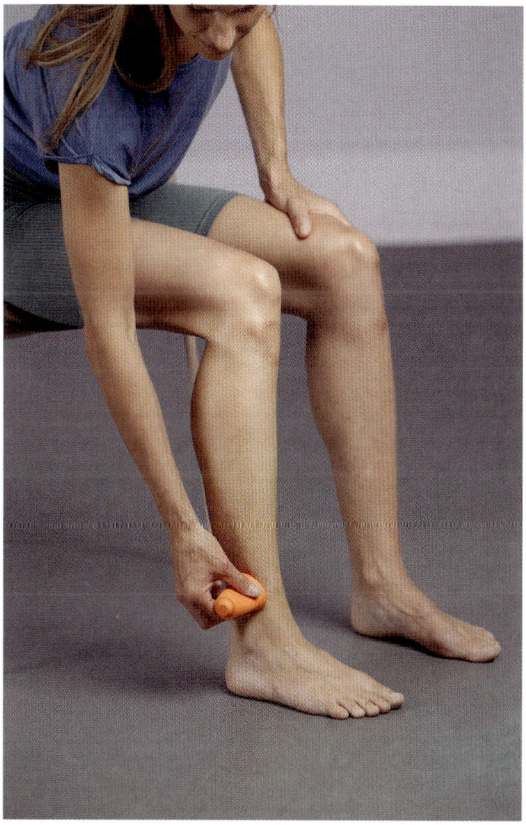

1 Stellen Sie einen Fuß entspannt auf den Boden. Drücken Sie den Rand des Cups zusammen und setzen Sie ihn unterhalb des Knies auf den seitlichen Muskel zwischen Waden- und Schienbein.

2 Halten Sie den Unterdruck im Cup und gleiten Sie am Unterschenkel auf dem Muskel abwärts. Wiederholen Sie das Auf- und Abgleiten 10-mal.

Aufgepasst: Cuppen Sie nicht auf Knochen.

Warum: Sie lösen mit dieser Cuppingtechnik Verspannungen im vorderen Unterschenkel, um das Knie zu entlasten.

OBERSCHENKEL-CUPPING

Sie brauchen: Stuhl, Cup

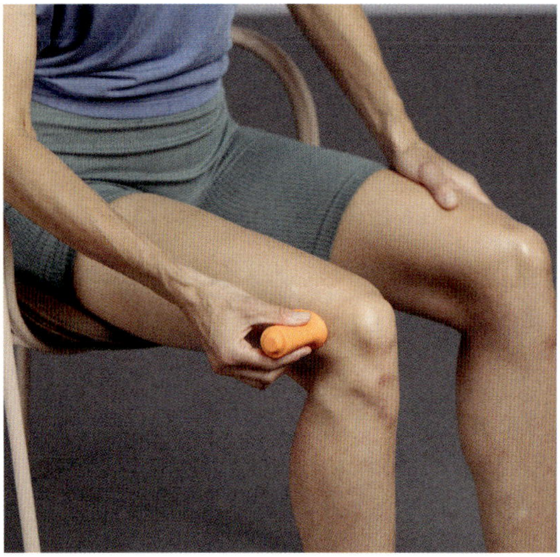

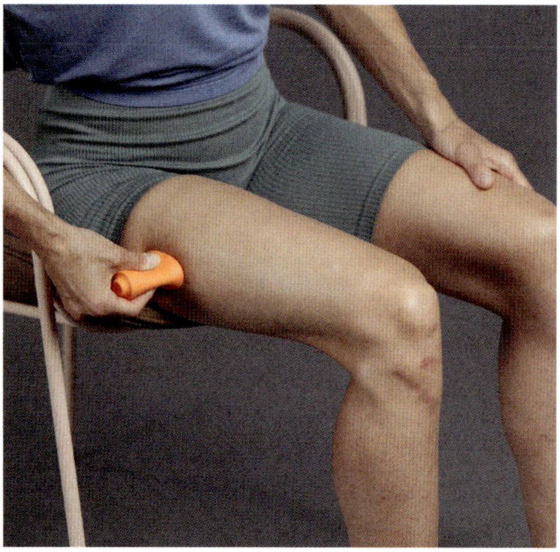

1 Stellen Sie einen Fuß entspannt auf den Boden. Drücken Sie den Rand des Cups zusammen und setzen Sie ihn oberhalb des Knies auf das Triggerband des seitlichen Oberschenkels. Es entspricht der »Hosennaht«.

2 Halten Sie den Unterdruck im Cup und gleiten Sie am Oberschenkel auf dem Triggerband aufwärts. Wiederholen Sie das Auf- und Abgleiten 10-mal.

Aufgepasst: Cuppen Sie nicht auf Knochen.

Warum: Sie lösen mit dieser Cuppingtechnik Verspannungen im seitlichen Oberschenkel, um das Knie zu entlasten.

KNIE-CUPPING

Sie brauchen: Stuhl, Cup

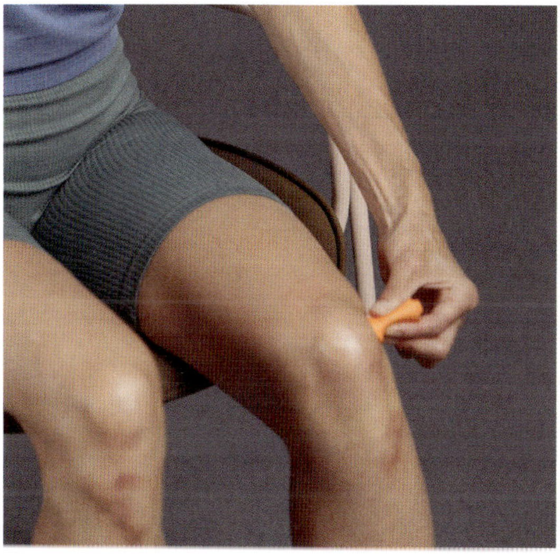

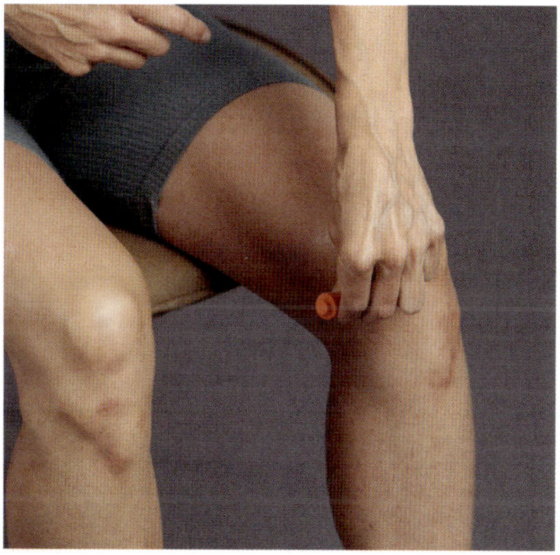

1 Stellen Sie einen Fuß entspannt auf den Boden. Drücken Sie den Rand des Cups zusammen und setzen Sie ihn oberhalb des Knies auf den Oberschenkel.

2 Halten Sie den Unterdruck im Cup und gleiten Sie um die Kniescheibe. Wiederholen Sie das Umkreisen 10-mal.

Aufgepasst: Cuppen Sie nicht auf Knochen.

Warum: Sie lösen mit dieser Cuppingtechnik Verspannungen an der Kniescheibe, um das Knie zu entlasten.

VORDEREN OBERSCHENKEL AUSROLLEN

Sie brauchen: Stuhl, kleine Faszienrolle

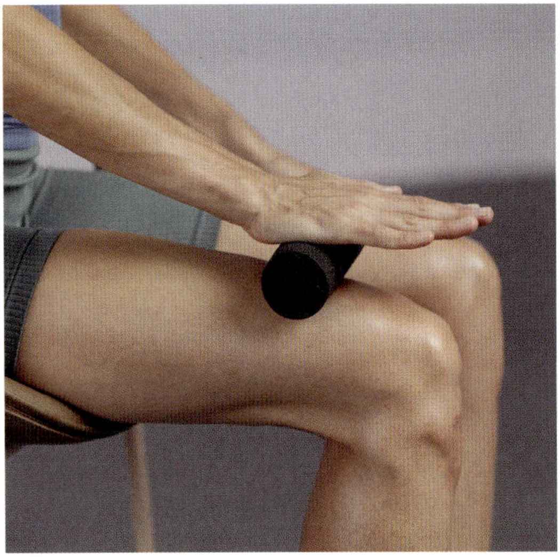

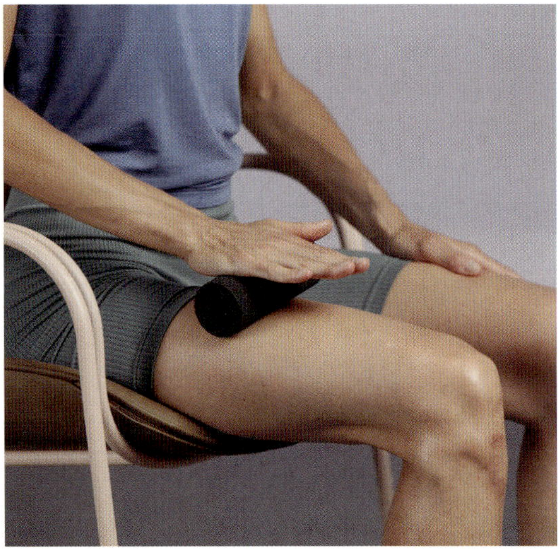

1 Setzen Sie sich auf einen Stuhl und nehmen Sie die Faszienrolle zwischen Ihre flache Hand und den mittigen Oberschenkel. Rollen Sie den Oberschenkel aufwärts bis zur Leiste.

2 Rollen Sie den Oberschenkel abwärts bis zur Kniescheibe.

Aufgepasst: Bleiben Sie beim Rollen mittig auf dem Oberschenkel.

Warum: Das Faszienrollen mit der Minirolle entlastet den mittleren Anteil des Oberschenkelmuskels *Quadriceps femoris*, der zur Verkürzung neigt.

HINTEREN OBERSCHENKEL AUSROLLEN

Sie brauchen: Stuhl, kleine Faszienrolle

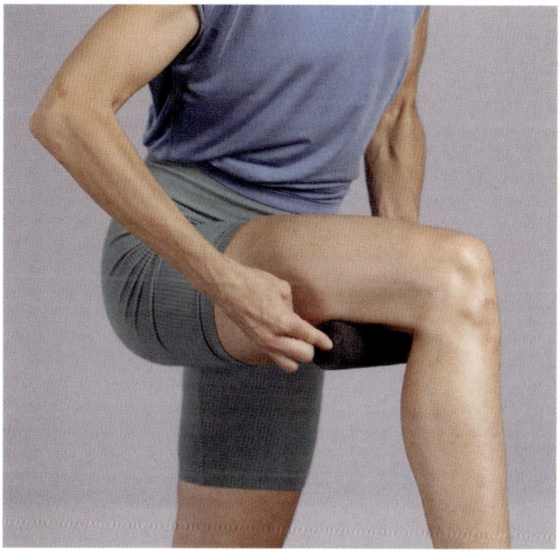

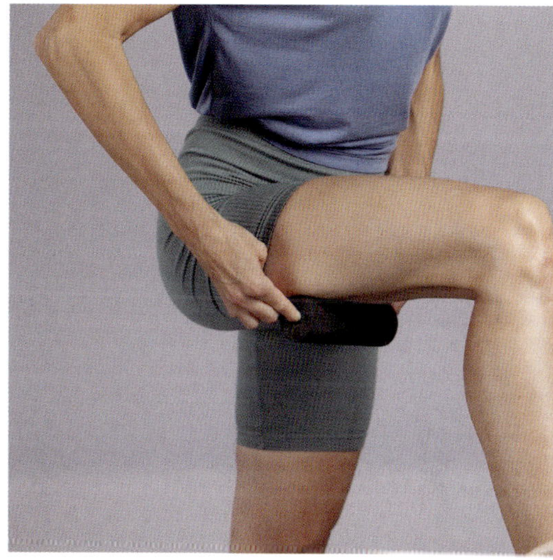

1 Stellen Sie ein Bein auf einen Stuhl und nehmen Sie die Minifaszienrolle zwischen beide Hände. Je ein Finger liegt in den seitlichen Öffnungen der Rolle. Rollen Sie 10-mal auf dem hinteren Oberschenkel, von der Kniekehle beginnend.

2 Rollen Sie aufwärts zum Gesäß hin und her.

Aufgepasst: Bleiben Sie beim Rollen mittig auf dem Oberschenkel.

Warum: Das Faszienrollen mit der Minirolle entlastet den hinteren Anteil des Oberschenkelmuskels, der zur Verkürzung neigt.

WADE AUSROLLEN

Sie brauchen: Matte, kleine Faszienrolle

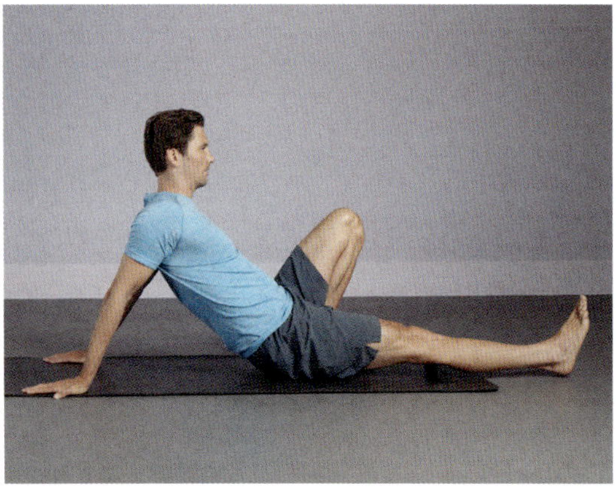

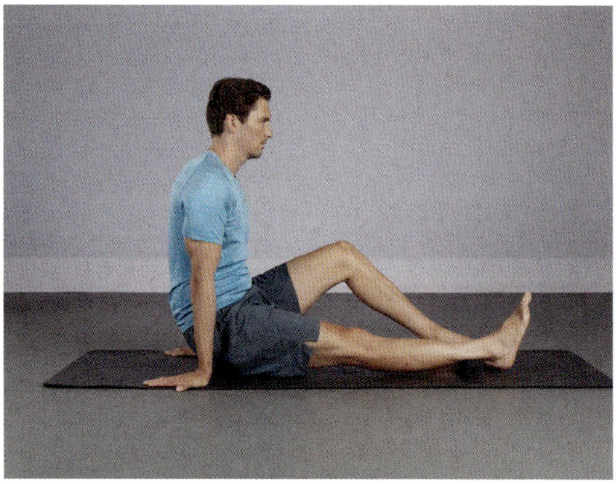

1 Setzen Sie sich im Langsitz auf den Boden und stellen Sie ein Bein auf. Setzen Sie die Minifaszienrolle zwischen die Wade des anderen Beins und den Boden. Stützen Sie sich mit den Armen hinter Ihrem Körper auf, drücken Sie Ihr Gesäß leicht vom Boden ab und rollen Sie 10-mal auf Ihrer Wadenmuskulatur in Richtung Kniekehle.

2 Rollen Sie in Richtung Fuß.

Aufgepasst: Falls Ihre Armkraft nicht ausreichend ist, rollen Sie aus dem Langsitz, ohne sich abzustützen.

Warum: Das Faszienrollen mit der Minirolle entspannt die zur Verkürzung neigende Wadenmuskulatur und hilft, das Knie zu entlasten.

MOBILISIEREN, DEHNEN UND KRÄFTIGEN

In dieser Reihenfolge gelangen Sie auf dem besten Weg zur Beschwerdefreiheit. Wenn Sie richtig mobil sind und Ihr Knie wieder belastungsstabil ist, beginnen Sie mit den Dehnungen. Dann sind Sie fit für die Kräftigung und können koordiniert ins medizinische Training übergehen.

UNBELASTETE KNIEBEUGUNG

Sie brauchen: Matte

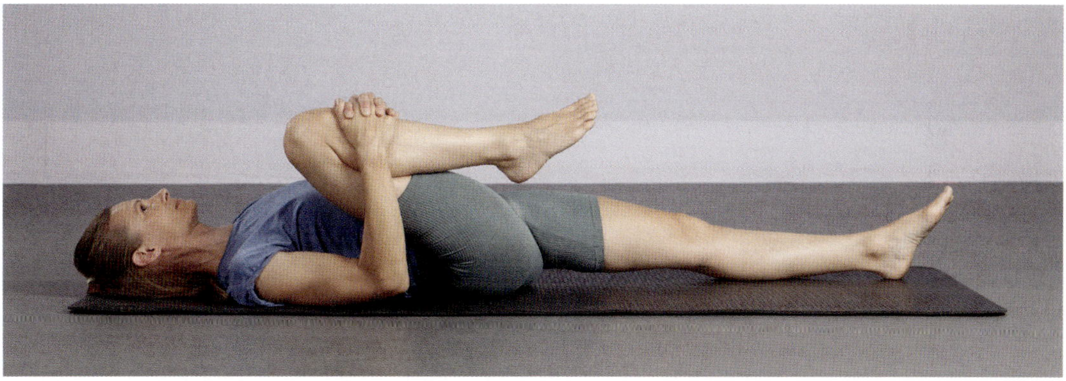

Legen Sie sich auf den Rücken. Holen Sie sich mit beiden Händen Ihr betroffenes Knie zur Brust. Lassen Sie Ihr Knie 1 Minute lang so gebeugt.

Aufgepasst: Beginnen Sie sanft mit dem Beugetraining bei eingeschränkter Kniebeugung.

Warum: Die Kniebeuge in einer entlasteten Ausgangsstellung ist zielführend bei sehr schmerzhaften und noch empfindlichen Knien.

UNBELASTETE KNIESTRECKUNG

Sie brauchen: Matte, Buch

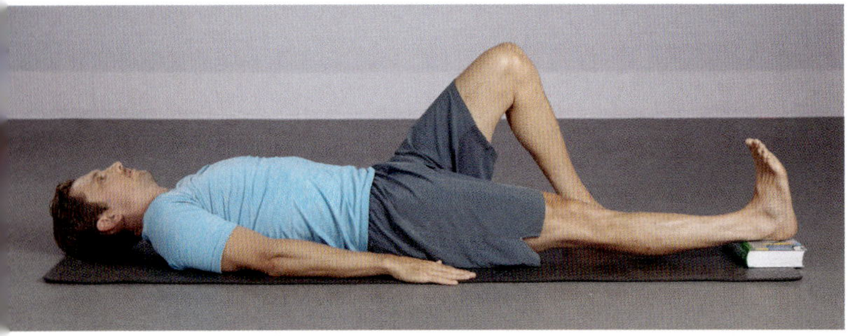

Legen Sie ein Buch unter Ihre Ferse und strecken Sie sich in der Rückenlage lang auf dem Boden aus. Stellen Sie das gesunde Bein auf. Drücken Sie sanft das betroffene Bein 1 Minute lang in die Kniestreckung.

Aufgepasst: Beginnen Sie sanft mit dem Strecktraining bei eingeschränkter Kniestreckung.

Warum: Die Streckung in einer entlasteten Ausgangsstellung ist zielführend bei sehr schmerzhaften und noch empfindlichen Knien.

RADFAHREN IN DER LUFT

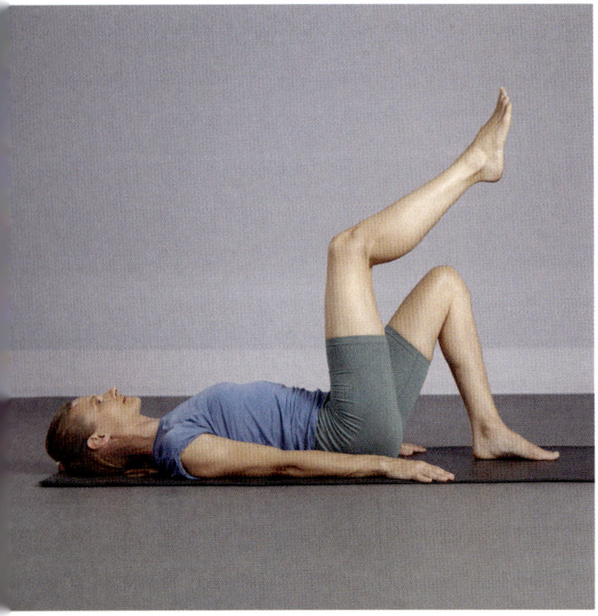

Sie brauchen: Matte

Legen Sie sich entspannt auf den Rücken. Stellen Sie das gesunde Bein auf. Radeln Sie mit Ihrem betroffenen Bein 1 bis 2 Minuten in der Luft.

Aufgepasst: Radeln Sie bei noch vorhandenen Beschwerden nicht mit beiden Beinen gleichzeitig, um Fehlspannungen im betroffenen Bein zu vermeiden.

Warum: Das Radfahren in einer entlasteten Ausgangsstellung ist bewegungsfördernd und zielführend bei sehr schmerzhaften und noch empfindlichen Knien.

GESÄSS BEIDBEINIG ABHEBEN

Sie brauchen: Matte

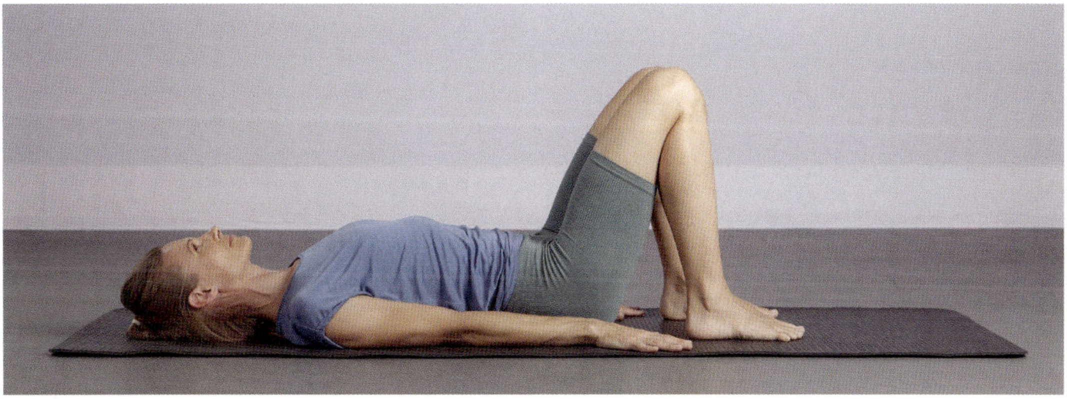

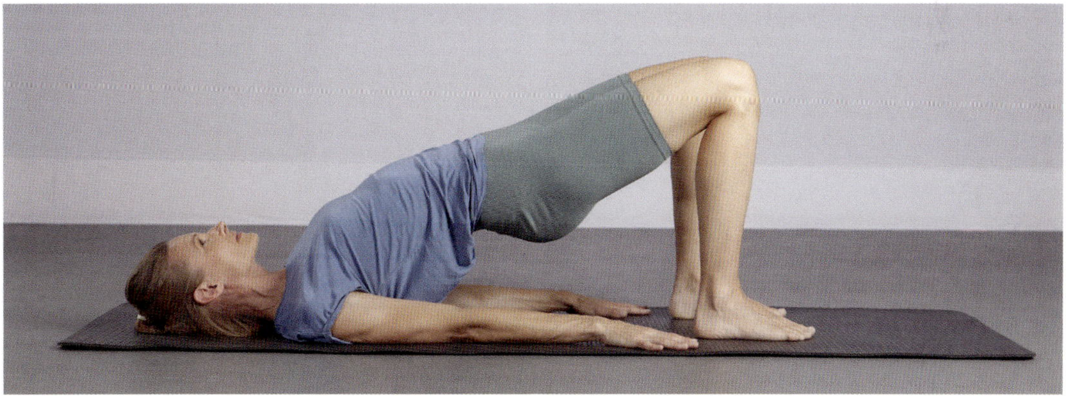

1 Legen Sie sich entspannt auf den Rücken und stellen Sie Ihre Beine auf.

2 Drücken Sie sich mit dem Gesäß in die Luft hoch, so gut Sie können, und wiederholen Sie die Übung zügig 10-mal.

Aufgepasst: Beginnen Sie sanft mit dem Gesäßabheben; so vermeiden Sie Reizungen im Knie.

Warum: Mit dieser Übung erlangen Sie eine Teilbelastung der Knie und eine leichte Gesäßkräftigung.

HIP DROP

Sie brauchen: kein Equipment

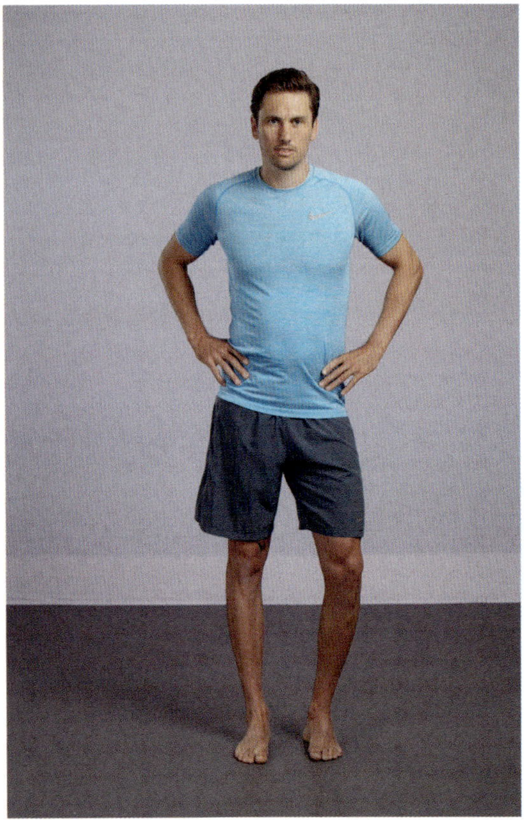

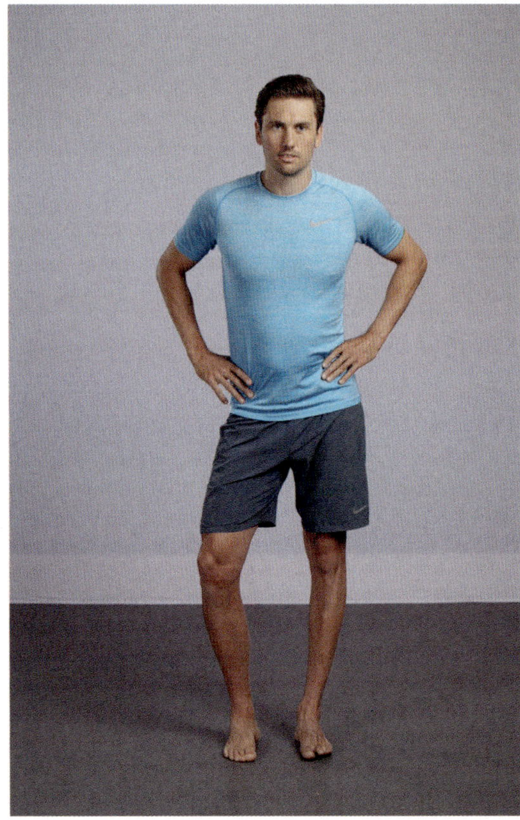

1 Stellen Sie sich aufrecht hin, die Füße stehen fußbreit auseinander. Lassen Sie ein Knie leicht gebeugt seitlich nach vorn fallen.

2 Lassen Sie das andere Knie leicht zur Seite fallen.

Aufgepasst: Das Standbein bleibt gestreckt.

Warum: Diese Übung trainiert Beweglichkeit und Beinachsen in Teilbelastung der Knie.

PNF-BEINMUSTER I

Sie brauchen: Matte

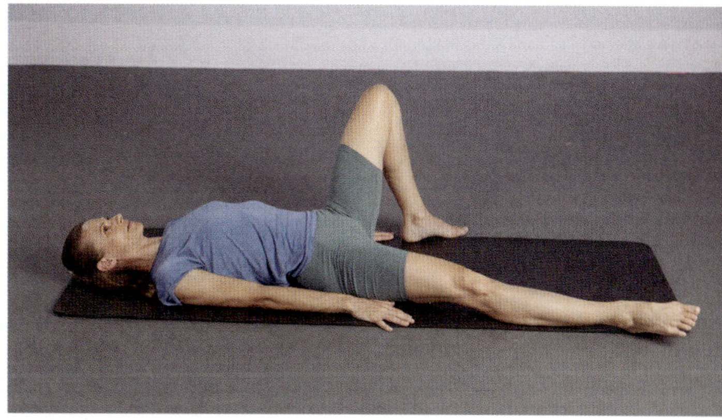

1 Legen Sie sich lang auf den Rücken und stellen Sie ein Bein auf. Bringen Sie das andere Bein ausgestreckt nach außen und machen Sie einen Spitzfuß.

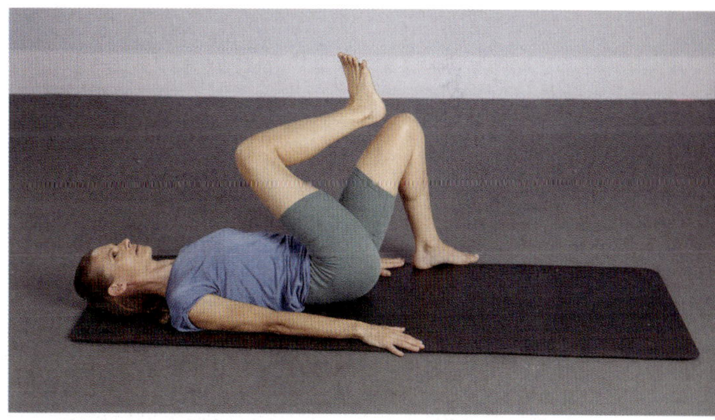

2 Ziehen Sie kraftvoll den Fuß des ausgestreckten Beins hoch und bringen Sie Ihr gebeugtes Knie in einer Diagonalbewegung zur gegenüberliegenden Schulter hoch.

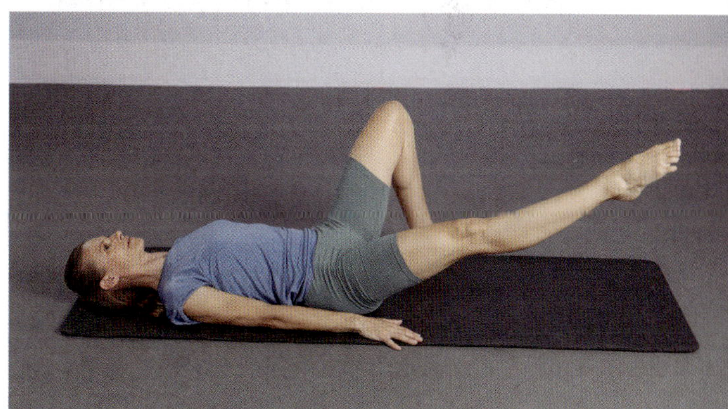

3 Gehen Sie auf gleichem Weg zurück in die erste Position. Wiederholen Sie die Übung 10-mal.

Aufgepasst: Halten Sie während der Auf- und Abbewegungen das Bein in einer guten Anspannung.

Warum: Diese Beinmusterübung aus dem PNF (siehe Seite 76) entspricht dem gesunden dreidimensionalen Bewegungsverhalten Ihrer Beine. Sie ist zielführend in der Rehabilitation von Kniebeschwerden.

PNF-BEINMUSTER II

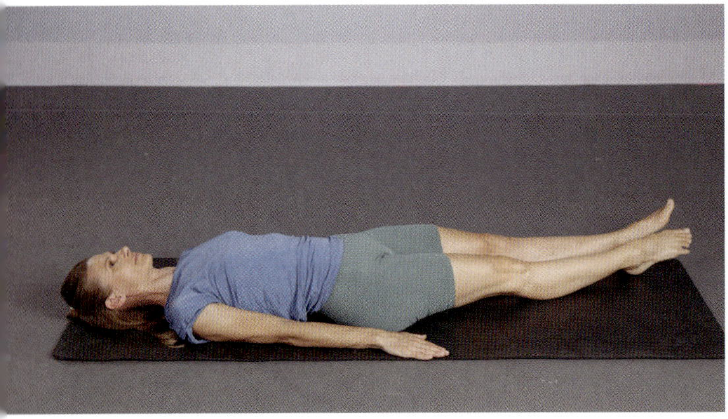

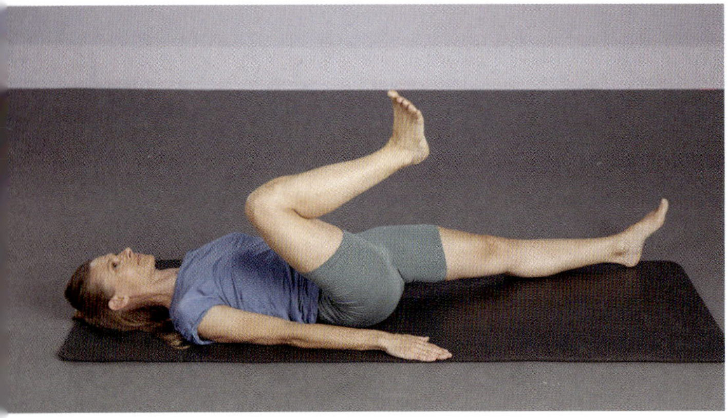

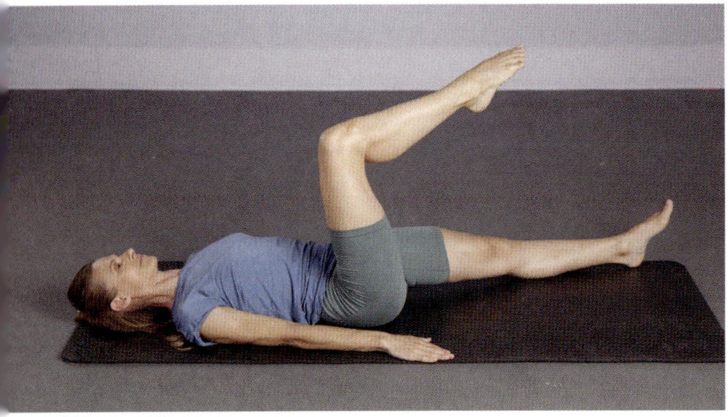

Sie brauchen: Matte

1 Legen Sie sich mit ausgestreckten und leicht nach links abgelegten Beinen lang auf den Rücken.

2 Ziehen Sie kraftvoll den rechten Fuß hoch und bringen Sie Ihr gebeugtes Knie in einer Diagonalbewegung zur rechten Schulter aufwärts.

3 Machen Sie die Umkehrbewegung in Richtung der ersten Position und wiederholen Sie die Übung 10-mal.

Aufgepasst: Halten Sie während der Auf- und Abbewegungen das Bein in einer guten Anspannung.

Warum: Diese Beinmusterübung aus dem PNF (siehe Seite 76) entspricht dem gesunden dreidimensionalen Bewegungsverhalten Ihrer Beine. Sie ist zielführend in der Rehabilitation von Kniebeschwerden.

PNF-BEINMUSTER MIT GEWICHTSMANSCHETTE

Sie brauchen: 1 Gewichtsmanschette, Matte

1. Fixieren Sie eine Gewichtsmanschette um Ihren Unterschenkel. Legen Sie sich auf den Rücken lang. Strecken Sie das Bein mit dem Gewicht lang aus und machen Sie einen Spitzfuß.

2. Ziehen Sie kraftvoll den Fuß hoch und bringen Sie Ihr gebeugtes Knie in einer Diagonalbewegung zur gegenüberliegenden Schulter hoch.

3. Machen Sie die Umkehrbewegung in Richtung der ersten Position und wiederholen Sie die Übung 10-mal.

Aufgepasst: Halten Sie während der Auf- und Abbewegungen das Bein in einer guten Anspannung.

Warum: Diese Beinmusterübung aus dem PNF (siehe Seite 76) entspricht dem gesunden dreidimensionalen Bewegungsverhalten Ihrer Beine. Sie ist zielführend in der Rehabilitation von Kniebeschwerden.

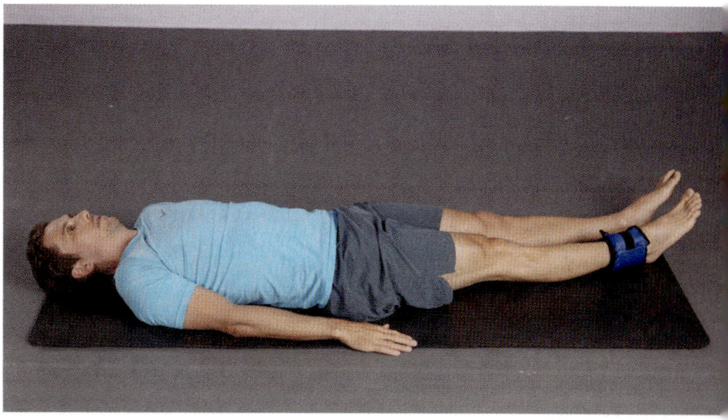

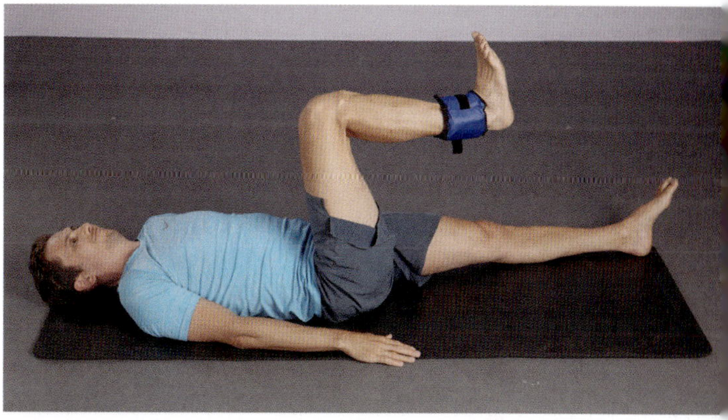

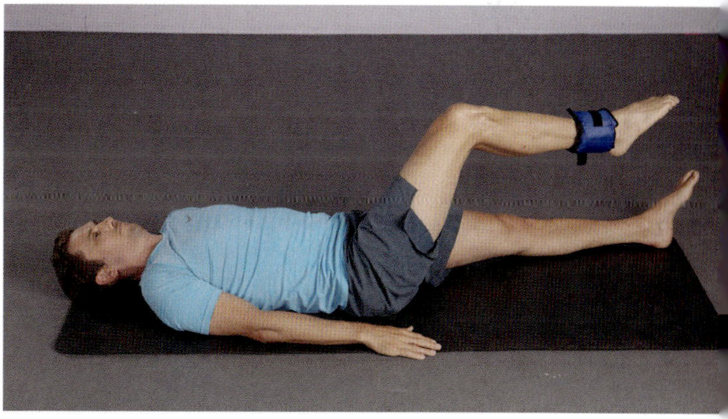

SELBSTMOBILISATION DER KNIESCHEIBE

Sie brauchen: Matte, Halbrolle

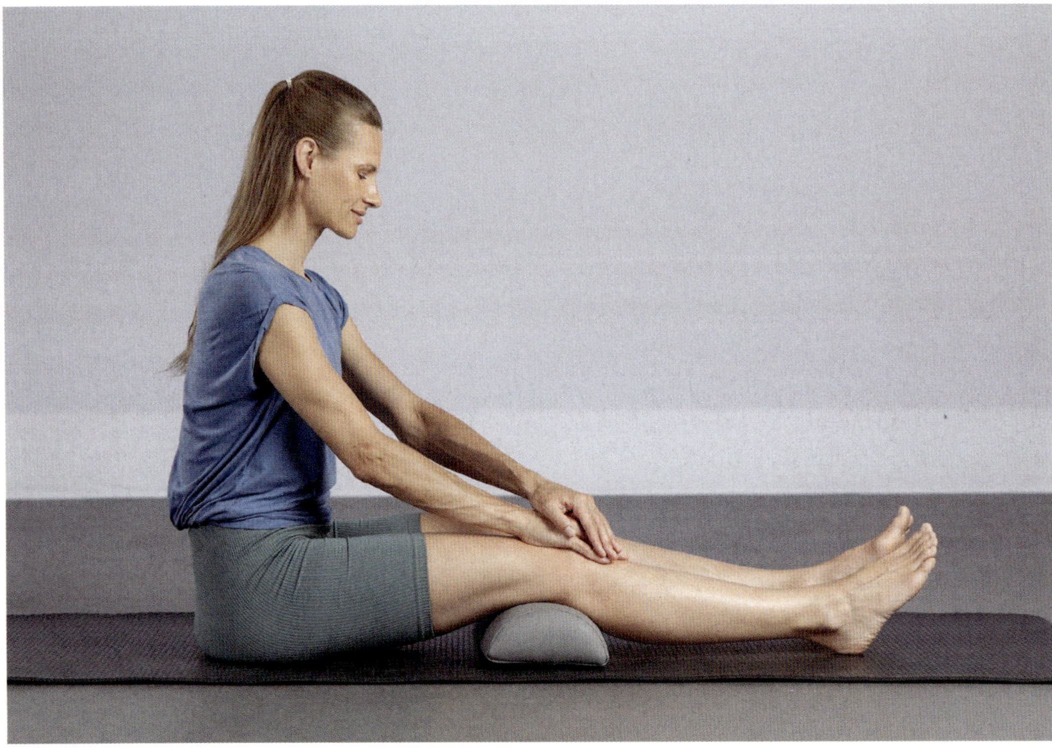

Setzen Sie sich in den Langsitz und unterlagern Sie das betroffene Knie mit einer Halbrolle. Umgreifen Sie mit der rechten Hand Ihre betroffene Kniescheibe. Legen Sie zur besseren Führung die linke Hand noch auf die rechte Hand und schieben Sie sanft die Kniescheibe fußwärts.

Aufgepasst: Spüren Sie die Verschiebung als Entlastung und arbeiten Sie sanft daran.

Warum: Die Übung löst Fehlstellungen und Fehlfunktionen der Kniescheibe. Das Gelenkspiel im Knie wird verbessert.

SELBSTMOBILISATION DES WADENBEINS

Sie brauchen: Matte

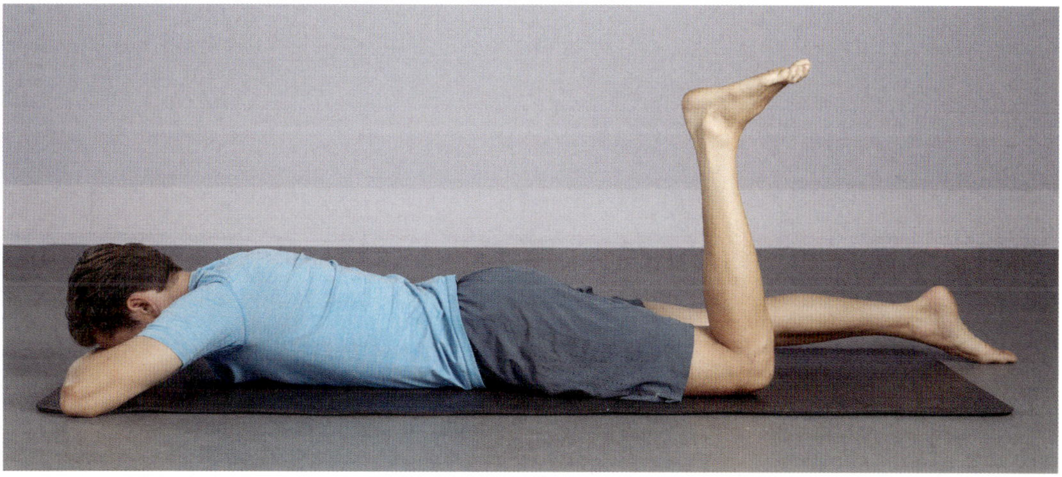

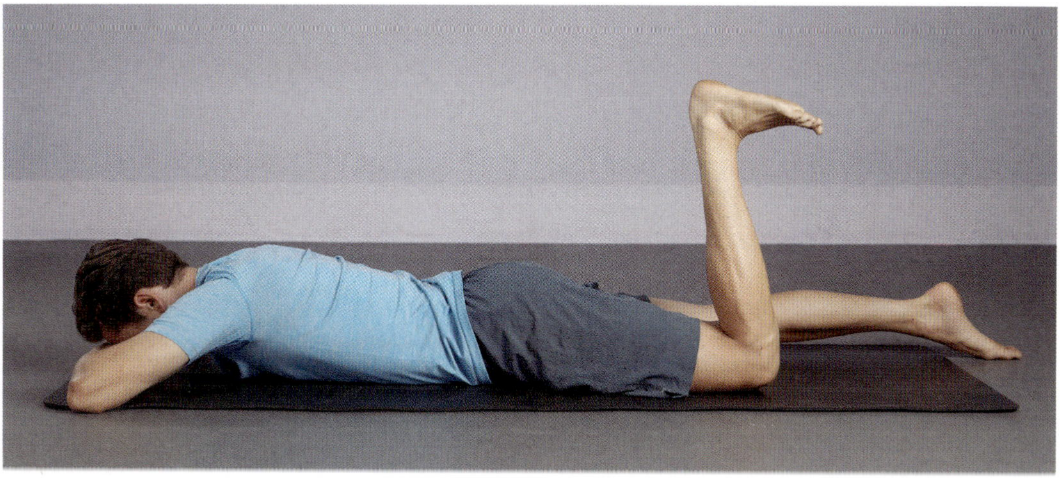

1 Legen Sie sich auf den Bauch und beugen Sie das betroffene Knie um 90 Grad. Auch der Fuß ist um 90 Grad angewinkelt.

2 Klappen Sie Ihren Fuß 10-mal weit hinunter in Richtung Ihres Schienbeines.

Aufgepasst: Machen Sie zwischen den Klappübungen keinen Spitzfuß.

Warum: Diese Übung löst Fehlspannungen im Wadenbein und verbessert das Gelenkspiel des Knies.

SCHUBMOBILISATION DES WADENBEINS

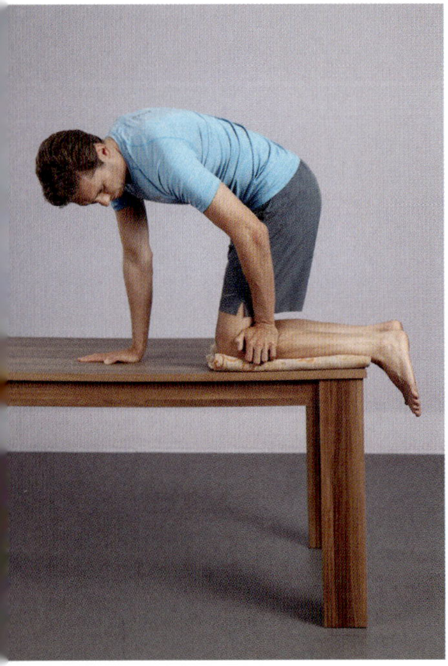

Sie brauchen: Tisch, Decke

Gehen Sie auf einem stabilen Tisch mit einer Decke unter den Knien in den Vierfüßlerstand. Rutschen Sie mit dem betroffenen Knie weit an die Tischkante, lassen Sie Ihren Fuß überhängen und greifen Sie mit dem Daumenballen genau auf Ihren Wadenbeinkopf seitlich unterhalb des Knies. Drücken Sie sanft und mit einer nach vorn und unten gerichteten Bewegung Ihr Wadenbein in die Richtung Ihres Schienbeines. Die Schubrichtung sollte der Form einer Banane gleichen, um das Wadenbein wirklich zu lösen.

Aufgepasst: Führen Sie die Mobilisation geschmeidig aus.

Warum: Diese Übung löst Fehlspannungen im Wadenbein und verbessert das Gelenkspiel des Knies.

SELBSTMOBILISATION DES FUSSES

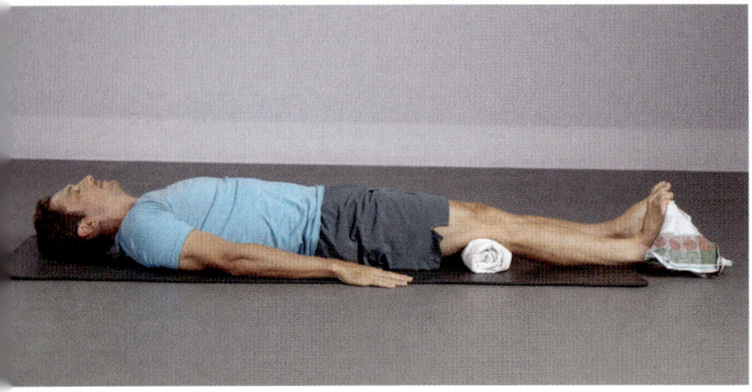

Sie brauchen: Matte, Halbrolle, Leinentuch

Legen Sie sich entspannt auf den Boden. Unterlagern Sie Ihr Knie mit einer Halbrolle und stellen Sie Ihr gesundes Bein auf. Krallen Sie Ihre Zehen in ein kleines Leinentuch. Ziehen Sie Ihren Fuß hoch. Arbeiten Sie dabei weiter kräftig mit den Zehen. Wiederholen Sie die Übung 10-mal.

Aufgepasst: Halten Sie die Spannung des Fußes durch das Hochziehen während der gesamten Übung. Lösen Sie die Spannung erst anschließend.

Warum: Mit der Übung mobilisieren Sie Ihr oberes Sprunggelenk mit dem unteren Anteil des Wadenbeins und die große Fußsohlenfaszie.

HAMSTRINGSDEHNUNG

Sie brauchen: Matte

1 Legen Sie sich auf den Rücken. Ziehen Sie mit beiden Händen Ihren Oberschenkel kräftig zum Körper hoch.

2 Bringen Sie die äußere Hand an den Unterschenkel und biegen Sie diesen, so gut es geht, nach oben in Richtung der Kniestreckung. Halten Sie die Dehnung 1 Minute lang.

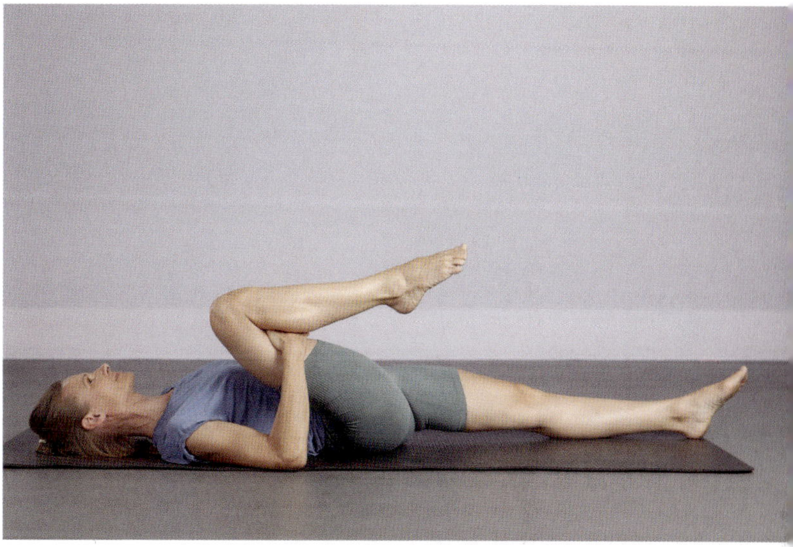

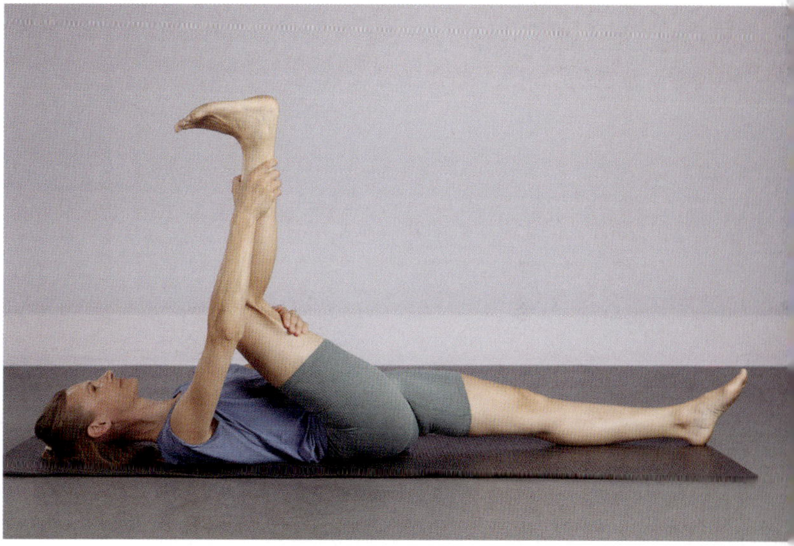

Aufgepasst: Halten Sie während der gesamten Übung Ihren Oberschenkel fest am Körper. Das andere Bein bleibt fest am Boden liegen.

Warum: Die hintere Beinmuskulatur wird mit dieser Übung gedehnt, das Knie ist dabei maximal entlastet.

HAMSTRINGSDEHNUNG IM STAND

Sie brauchen: Stuhl

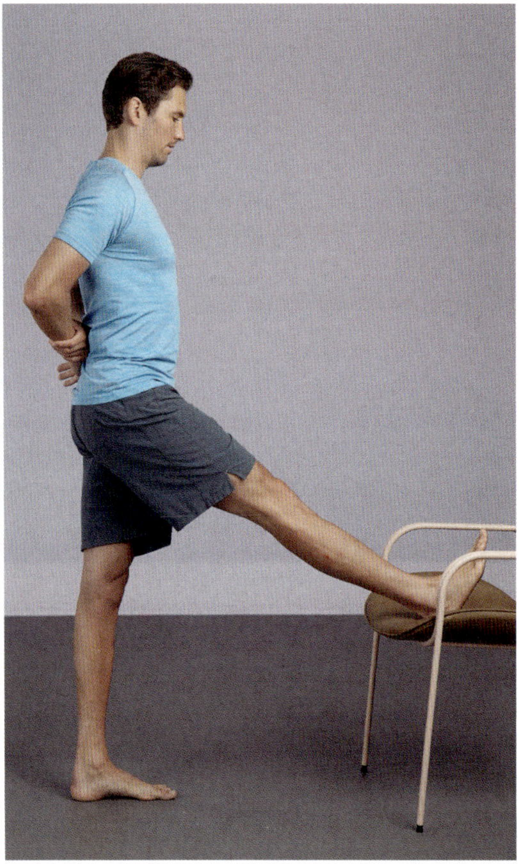

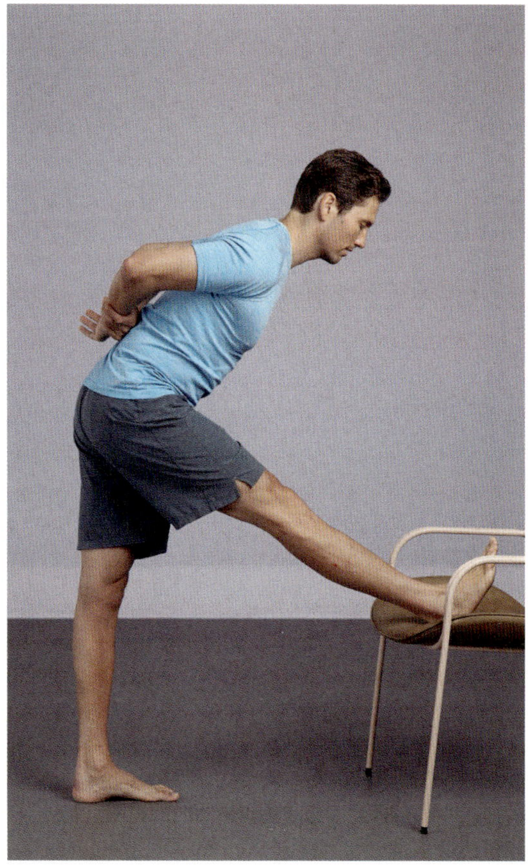

1 Stellen Sie sich aufrecht vor einen Stuhl und legen Sie einen Fuß auf die Sitzfläche. Verschränken Sie Ihre Hände hinter dem Rücken.

2 Neigen Sie Ihren Oberkörper nach vorn. Dehnen Sie 1 Minute lang.

Aufgepasst: Achten Sie bitte auf einen sicheren Stand Ihres Standbeins.

Warum: Die hintere Beinmuskulatur ist tonisch und neigt zur Verkürzung (siehe Seite 11). Wenn der Muskel seine Solllänge hat, ist das Knie spürbar entlastet.

RECTUS-FEMORIS-DEHNUNG

Sie brauchen: Matte, großes Handtuch

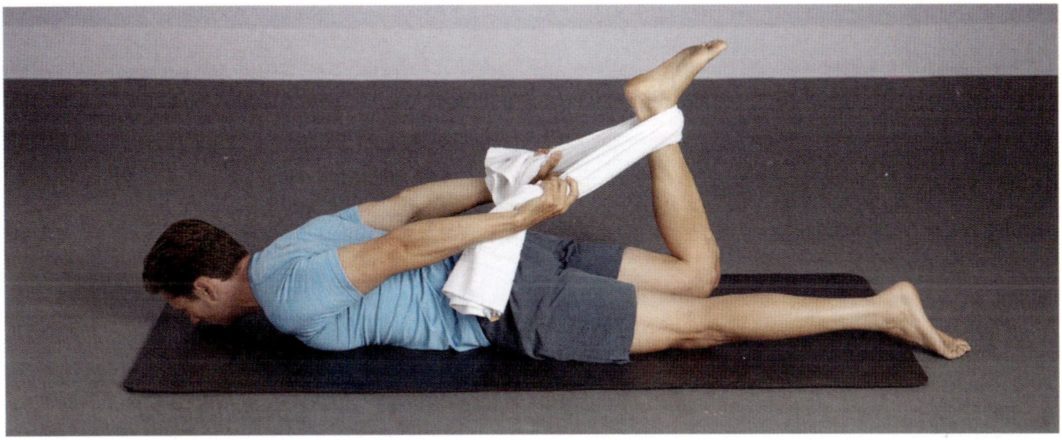

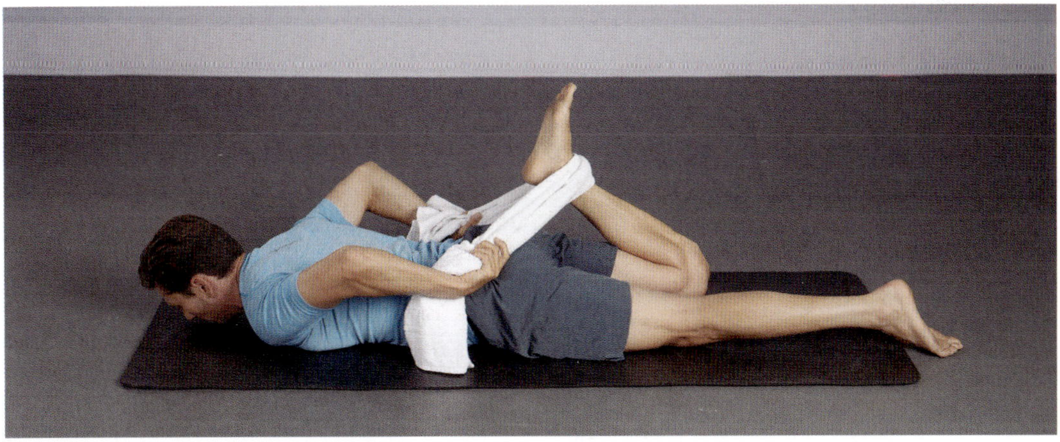

1 Legen Sie sich auf den Bauch, umschlingen Sie Ihren Unterschenkel mit einem großen Handtuch und ziehen Sie Ihr Bein in eine Kniebeuge.

2 Kommen Sie, so gut Sie können, in die maximale Dehnung. Spannen Sie Ihr Gesäß an und halten Sie die Dehnung des vorderen Oberschenkels 1 Minute lang.

Aufgepasst: Bleiben Sie bei der Dehnung in Ihrer Bewegungsachse und pendeln Sie Ihren Unterschenkel nicht ein- oder auswärts.

Warum: Die vordere Oberschenkelmuskulatur wird mit dieser Übung gedehnt, das Knie ist dabei maximal entlastet.

RECTUS-FEMORIS-DEHNUNG IM STAND

Sie brauchen: kein Equipment

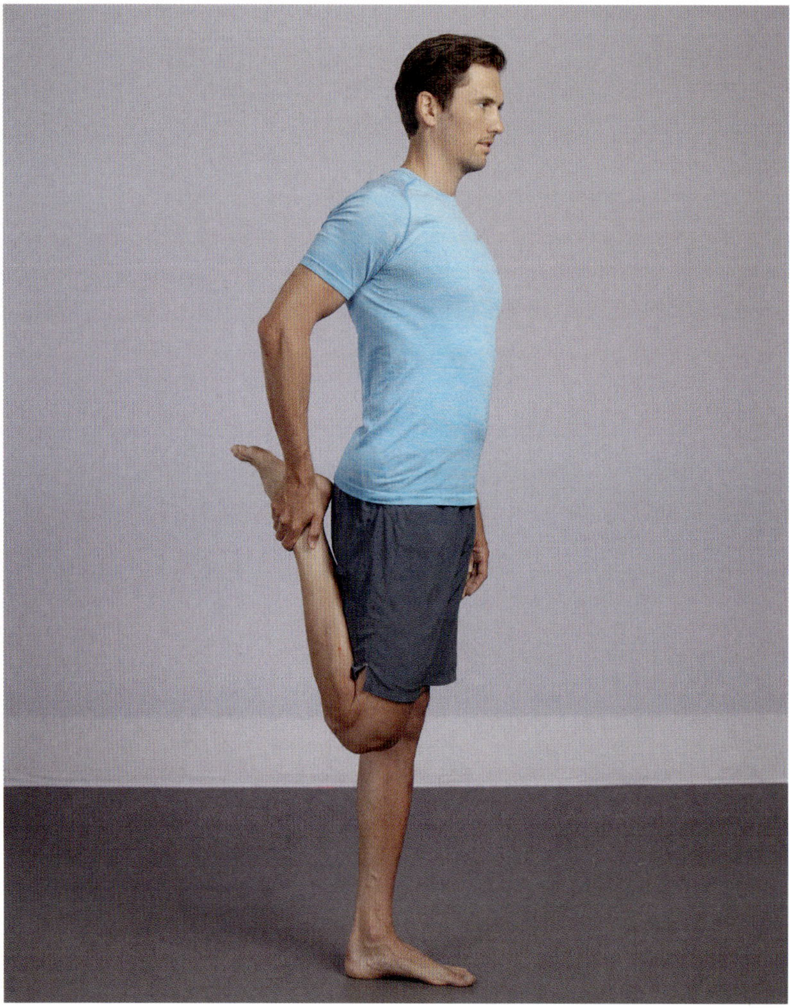

Stellen Sie sich aufrecht hin und umgreifen Sie mit der rechten Hand Ihren rechten Unterschenkel. Ziehen Sie Ihre Ferse zum Gesäß und spannen Sie Ihr Gesäß an.

Aufgepasst: Ziehen Sie nicht an Ihrem Fuß, sondern am Unterschenkel.

Warum: Der mittlere Anteil des Quadrizepsmuskels ist tonisch und neigt zur Verkürzung (siehe Seite 11). Wenn der Muskel seine Solllänge hat, ist das Knie spürbar entlastet.

ADDUKTORENDEHNUNG

Sie brauchen: Matte

1 Legen Sie sich entspannt auf den Rücken und stellen Sie beide Beine auf.

2 Lassen Sie ein Bein 1 Minute lang, so gut Sie können, zur Seite absinken.

Aufgepasst: Lassen Sie Ihr Standbein fest stehen und bewegen Sie es nicht mit zur Seite.

Warum: Die seitliche Oberschenkelmuskulatur wird mit dieser Übung gedehnt, das Knie ist dabei maximal entlastet.

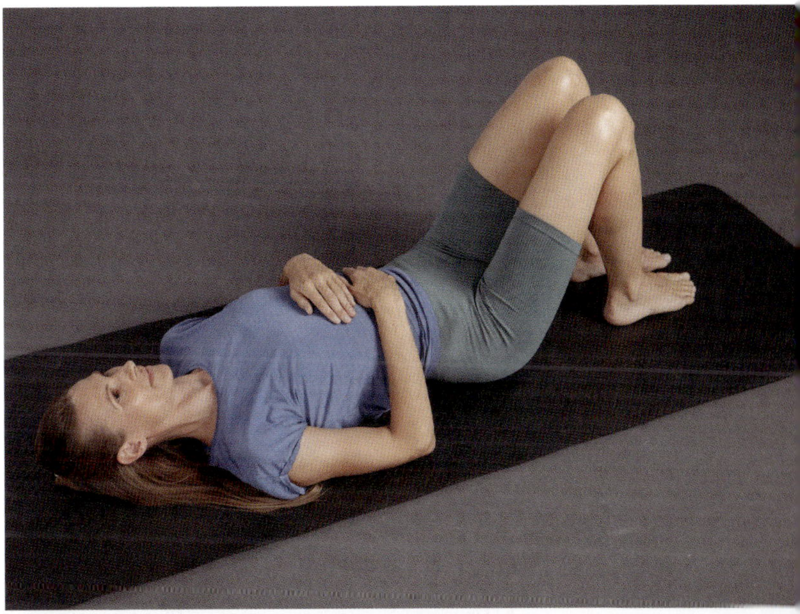

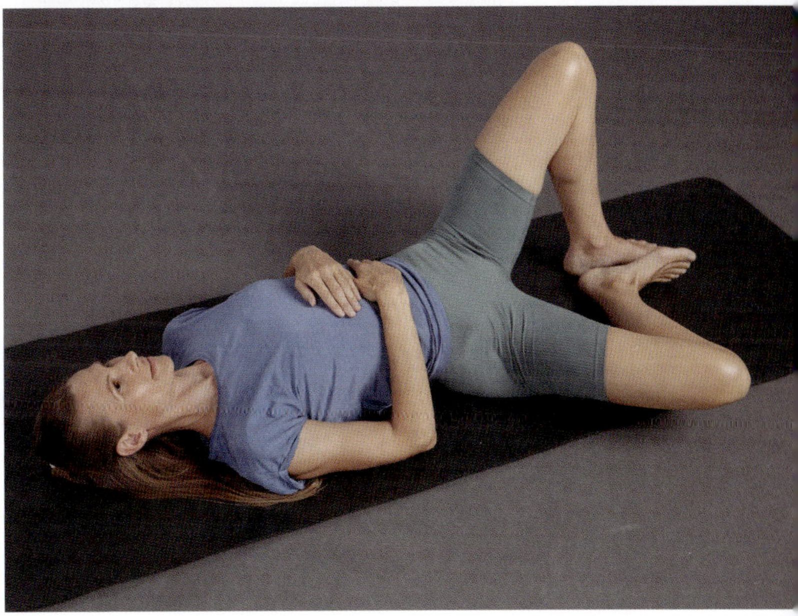

ADDUKTORENDEHNUNG IM STAND

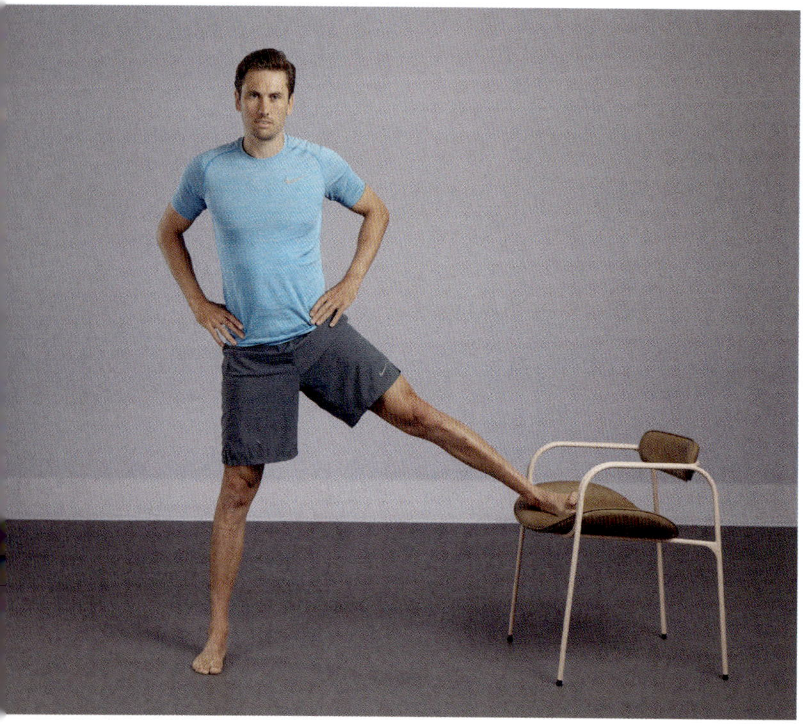

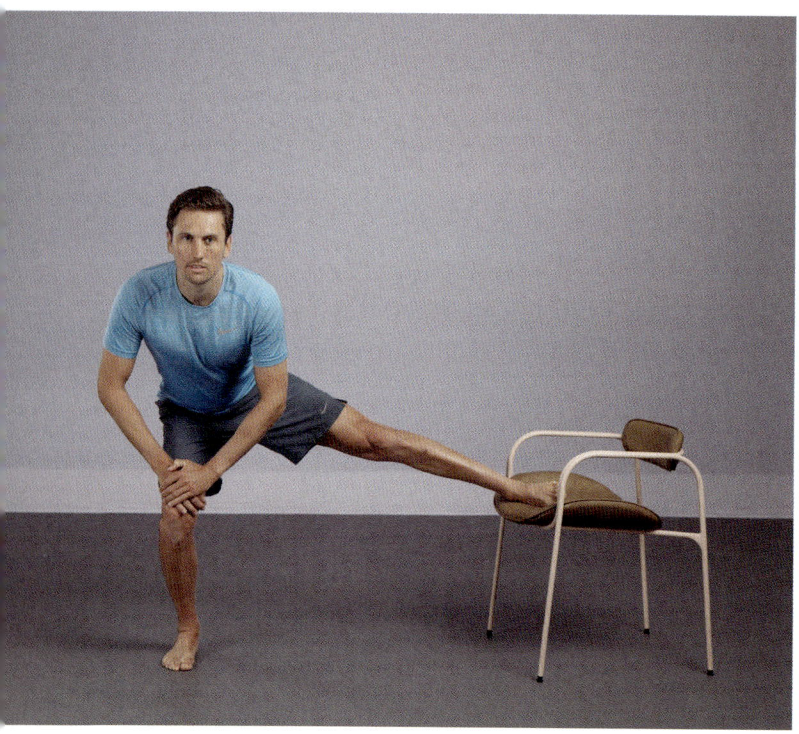

Sie brauchen: Stuhl

1 Stellen Sie sich seitlich neben einen Stuhl und setzen Sie die Fußinnenseite eines Beines auf die Sitzfläche des Stuhls, sodass dieses Bein gestreckt ist.

2 Stützen Sie sich mit beiden Händen auf dem anderen Oberschenkel ab und verlagern Sie Ihr Körpergewicht 1 Minute lang dorthin zur Seite.

Aufgepasst: Achten Sie auf eine gesicherte Position des Stuhls.

Warum: Die seitliche Oberschenkelmuskulatur wird mit dieser Übung gedehnt, das Knie ist dabei halb entlastet.

WADENDEHNUNG

Sie brauchen: Holzkeil

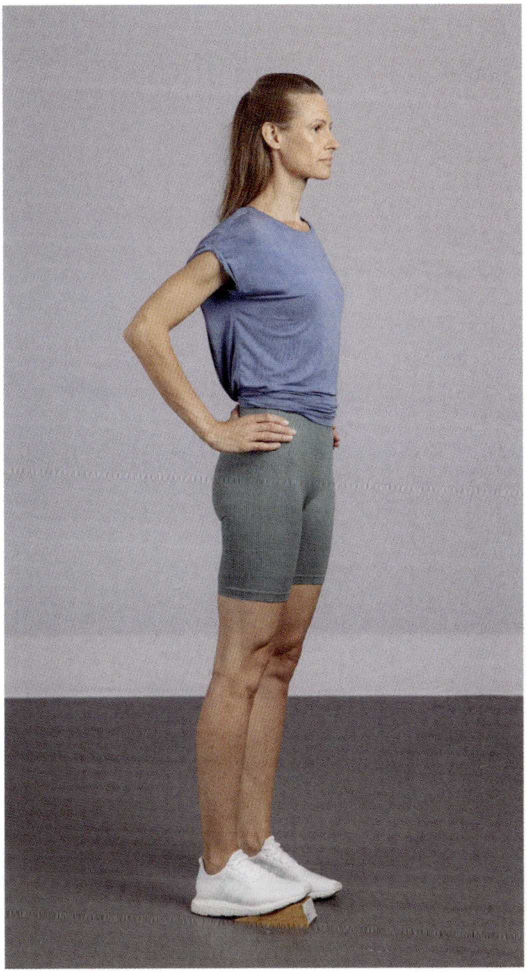

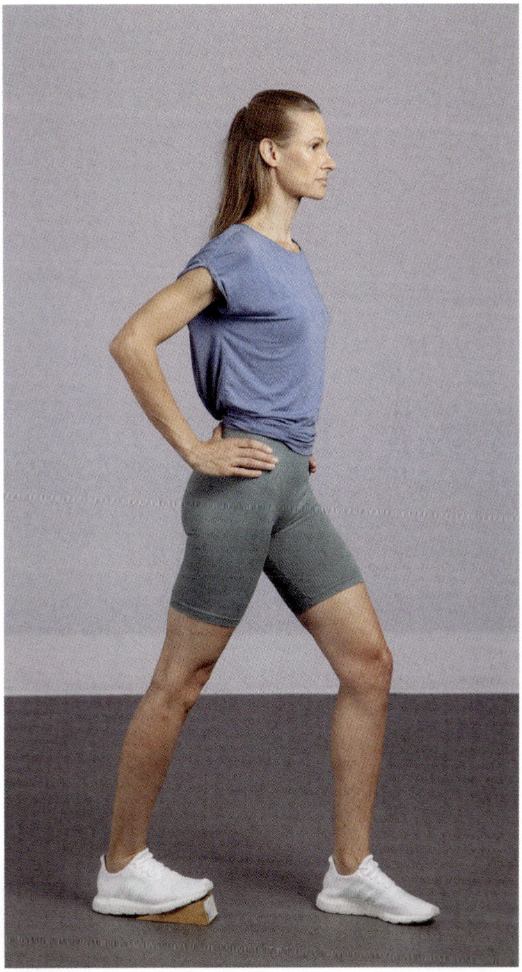

1 Stellen Sie sich aufrecht hin. Unterlagern Sie Ihre Fußspitze mit einem Holzkeil.

2 Stellen Sie das nicht unterlagerte Bein nach vorn in eine Schrittstellung. Legen Sie Ihr Gewicht sanft nach vorn. Dehnen Sie Ihre Wade 1 Minute lang.

Aufgepasst: Die Ferse des hinteren Beins bleibt am Boden.

Warum: Die Dehnung der Wadenmuskulatur entspannt Ihr Kniegelenk.

TRACTUSDEHNUNG

Sie brauchen: Matte

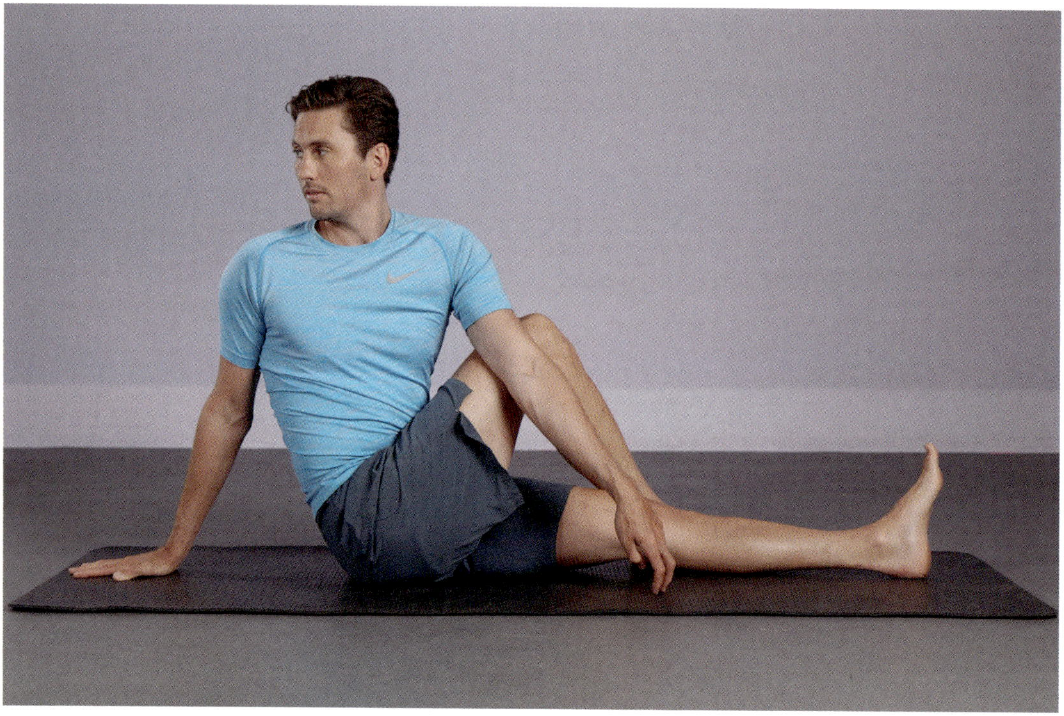

Setzen Sie sich in den Langsitz und stellen Sie ein Bein auf der Außenseite des anderen Beins auf. Drücken Sie mit Ihrem Ellenbogen das aufgestellte Bein kräftig nach außen und halten Sie die Dehnung 1 Minute lang. Ihr Blick geht nach hinten.

Aufgepasst: Lassen Sie das andere Bein entspannt am Boden liegen.

Warum: Die Dehnung des seitlichen Oberschenkelmuskels entspannt Ihr Kniegelenk.

ILIOPSOASDEHNUNG

Sie brauchen: Tisch

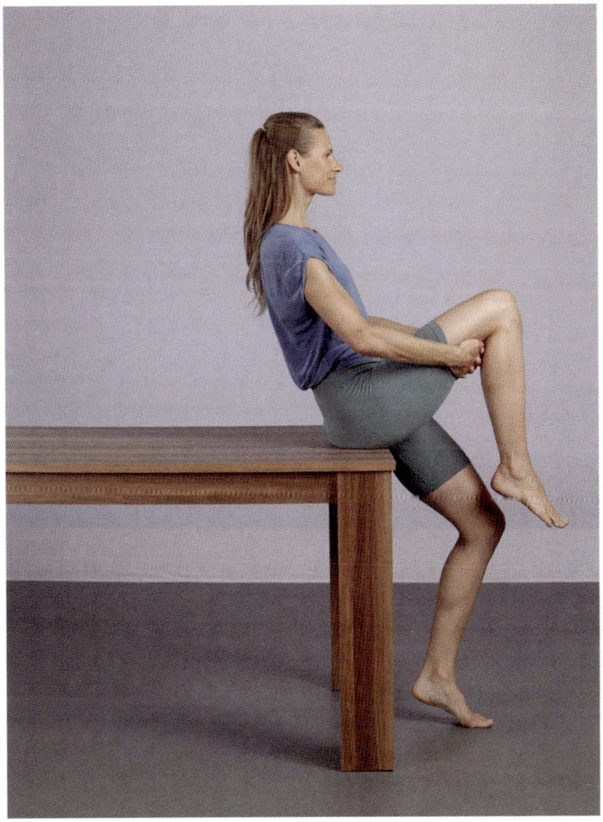

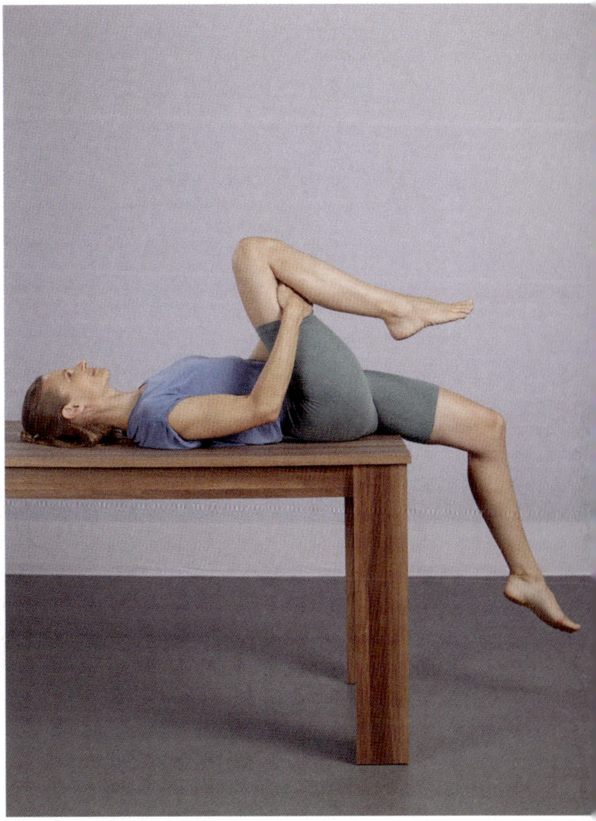

1 Stellen Sie sich rückwärts an einen stabilen Tisch. Umgreifen Sie mit beiden Händen den hinteren Oberschenkel Ihres gesunden Beines.

2 Legen sich rückwärts auf den Tisch. Halten Sie die Dehnung 1 Minute lang, während das betroffene Bein mit leicht gebeugtem Knie abhängt.

Aufgepasst: Achten Sie auf eine gesicherte Position des Tisches.

Warum: Die Hüftbeugemuskulatur wird mit dieser Übung gedehnt, das Knie ist dabei entlastet.

ILIOPSOASDEHNUNG IM KNIESTAND

Sie brauchen: Balance-Pad

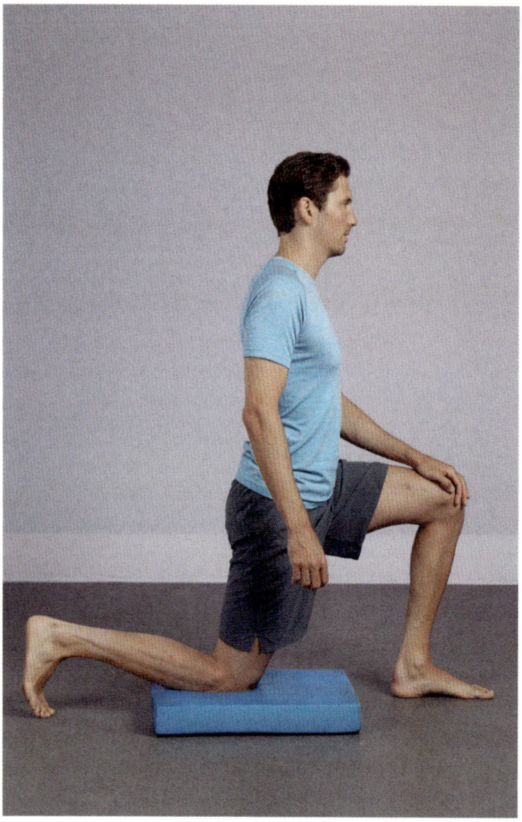

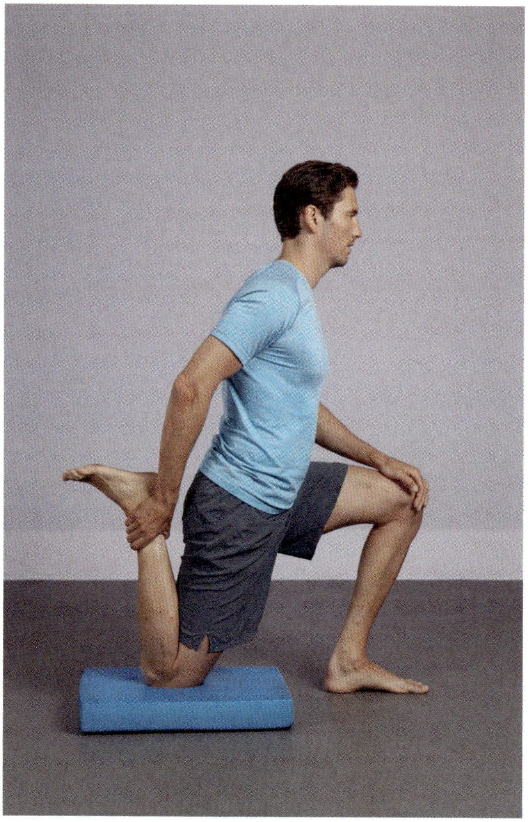

1 Knien Sie sich mit einem Bein auf ein Balance-Pad. Das andere Bein ist vor Ihrem Körper aufgestellt.

2 Ziehen Sie mit einer Hand Ihren Unterschenkel in die Kniebeugung und die Ferse Richtung Gesäß. Spannen Sie Ihr Gesäß an. Halten Sie, so gut Sie können, die Dehnung 1 Minute lang.

Aufgepasst: Ziehen Sie Ihren Unterschenkel hoch, greifen Sie nicht stattdessen Ihren Fuß.

Warum: Die Hüftbeugemuskulatur wird mit dieser Übung gedehnt, das Knie ist dabei entlastet.

VIERFÜSSLERSTAND AUF DEM BALANCE-PAD

Sie brauchen: Balance-Pad

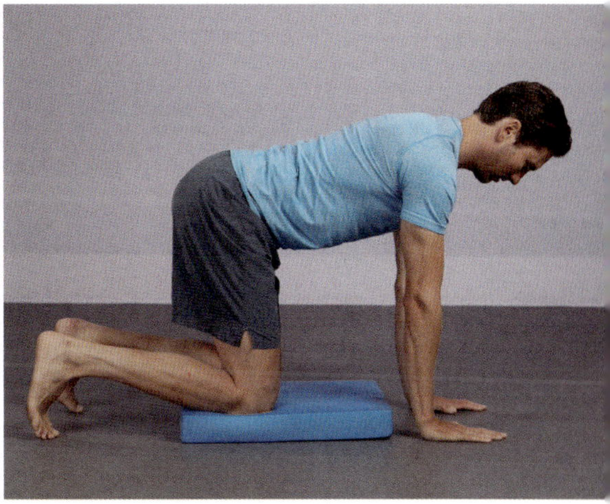

Gehen Sie am Boden in den Vierfüßlerstand und setzen Sie beide Knie auf das Balance-Pad. Verlagern Sie vorsichtig Ihr Gewicht von der gesunden auf die betroffene Seite.

Aufgepasst: Spüren Sie nach, ob Ihr betroffenes Knie schmerzfrei ist.

Warum: So üben Sie die schmerzfreie Teilbelastung des Knies.

HOCHSTAND AUF DEM BALANCE-PAD

Sie brauchen: Balance-Pad

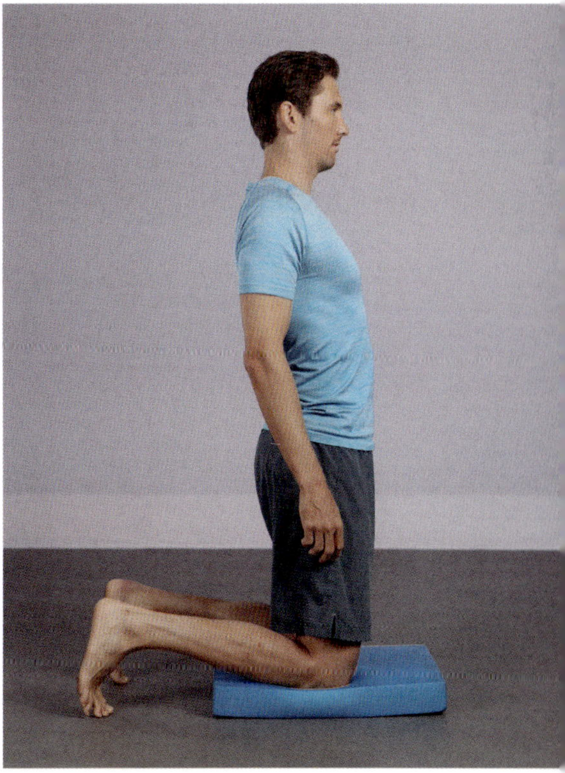

Knien Sie sich am Boden aufrecht auf das Balance-Pad. Verlagern Sie vorsichtig Ihr Gewicht von dem gesunden auf das betroffene Knie.

Aufgepasst: Spüren Sie nach, ob Ihr betroffenes Knie schmerzfrei ist.

Warum: So üben Sie die schmerzfreie Mehrbelastung des Knies.

FERSENSITZ AUF DEM BALANCE-PAD

Sie brauchen: Balance-Pad

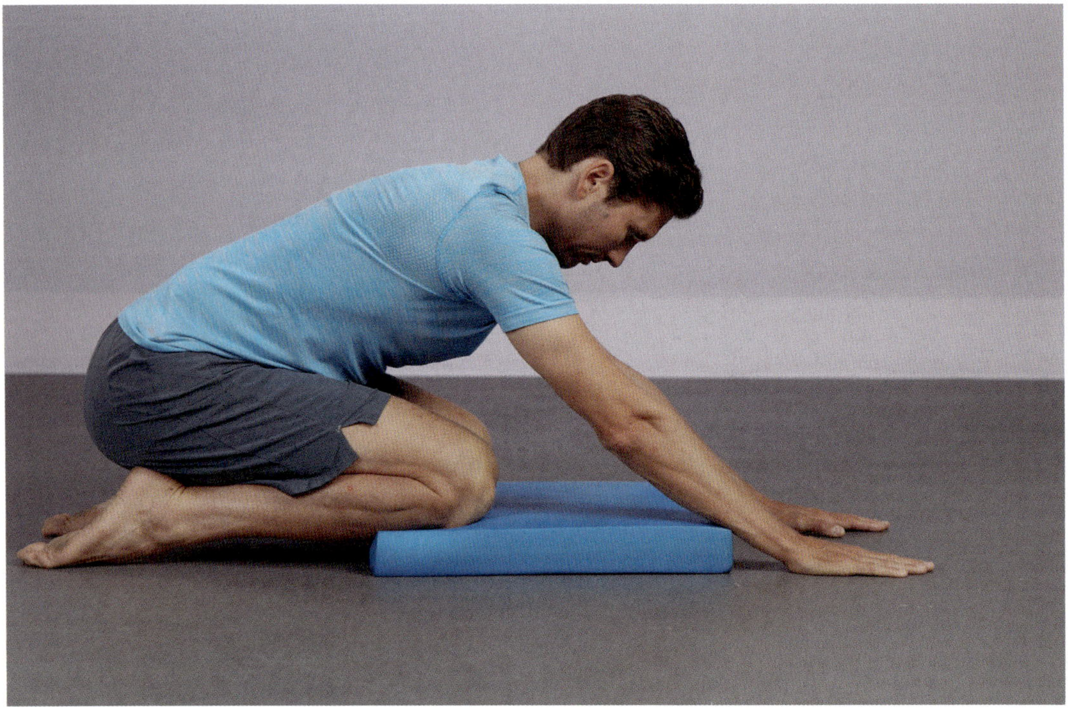

Gehen Sie am Boden auf dem Balance-Pad in den Vierfüßlerstand. Verlagern Sie vorsichtig Ihr Gesäß nach hinten auf die Fersen.

Aufgepasst: Spüren Sie nach, ob Ihr betroffenes Knie schmerzfrei und ebenso biegsam ist wie das andere Knie.

Warum: So üben Sie in schmerzfreier Halbbelastung die Beugung des Knies.

GEHEN MIT GEWICHTSMANSCHETTEN

Sie brauchen: 2 Gewichtsmanschetten

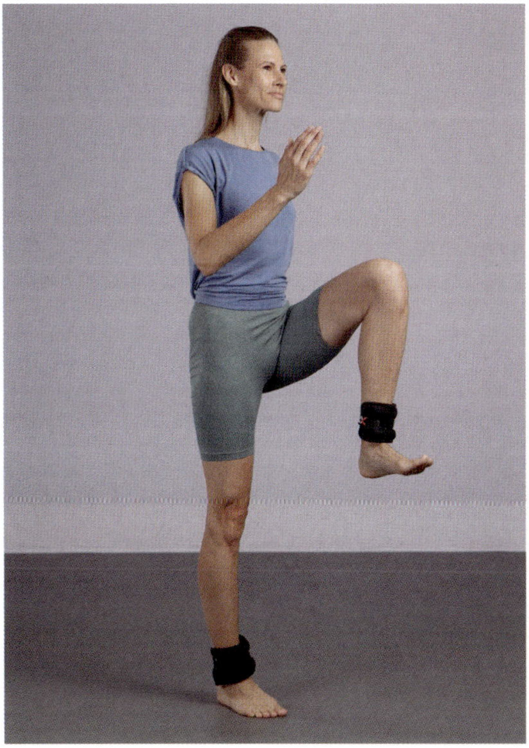

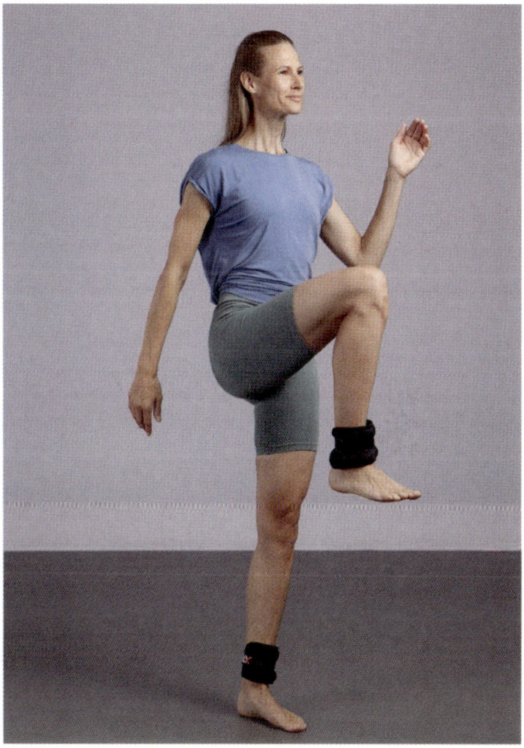

1 Legen Sie um Ihre Unterschenkel je eine Gewichtsmanschette. Setzen Sie Ihren rechten Fuß von der Ferse her auf den Boden. Rollen Sie den Fuß bis zur Spitze ab und bringen Sie Ihr Körpergewicht über den Fuß nach vorn. Schwingen Sie Ihre Arme diagonal zu Ihren Beinen kräftig neben Ihrem Oberkörper mit.

2 Setzen Sie Ihren linken Fuß von der Ferse her auf den Boden. Rollen Sie den Fuß bis zur Spitze ab und bringen Sie Ihr Körpergewicht über den Fuß nach vorn. Schwingen Sie Ihre Arme diagonal zu Ihren Beinen kräftig neben Ihrem Oberkörper mit.

Aufgepasst: Üben Sie besonders den Armschwung nach hinten.

Warum: Durch den Zug der Gewichtsmanschette an Ihren Knien und mit diesem Gangbild entlasten Sie Ihre Knie, da auch der Oberkörper einen Teil des Körpergewichts übernimmt. So wird das Knie optimal trainiert.

KNIEBEUGE AN DER WAND

Sie brauchen: Wand

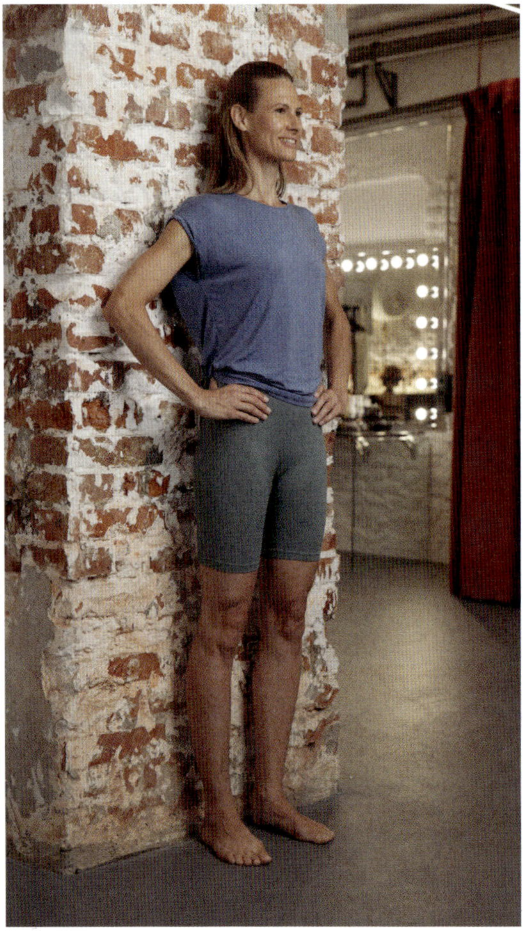

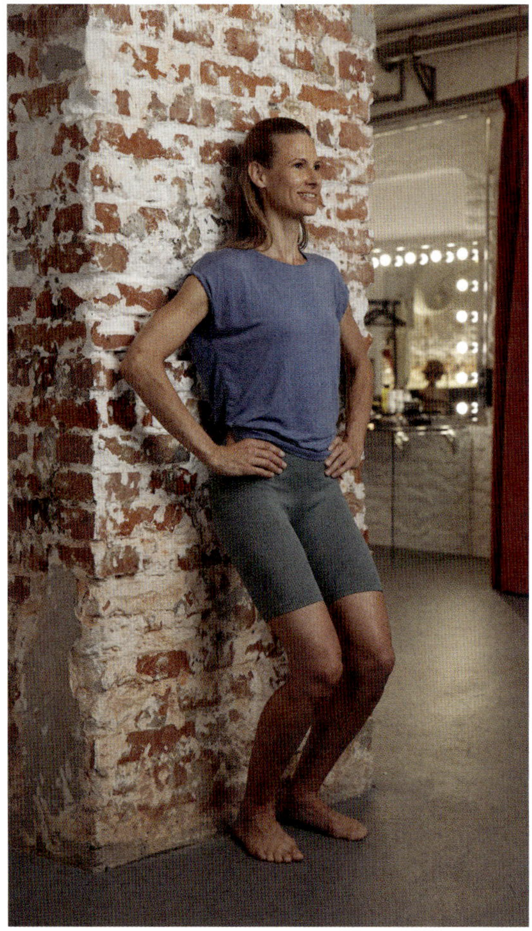

1 Stellen Sie sich rückwärts gegen eine Wand, Ihre Füße sind fußbreit auseinander.

2 Rutschen Sie hinten an der Wand so weit hinunter, bis die Knie gut gebeugt in einer dezenten O-Bein-Stellung und die Fersen noch am Boden sind.

Aufgepasst: Heben Sie nicht die Fersen ab, um tiefer in die Beugung zu kommen.

Warum: Diese Kniebeuge ist sinnvoll, um den Bewegungsablauf der optimalen Ausführung in Teilbelastung einzuüben.

FREIE KNIEBEUGE

Sie brauchen: kein Equipment

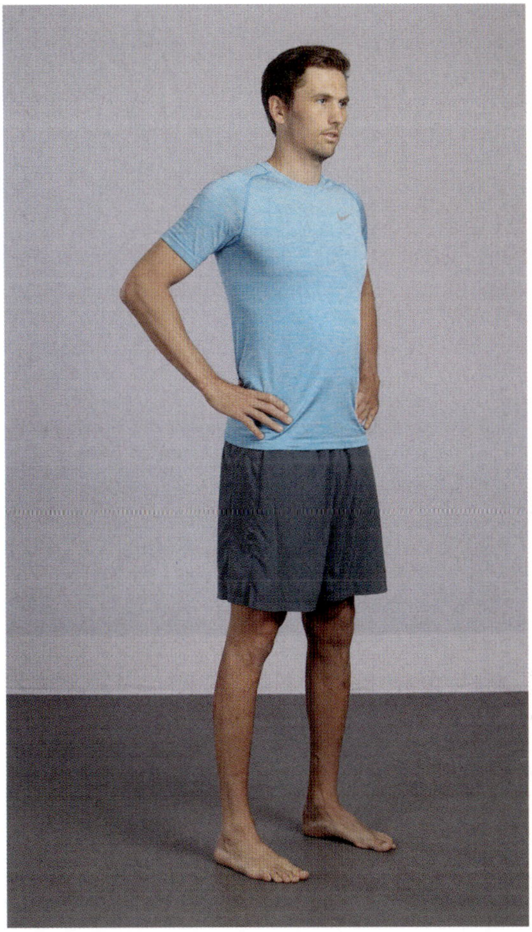

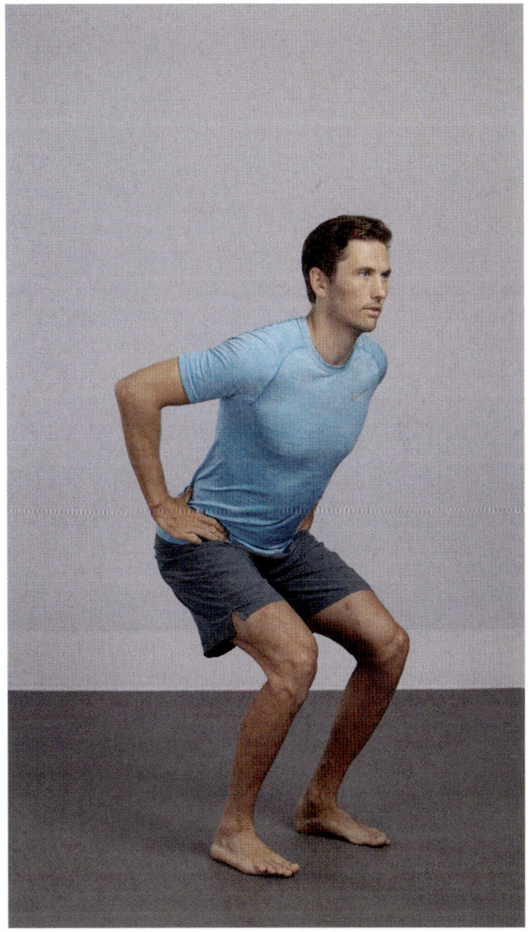

1 Stellen Sie sich aufrecht hin, Ihre Füße sind fußbreit auseinander.

2 Beugen Sie Ihre Knie in einer dezenten O-Bein-Stellung und halten Sie Ihren Oberkörper etwas nach vorn.

Aufgepasst: Heben Sie nicht die Fersen ab, um tiefer in die Beugung zu kommen.

Warum: Diese Kniebeuge ist sinnvoll, um den Bewegungsablauf in der optimalen Ausführung in Vollbelastung einzuüben.

BEINACHSENTRAINING AUF DEM BALANCE-PAD

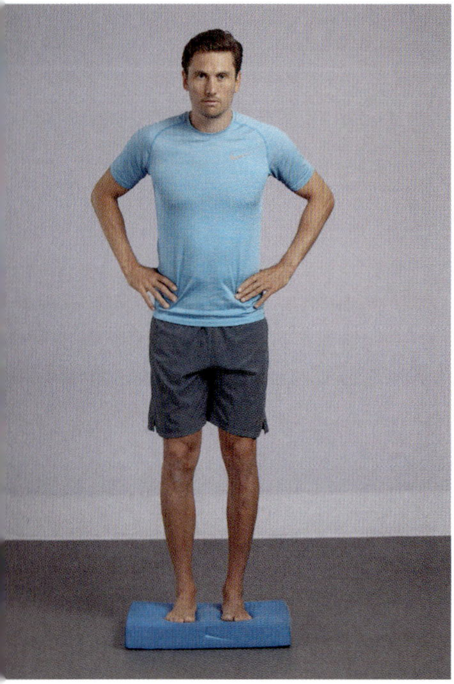

Sie brauchen: Balance-Pad

Stellen Sie sich aufrecht auf das Balance-Pad, Ihre Füße sind fußbreit auseinander. Ihre Knie sind locker, ganz leicht gebeugt und die Kniescheiben zeigen leicht nach außen. Das meiste Gewicht ist auf den Fersen und den Fußaußenkanten, Ihre Fußinnenkanten sind unbelastet. Spüren Sie Ihre kleinen Ausgleichsbewegungen auf der flexiblen Unterlage.

Aufgepasst: Überstrecken Sie nicht Ihre Knie.

Warum: Mit dieser Übung trainieren Sie sanft Ihre Beinachsen in die optimale Position sowie die tiefe Beinmuskulatur.

EINBEINSTAND AUF DEM BALANCE-PAD

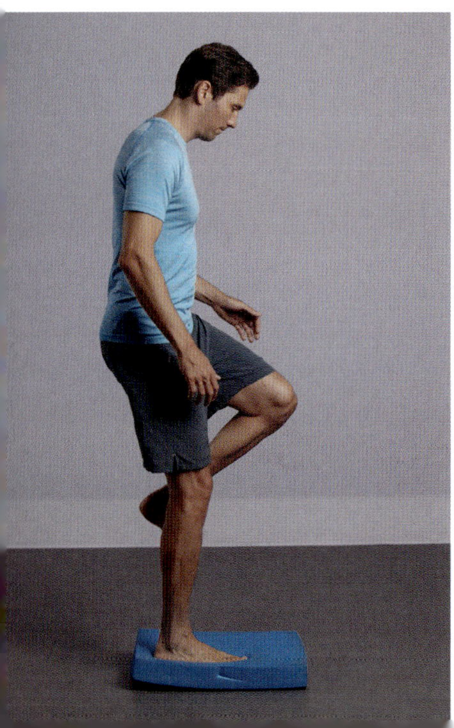

Sie brauchen: Balance-Pad

Stellen Sie sich aufrecht auf das Balance-Pad, Ihre Füße sind fußbreit auseinander. Heben Sie ein Bein vom Pad hoch. Ihr Knie auf der Standbeinseite steht gerade, aber nicht überstreckt. Spüren Sie Ihre kleinen Ausgleichsbewegungen auf der flexiblen Unterlage.

Aufgepasst: Überstrecken Sie Ihr Knie auf der Standbeinseite nicht.

Warum: Mit dieser Übung trainieren Sie unter erschwerten Bedingungen Ihre Beinachse auf der Standbeinseite in die optimale Position sowie die tiefe Muskulatur Ihres Knies.

SCHRITTFOLGE AUF DEM BALANCE-PAD

Sie brauchen: Balance-Pad

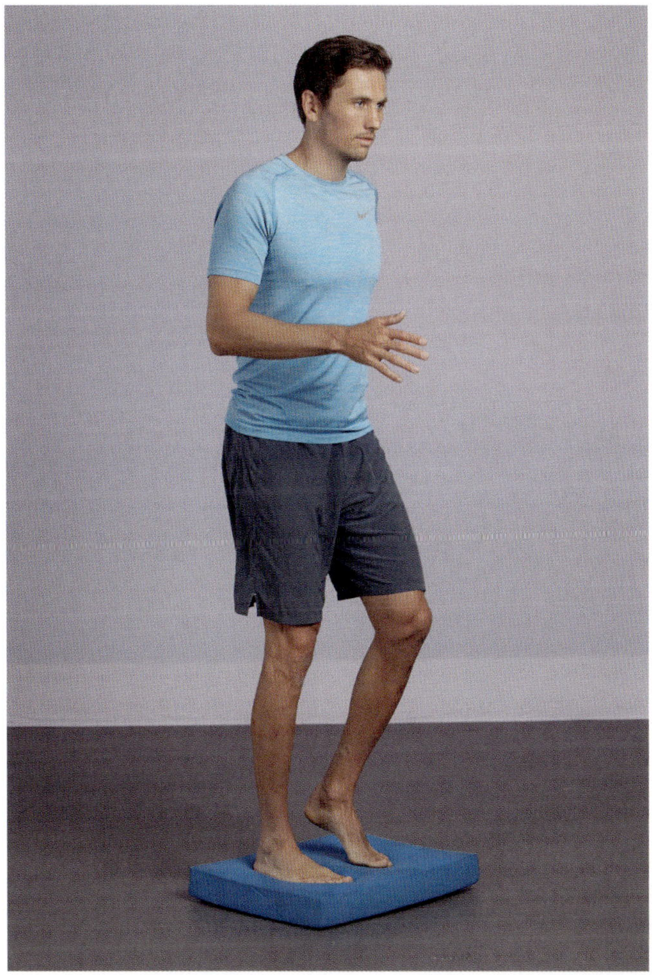

Stellen Sie sich aufrecht auf das Balance-Pad, Ihre Füße sind fußbreit auseinander. Ihre Knie sind gerade, aber nicht überstreckt. Gehen Sie mit diagonalem Armschwung auf dem Pad.

Aufgepasst: Achten Sie beim Gehen auf die kleine Unterstützungsfläche des Pads, damit Sie nicht stürzen.

Warum: Mit dieser flüssigen Bewegung trainieren Sie Gang- und Trittsicherheit Ihrer Knie.

AUSFALLSCHRITT AUF DEM BALANCE-PAD

Sie brauchen: Balance-Pad

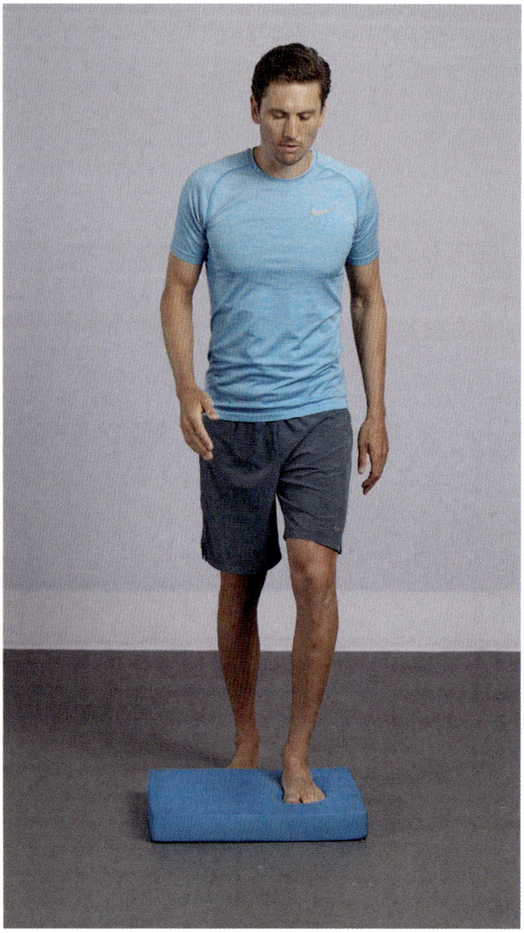

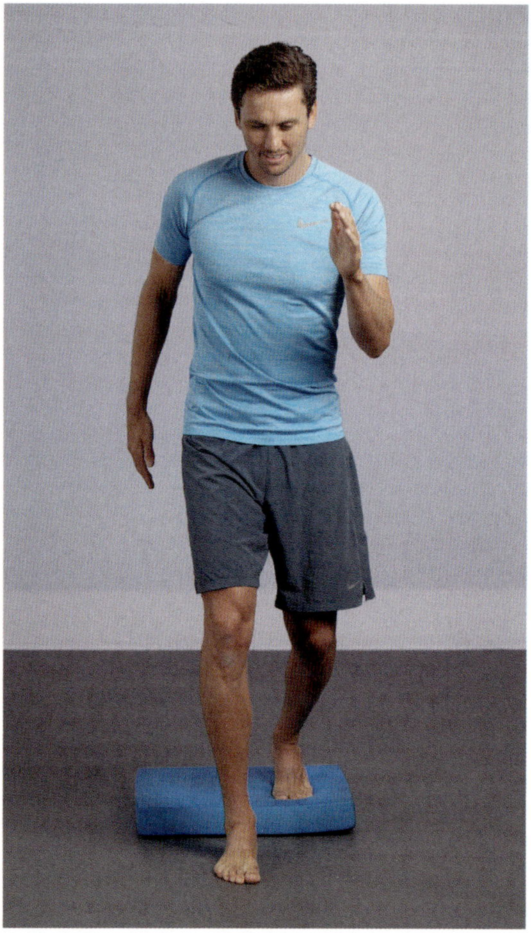

1 Stellen Sie einen Fuß auf das Balance-Pad und den anderen Fuß dahinter auf den Boden.

2 Setzen Sie mit einem weiten Schritt den Fuß von hinten über das Pad nach vorn vor das Pad. Kommen Sie mit einem Rückwärtsschritt in die Ausgangsstellung zurück.

Aufgepasst: Überstrecken Sie Ihr Knie auf der Standbeinseite nicht.

Warum: Mit dieser Übung stabilisieren Sie auf der Standbeinseite die Beinachse und die tiefe Beinmuskulatur Ihres Knies.

STERNSCHRITT AUF DEM BALANCE-PAD

Sie brauchen: Balance-Pad

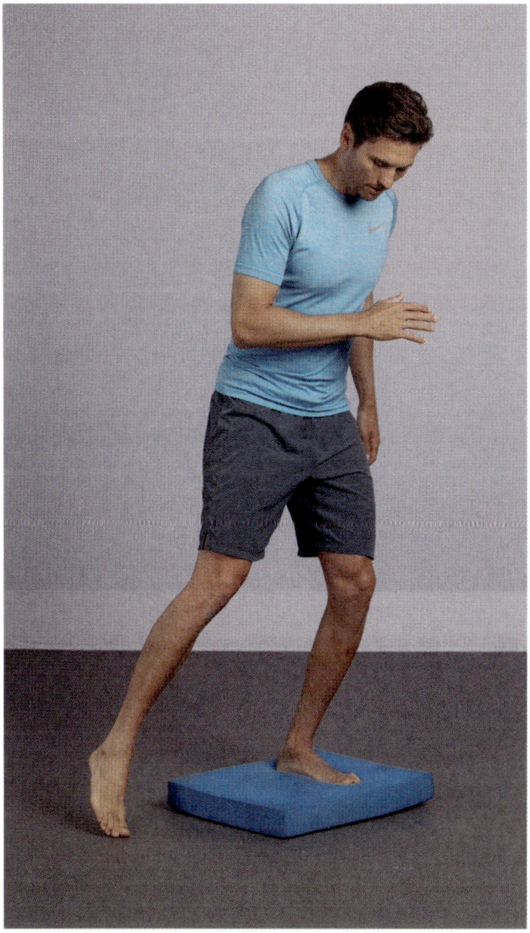

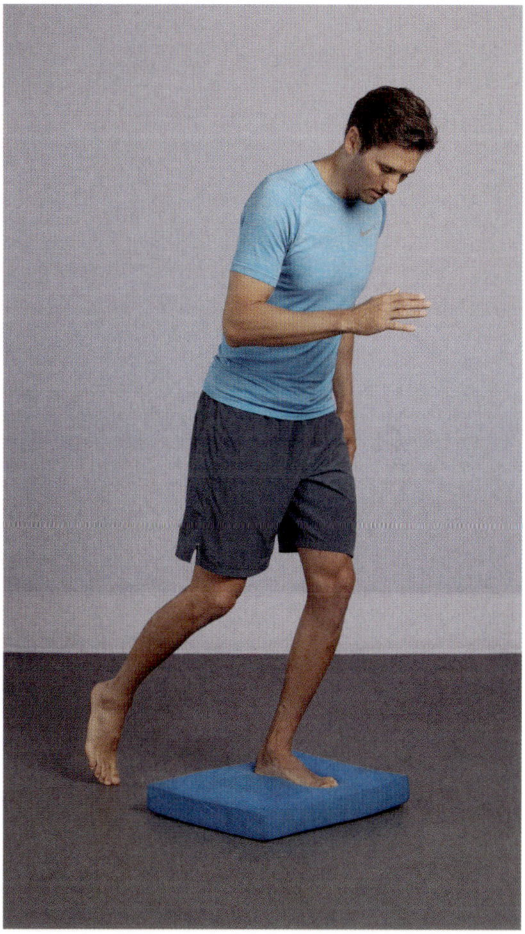

1 Stellen Sie einen Fuß auf das Balance-Pad. Tippen Sie mit der Spitze des anderen Fußes zur Seite auf den Boden.

2 Tippen Sie Ihre Fußspitze hinter dem Pad auf den Boden. Wiederholen Sie dieses Tippen sternförmig in alle Richtungen.

Aufgepasst: Überstrecken Sie Ihr Knie auf der Standbeinseite nicht.

Warum: Mit dieser Übung stabilisieren Sie auf der Standbeinseite die Beinachse und die tiefe Muskulatur Ihres Knies.

EINBEINSPRUNG AUF DEM BALANCE-PAD

Sie brauchen: Balance-Pad

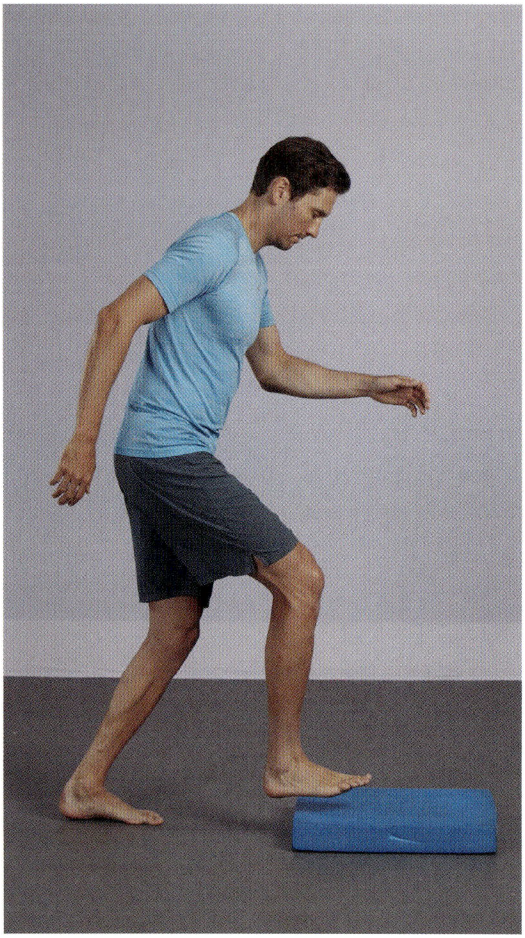

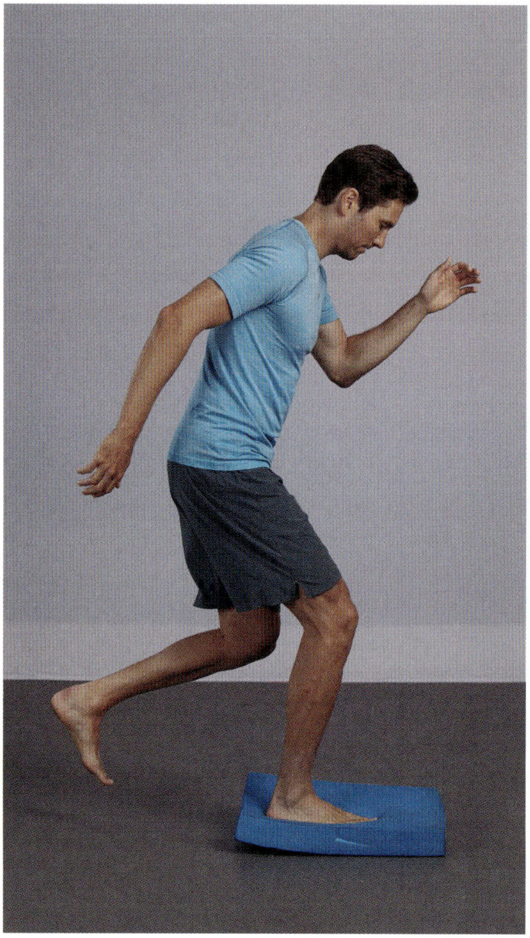

1 Stellen Sie sich etwa einen halben Meter hinter Ihr Balance-Pad und springen Sie kraftvoll mit einem Bein auf das Balance-Pad.

2 Drücken Sie sich vom Pad wieder ab und springen Sie rückwärts in die Ausgangsstellung.

Aufgepasst: In der Aufsprungphase zeigt die Kniespitze geradeaus und kippt nicht nach innen.

Warum: Mit dieser Übung stabilisieren Sie dynamisch Ihre Beinachse und die tiefe Kniemuskulatur.

ARME HOCH AUF DEM BALANCE-PAD

Sie brauchen: Balance-Pad

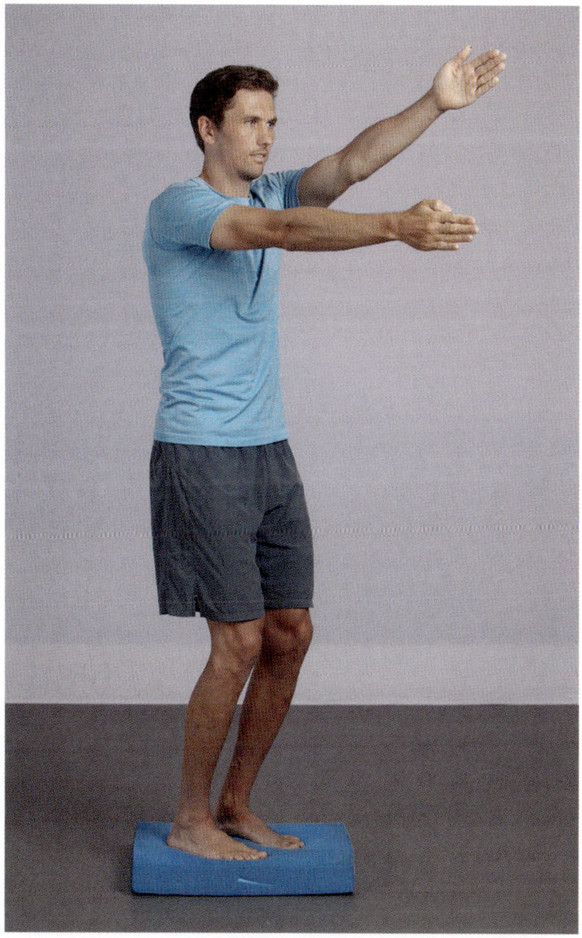

Stellen Sie sich aufrecht auf das Balance-Pad und stellen Sie Ihre Füße fußbreit auseinander. Heben Sie beide Arme gestreckt in Augenhöhe in die Luft. Bewegen Sie mit kleinen schnellen Schlagbewegungen Ihre gestreckten Arme auf und ab.

Aufgepasst: Achten Sie darauf, Ihre Knie nicht zu überstrecken.

Warum: Mit dieser Übung trainieren Sie dynamisch und mit langem Oberkörperhebel Ihre Beinachse und die tiefe Kniemuskulatur.

KNIESTABILISATION AUF DEM BALANCE-PAD

Sie brauchen: Balance-Pad, Schwingstab

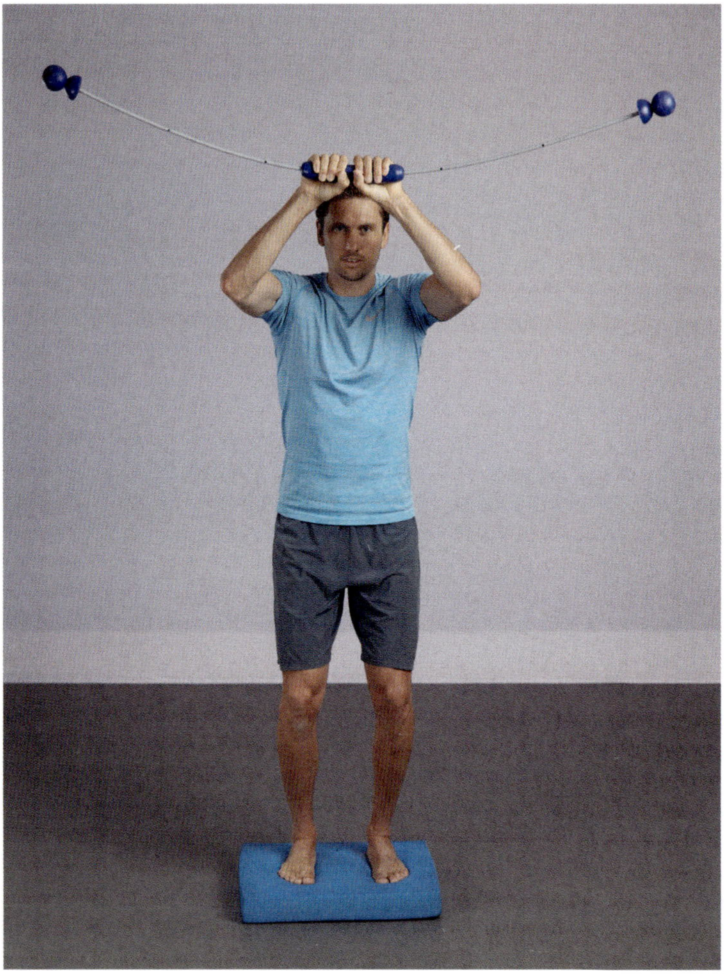

Stellen Sie sich aufrecht auf das Balance-Pad, Ihre Füße sind fußbreit auseinander. Ihre Knie sind locker gestreckt. Heben Sie einen Schwingstab mit beiden Armen vor Ihren Körper. Schütteln Sie ihn in verschiedenen Positionen kurz und kräftig 1 Minute lang durch. Wiederholen Sie die Übung nach einer 1-minütigen Pause noch 2-mal.

Aufgepasst: Achten Sie darauf, Ihre Knie nicht zu überstrecken.

Warum: Mit dieser Übung trainieren Sie dynamisch und mit langem Oberkörper- und Armhebel Ihre Beinachse und die tiefe Kniemuskulatur.

KNIESTABILISATION AN DER WAND

Sie brauchen: Wand

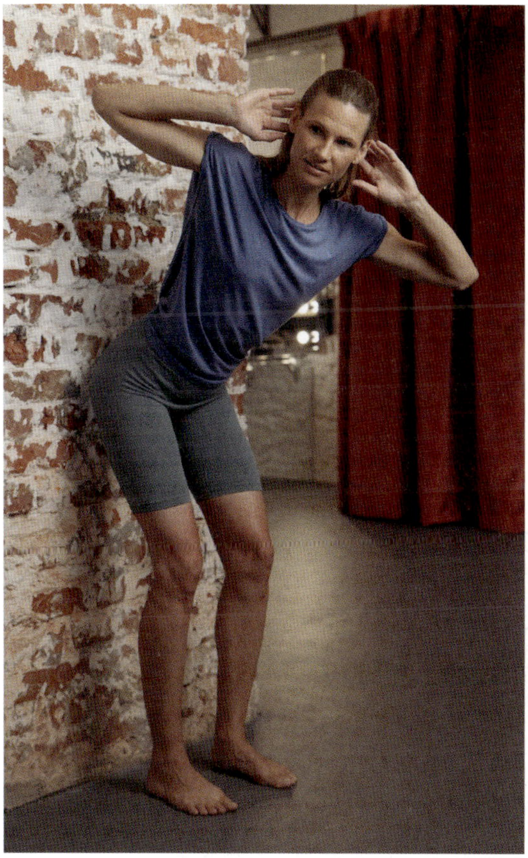

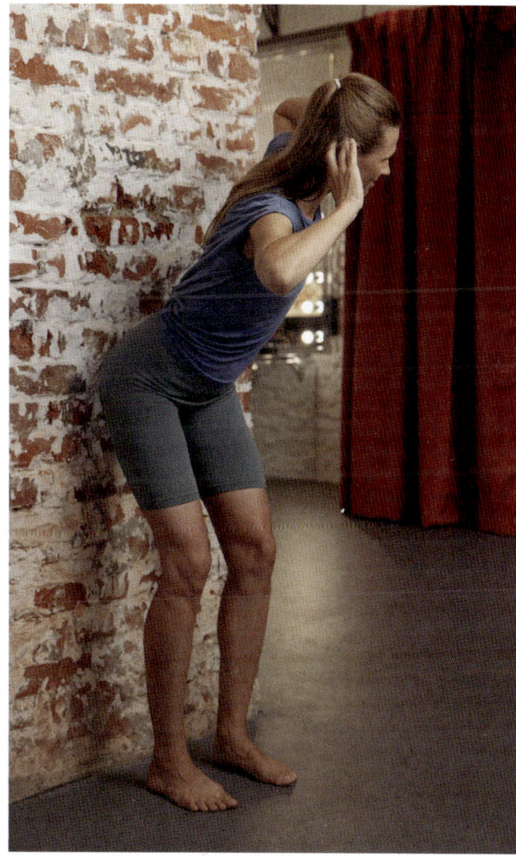

1 Stellen Sie sich mit einem kleinen Abstand rückwärts vor eine Wand und lehnen Sie sich mit dem Gesäß dagegen. Heben Sie Ihre Arme hoch und halten Sie die Hände hinter Ihre Ohren. Drehen Sie Ihren Oberkörper rasch nach rechts.

2 Drehen Sie Ihren Oberkörper rasch nach links und wiederholen Sie die Übungsfolge schnell 20-mal.

Aufgepasst: Halten Sie während der Übung den Kontakt des Gesäßes zur Wand.

Warum: Die Übung wirkt vom Oberkörper aus dynamisch trainierend auf Ihre Knie und stabilisiert die Beinachsen.

STEPPER AUF DER TREPPE

Sie brauchen: Treppe

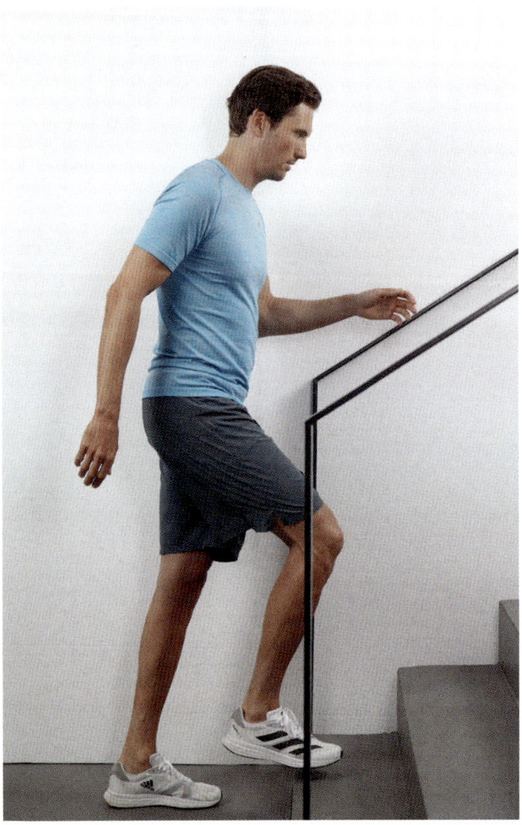

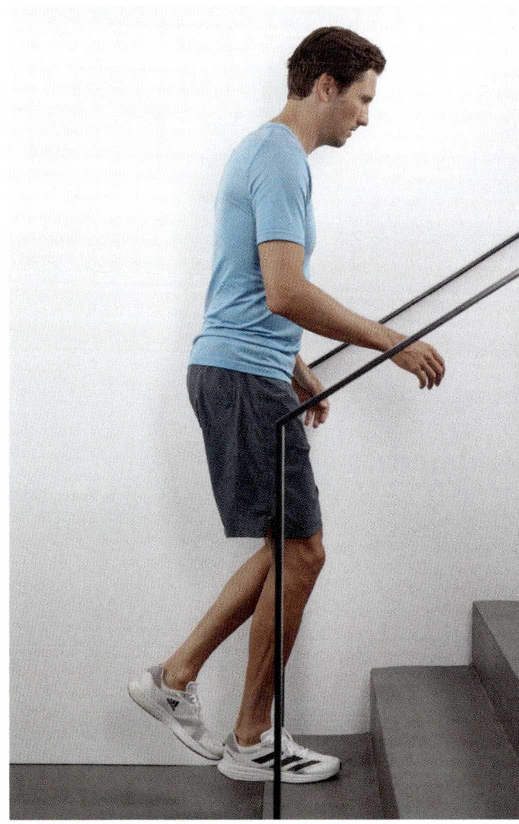

1 Stellen Sie sich vor eine Treppenstufe und treten Sie mit einem Fuß darauf.

2 Während Sie mit dem anderen Fuß auf die Stufe kommen, nehmen Sie den ersten Fuß wieder auf den Boden zurück. Wechseln Sie in rascher Folge 1 Minute lang die beiden Positionen.

Aufgepasst: Beginnen Sie den Bewegungsablauf zunächst langsam und kontrolliert, bis Sie sicher steppen können.

Warum: Diese Übung hilft, die Kraftausdauer der knieumgebenden Muskeln zu stabilisieren und die Schnellkraft zu verbessern.

BEINSCHERE

Sie brauchen: Matte

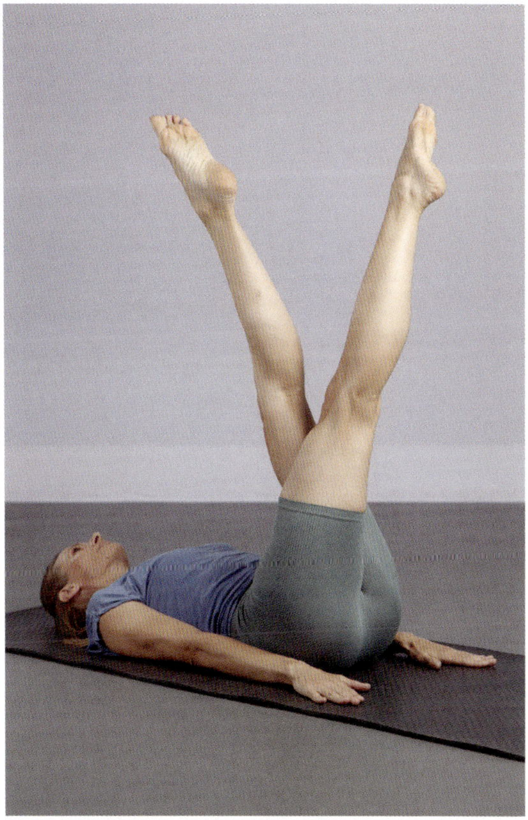

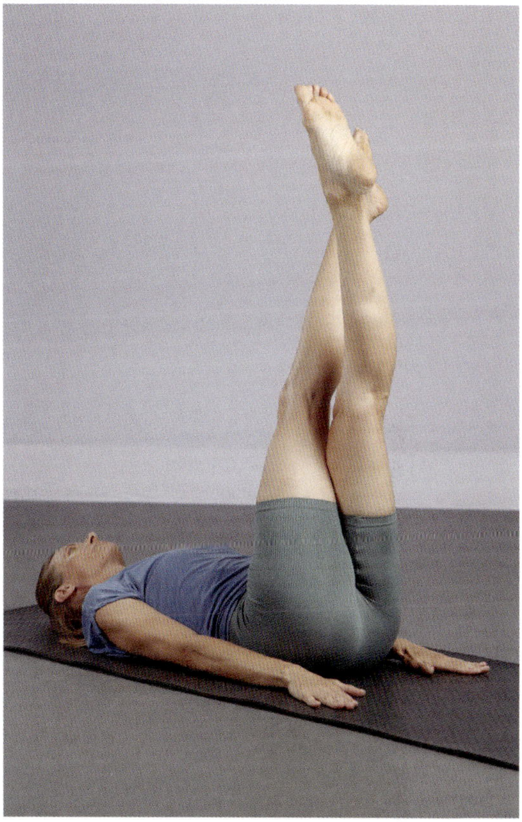

1 Legen Sie sich auf den Rücken. Heben Sie beide Beine gestreckt in die Luft und machen Sie eine Scherbewegung mit einem Bein über dem anderen und umgekehrt.

2 Wechseln Sie in rascher Folge die Beinpositionen 1 Minute lang.

Aufgepasst: Bleiben Sie während der Übung entspannt am Boden liegen.

Warum: Die Beinschere kräftigt die Abduktoren außen am Oberschenkel und hilft, die Kniestabilität zu verbessern.

KRÄFTIGUNG DES VORDEREN ÄUSSEREN OBERSCHENKELS

Sie brauchen: Tisch

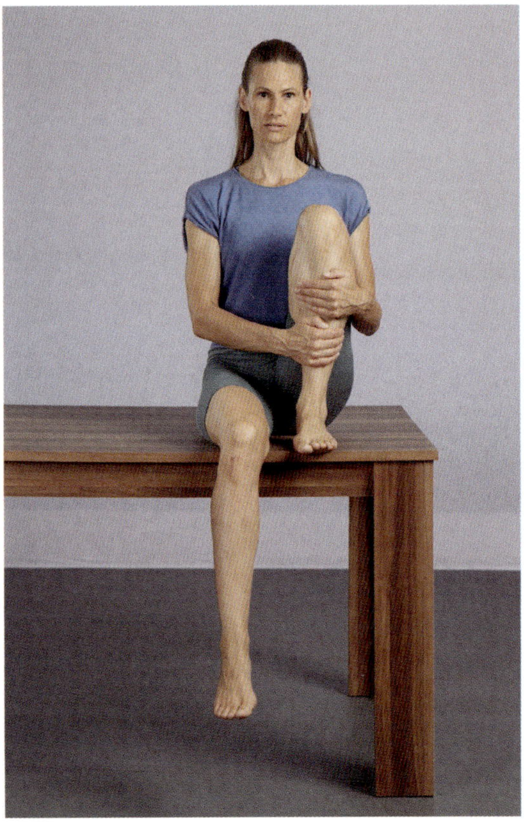

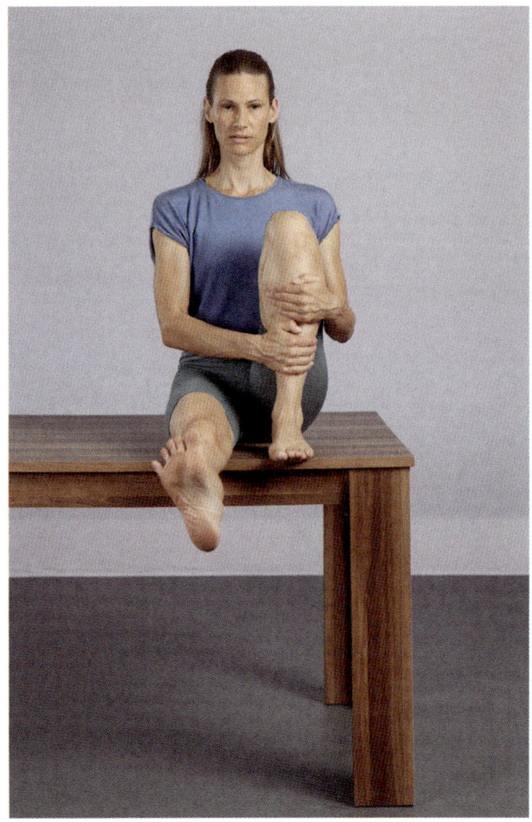

1 Setzen Sie sich auf einen hohen und stabilen Tisch. Ziehen Sie ein Bein an und lassen Sie das andere gebeugt über die Tischkante hängen.

2 Strecken Sie das herunterhängende Bein mit außen hochgezogener Fußkante nach vorn aus. Wiederholen Sie die Bewegung in ruhiger Folge 15-mal.

Aufgepasst: Behalten Sie diese Fußstellung während des Übungszyklus konstant bei.

Warum: Diese Übung verbessert die Kraftausdauer im vorderen äußeren Oberschenkelmuskel (*Musculus vastus lateralis* des *Musculus quadriceps femoris*).

KRÄFTIGUNG DES VORDEREN INNEREN OBERSCHENKELS

Sie brauchen: Tisch

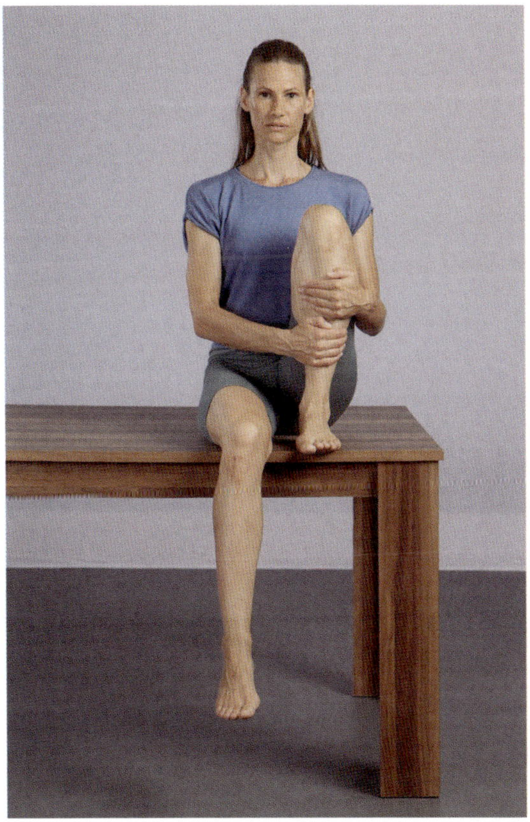

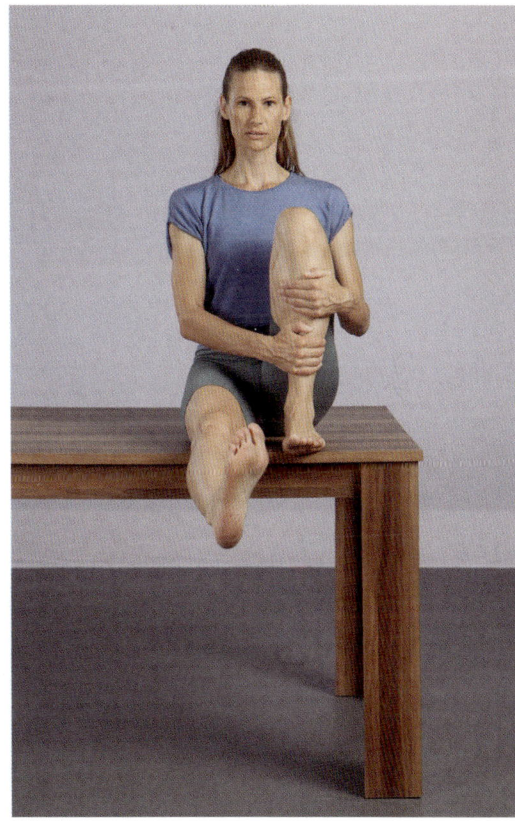

1 Setzen Sie sich auf einen hohen und stabilen Tisch. Ziehen Sie ein Bein an und lassen Sie das andere gebeugt über die Tischkante hängen.

2 Strecken Sie das herunterhängende Bein mit innen hochgezogener Fußkante nach vorn aus. Wiederholen Sie die Bewegung in ruhiger Folge 15-mal.

Aufgepasst: Behalten Sie diese Fußstellung während des Übungszyklus konstant bei.

Warum: Diese Übung verbessert die Kraftausdauer im vorderen inneren Oberschenkelmuskel (*Musculus vastus medialis* des *Musculus quadriceps femoris*).

KRÄFTIGUNG DES GESAMTEN VORDEREN OBERSCHENKELS

Sie brauchen: 1 Gewichtsmanschette, Tisch

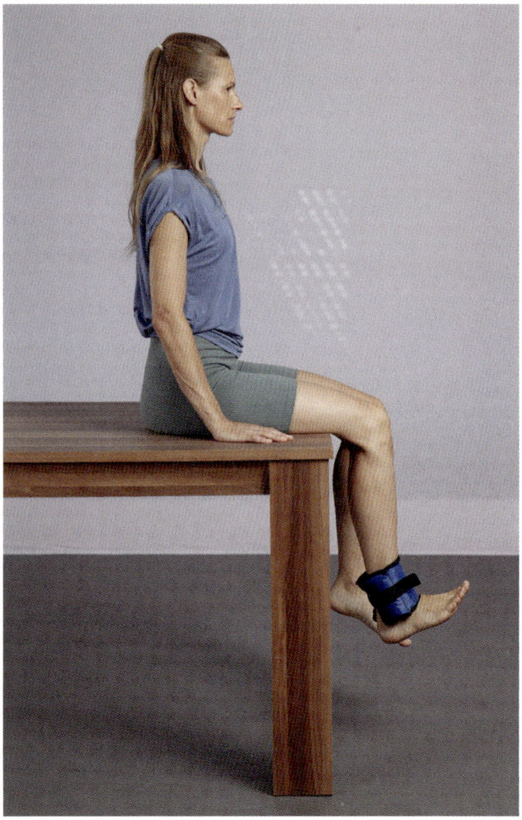

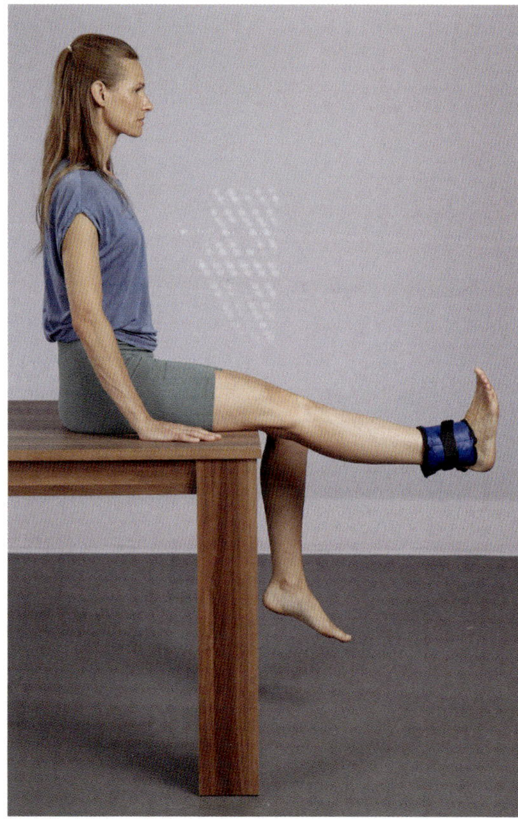

1 Legen Sie sich eine Gewichtsmanschette um Ihren Unterschenkel. Setzen Sie sich auf einen hohen und stabilen Tisch und lassen Sie Ihre Beine gebeugt über die Tischkante hängen. Ziehen Sie Ihre Fußspitze hoch.

2 Strecken Sie das Knie nach vorn aus und wiederholen Sie die Bewegung in ruhiger Folge 15-mal.

Aufgepasst: Behalten Sie diese Fußstellung während des Übungszyklus konstant bei.

Warum: Diese Übung verbessert die Kraftausdauer im gesamten vorderen Oberschenkelmuskel *(Musculus quadriceps femoris)*.

FUNKTIONELLES OBERSCHENKELTRAINING

Sie brauchen: Kasten, Treppe

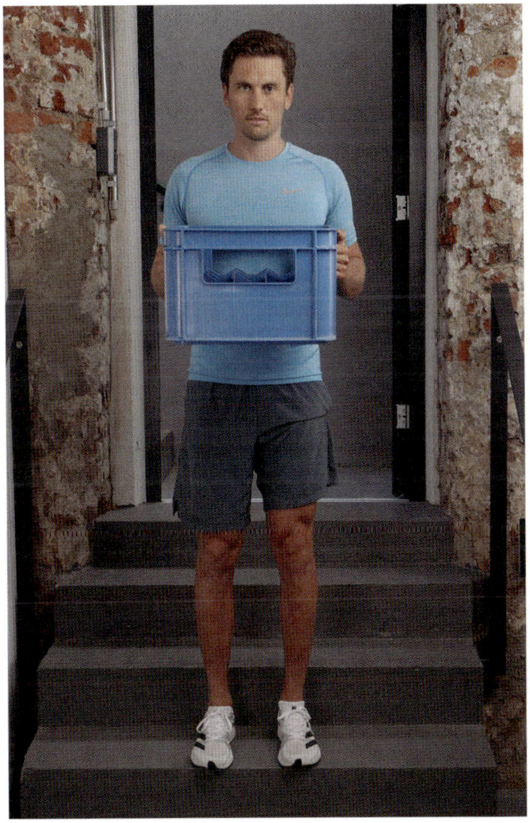

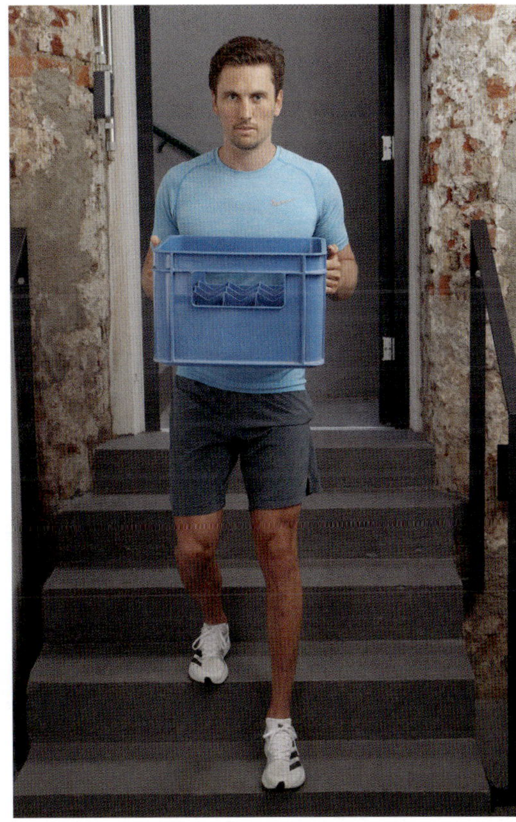

1 Halten Sie einen schweren Kasten mit beiden Händen vor Ihren Körper und stellen Sie sich auf eine Treppenstufe.

2 Lassen Sie das zu trainierende Bein auf der oberen Treppenstufe stehen, während Sie das andere Bein langsam auf die untere Stufe stellen. Kommen Sie wieder in die Ausgangsposition zurück und wiederholen Sie diese Übung 10-mal.

Aufgepasst: Üben Sie sich mit einigen Wiederholungen erst einmal sanft in den Bewegungsablauf ein. Steigern Sie dann die Übung je nach Tagesform.

Warum: Mit dem Gewicht der Kiste steigern Sie die Kraftausdauer Ihrer knie umgebenden Muskeln gezielt und ganz funktionell in einer Alltagsbewegung.

GESÄSSKRÄFTIGUNG

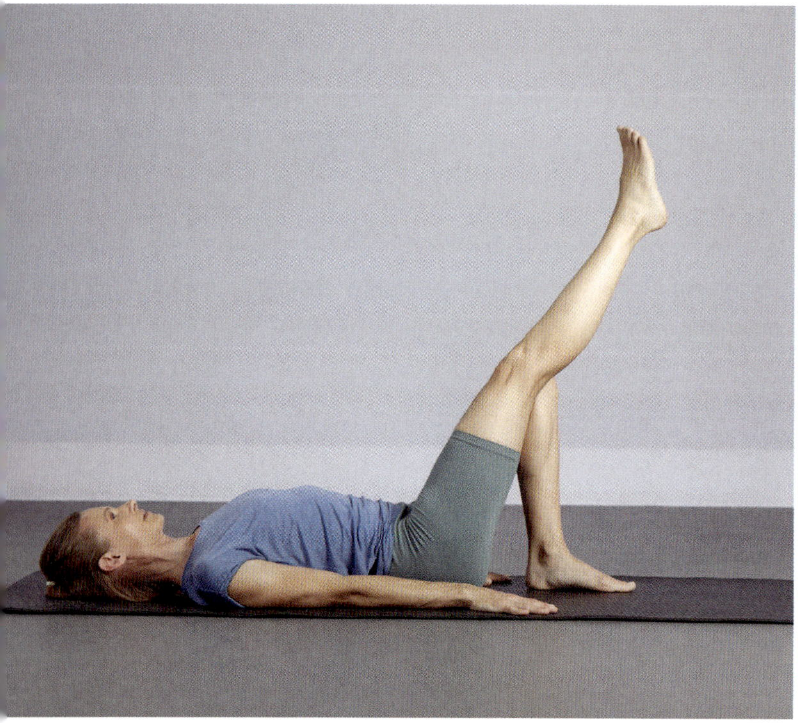

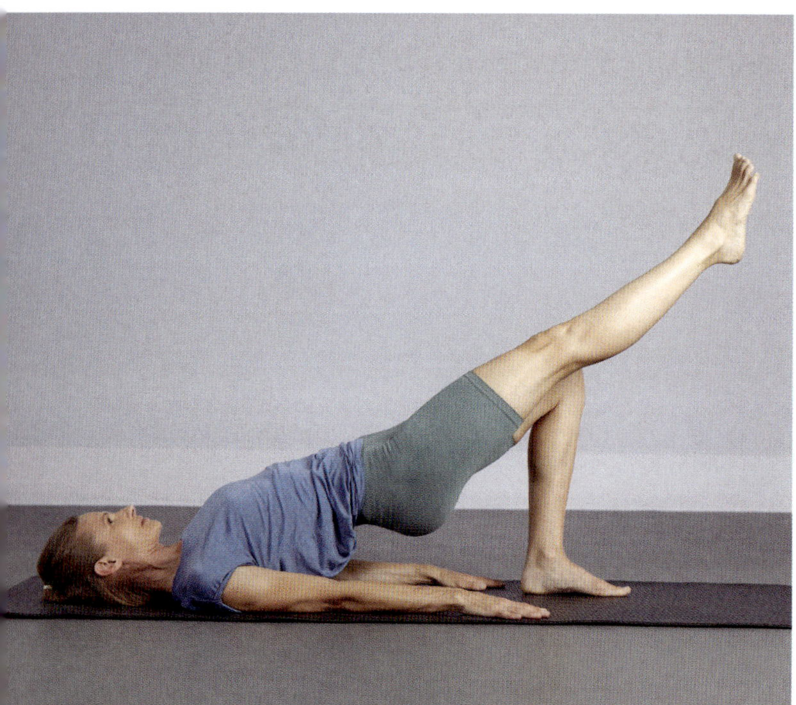

Sie brauchen: Matte

1 Legen Sie sich entspannt auf den Rücken und stellen Sie Ihre Beine auf. Strecken Sie ein Bein nach vorn in die Luft. Die Oberschenkel sind parallel auf einer Höhe.

2 Heben Sie das Gesäß von der Unterlage ab. Wiederholen Sie den Bewegungsablauf 10-mal.

Aufgepasst: Achten Sie bitte darauf, dass die Oberschenkel während der Übung immer parallel zueinander bleiben.

Warum: Diese Übung kräftigt Ihre Gesäßmuskulatur auf der Standbeinseite und koordiniert Ihre Kniestabilität.

UNTERSCHENKELKRÄFTIGUNG

Sie brauchen: kein Equipment

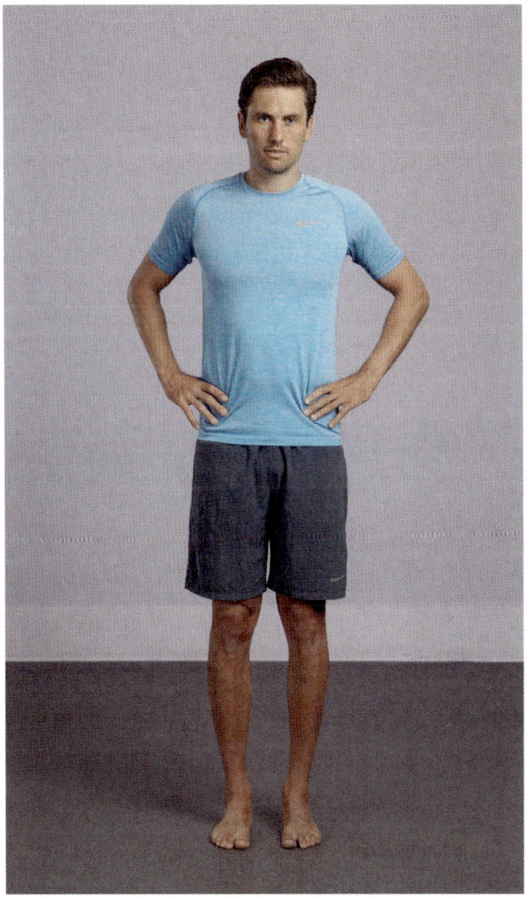

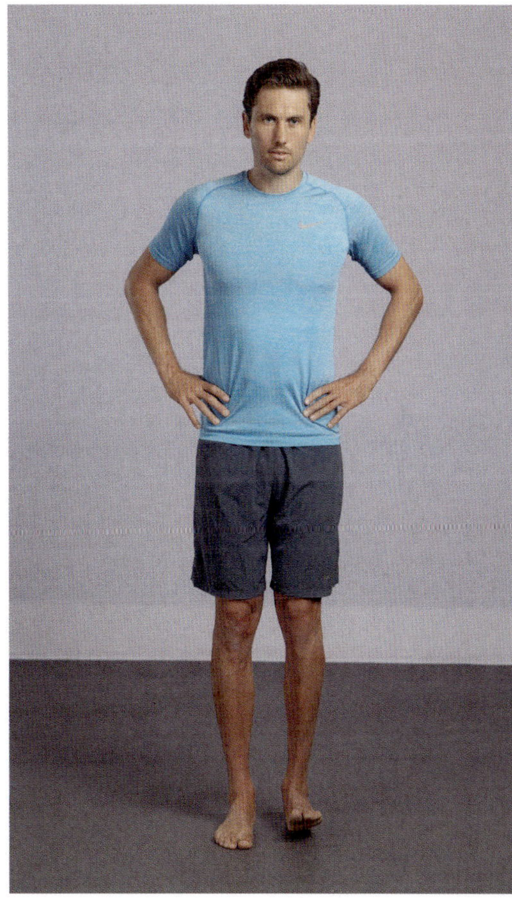

1 Stellen Sie sich aufrecht und mit gestreckten Knien hin.

2 Ziehen Sie Ihre Fußaußenkante wiederholt 10-mal nach oben.

Aufgepasst: Halten Sie die Spannung im äußeren Unterschenkel während des Übungsverlaufs aufrecht.

Warum: Diese Übung kräftigt die seitliche Unterschenkelmuskulatur und stabilisiert die Position des Wadenbeins.

SEITSTEP MIT WIDERSTAND AM OBERSCHENKEL

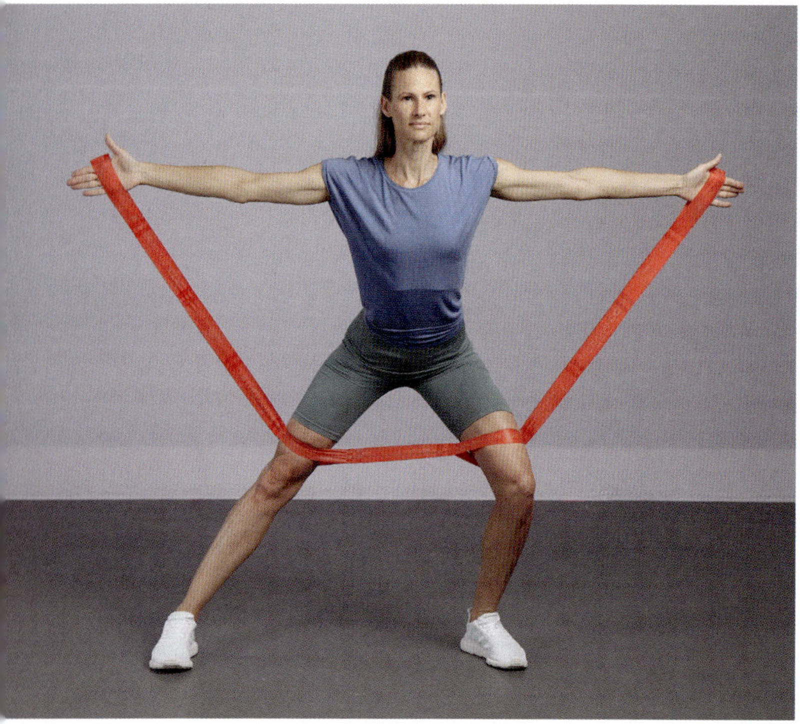

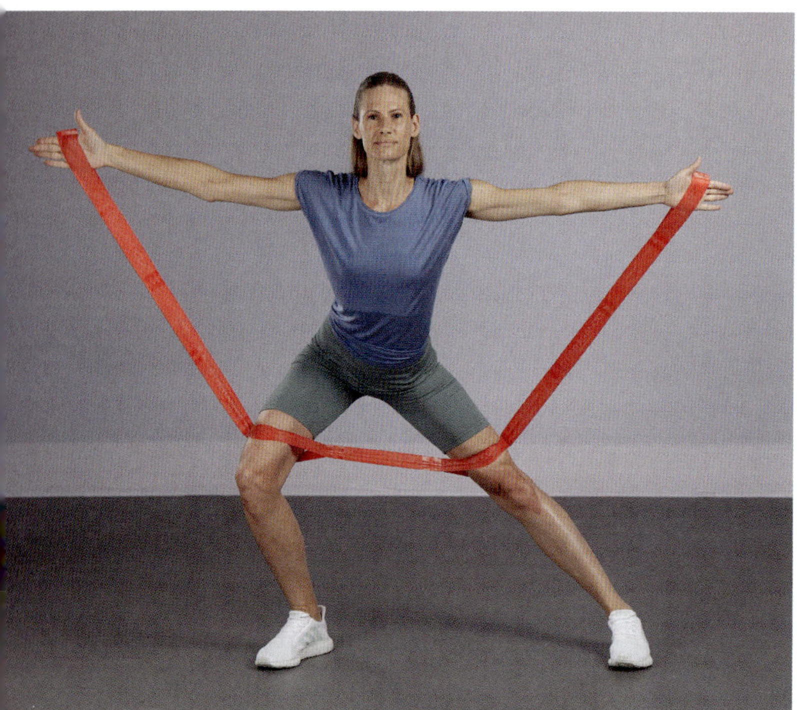

Sie brauchen: Widerstandsband mit Schlaufen

1 Greifen Sie in die Öffnungen des Widerstandsbandes und legen Sie sich das Band um Ihre Oberschenkel nahe Ihrer Knie. Stellen Sie sich in eine leichte Knievorbeuge und setzen Sie ein Bein zur Seite, die Arme sind seitlich gestreckt.

2 Ziehen Sie das Bein wieder heran und wechseln Sie die Seite. Wiederholen Sie diesen Seitstep 10-mal in jede Richtung.

Aufgepasst: Öffnen Sie Ihre Beine beim Seitsteppen nicht zu stark und bleiben Sie dabei immer in der Knievorbeuge.

Warum: Diese Übung kräftigt die Oberschenkelmuskulatur und stabilisiert die Kniegelenke.

SEITSTEP MIT WIDERSTAND AM UNTERSCHENKEL

Sie brauchen: Widerstandsband mit Schlaufen

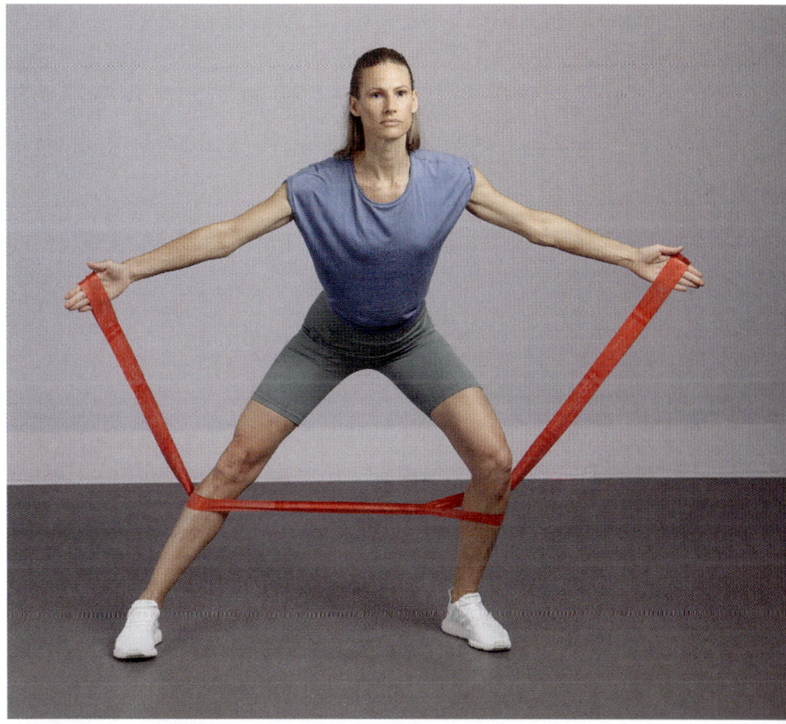

1 Greifen Sie in die Öffnungen des Widerstandsbandes und legen Sie sich das Band um Ihre Unterschenkel nahe Ihrer Knie. Stellen Sie sich in eine leichte Knievorbeuge. Setzen Sie ein Bein zur Seite, die Arme sind seitlich ausgestreckt.

2 Ziehen Sie das Bein wieder heran und wechseln Sie die Seite. Wiederholen Sie diesen Seitstep 10-mal in jede Richtung.

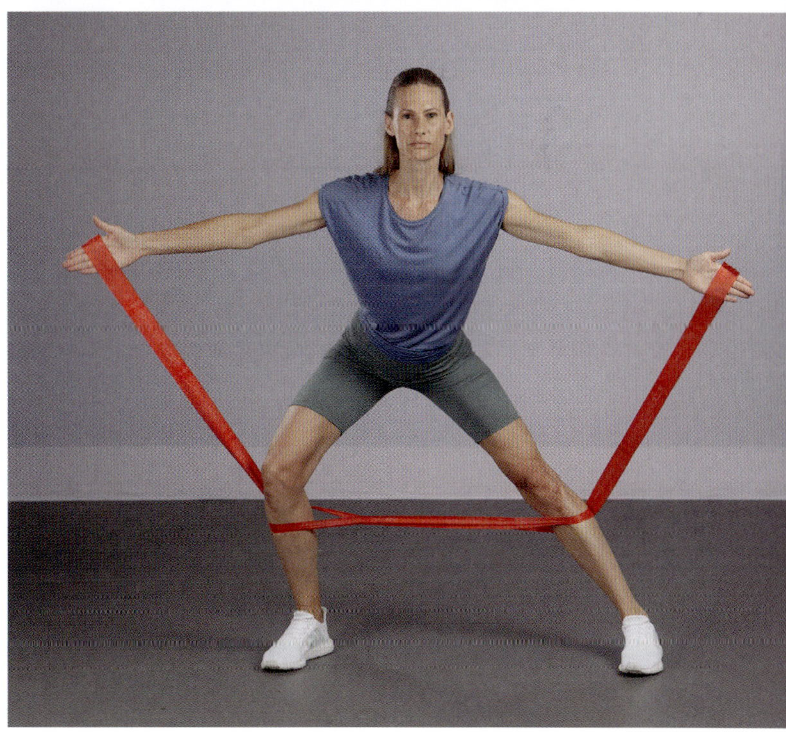

Aufgepasst: Öffnen Sie Ihre Beine beim Seitsteppen nicht zu stark und bleiben Sie dabei immer in der Knievorbeuge.

Warum: Diese Übung kräftigt die Ober- und Unterschenkelmuskulatur und stabilisiert die Kniegelenke.

FREIE EINBEINKNIEBEUGE

Sie brauchen: kein Equipment

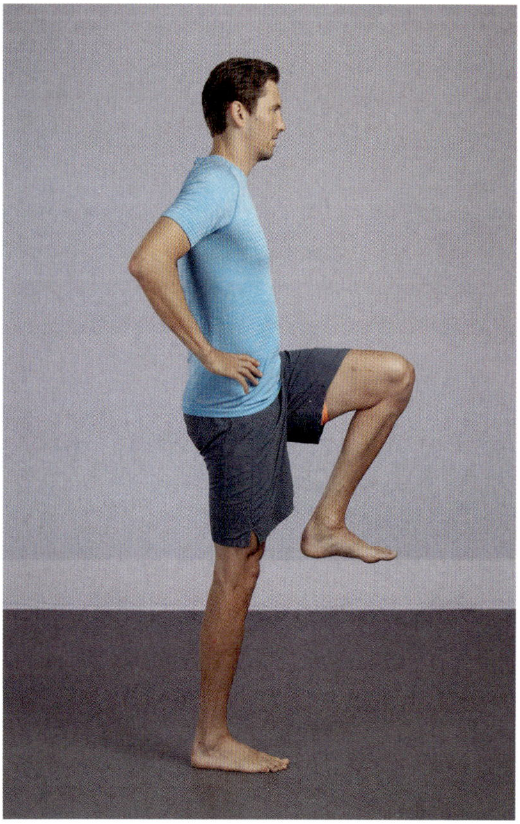

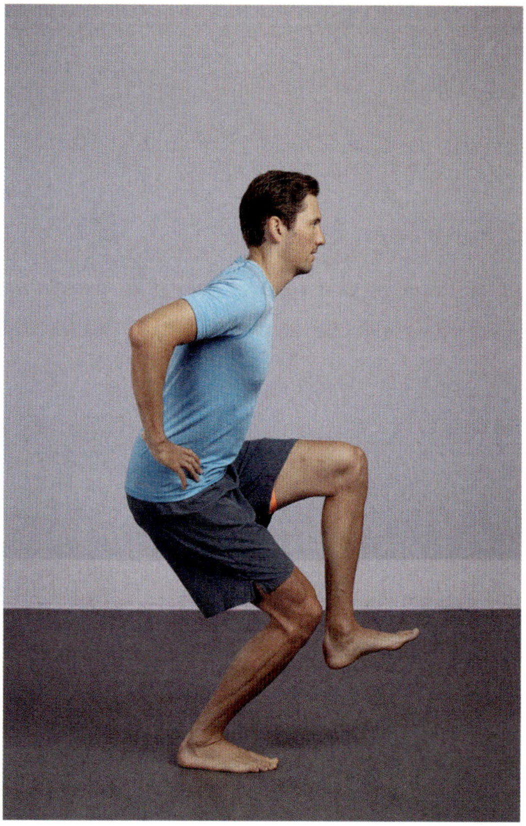

1 Stellen Sie sich aufrecht hin und nehmen Sie beide Hände zur Taille. Heben Sie ein Bein gebeugt an.

2 Gehen Sie in dieser Position in eine 60-Grad-Kniebeuge. Richten Sie sich wieder auf und wiederholen Sie den Bewegungsablauf 10-mal.

Aufgepasst: Gehen Sie nicht zu tief in die Kniebeuge und lassen Sie die Ferse am Boden.

Warum: Mit dieser anspruchsvollen Übung trainieren Sie Ihre Beinkoordination, die Kraftausdauer und damit Ihre Kniestabilität.

SEILSPRINGEN

Sie brauchen: Springseil

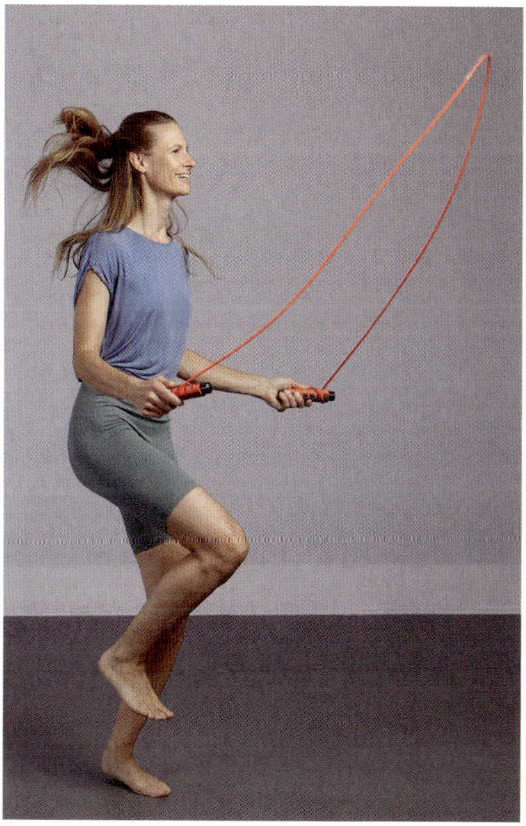

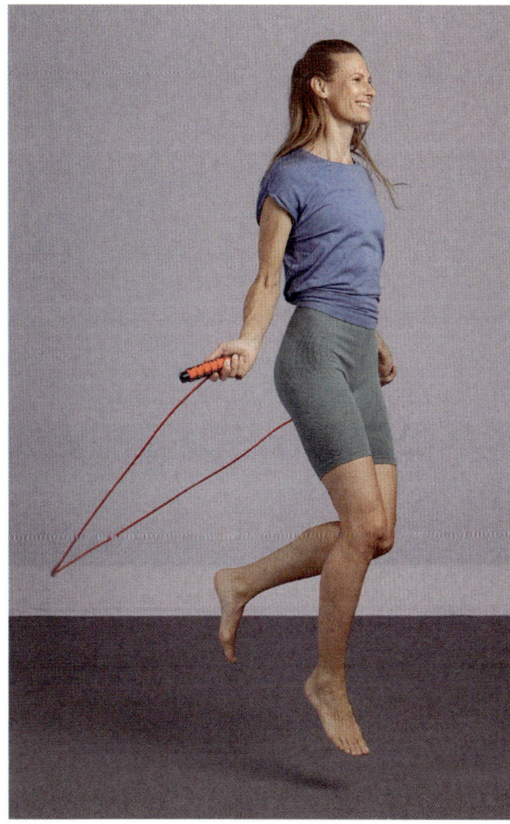

1 Stellen Sie sich mit dem Springseil in den Händen aufrecht hin und fangen Sie an, das Seil hochzuschwingen und gleichzeitig in die entsprechende Hüpfbewegung zu kommen.

2 Schwingen Sie das Seil durch und führen Sie den Bewegungsablauf fort, solange Sie können.

Aufgepasst: Achten Sie auf einen ebenen, möglichst weichen Untergrund für das Seilspringen.

Warum: Diese Übung koordiniert und verbessert Ihre Beinmotorik.

HOPSERLAUF

Sie brauchen: kein Equipment

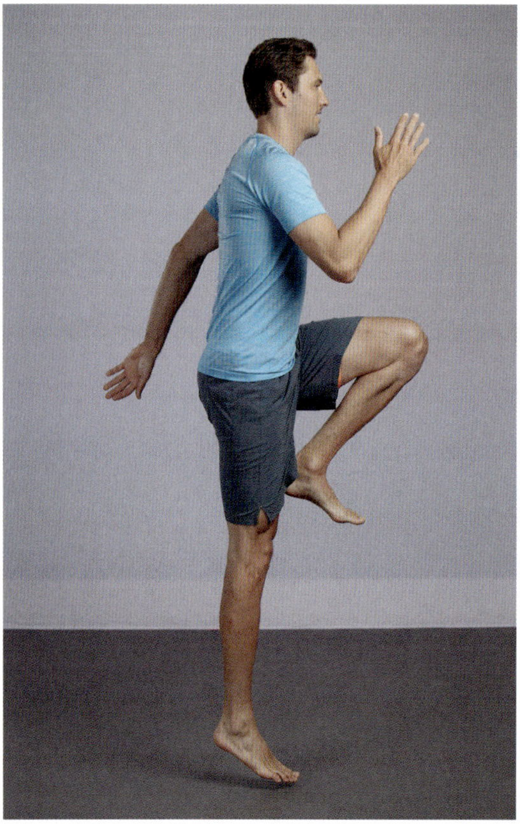

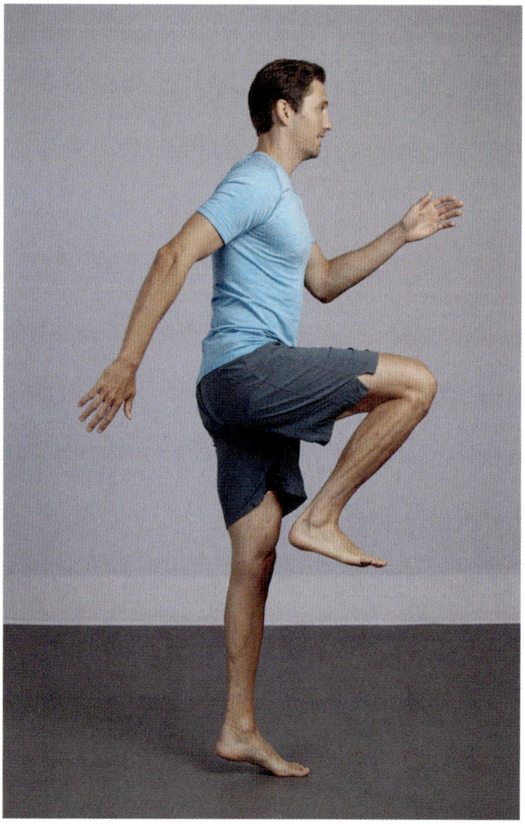

1 Stellen Sie sich aufrecht hin und fangen Sie mit diagonalem Armschwung an, auf der Stelle zu hopsen.

2 Ziehen Sie die Knie jeweils weit hoch und üben Sie den Hopserlauf 1 Minute lang.

Aufgepasst: Achten Sie auf einen ebenen, möglichst weichen Untergrund für den Hopserlauf.

Warum: Diese Übung koordiniert und verbessert Ihre Beinmotorik.

SEITHOPSER

Sie brauchen: kein Equipment

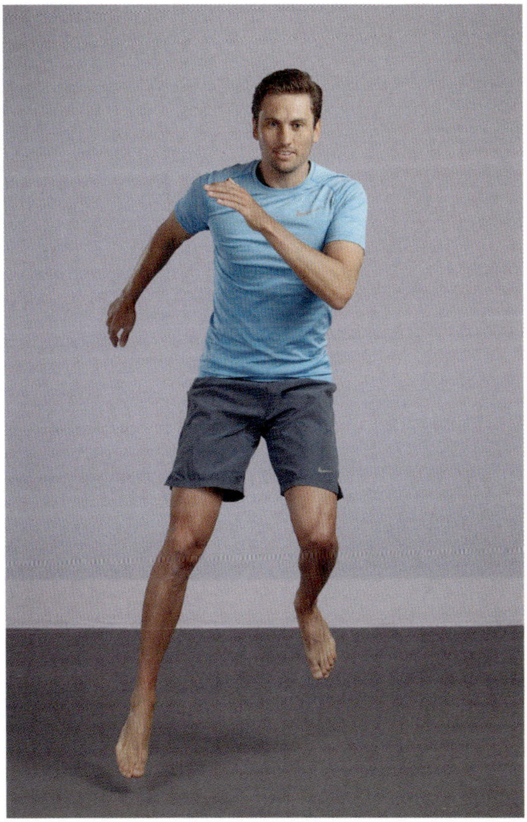

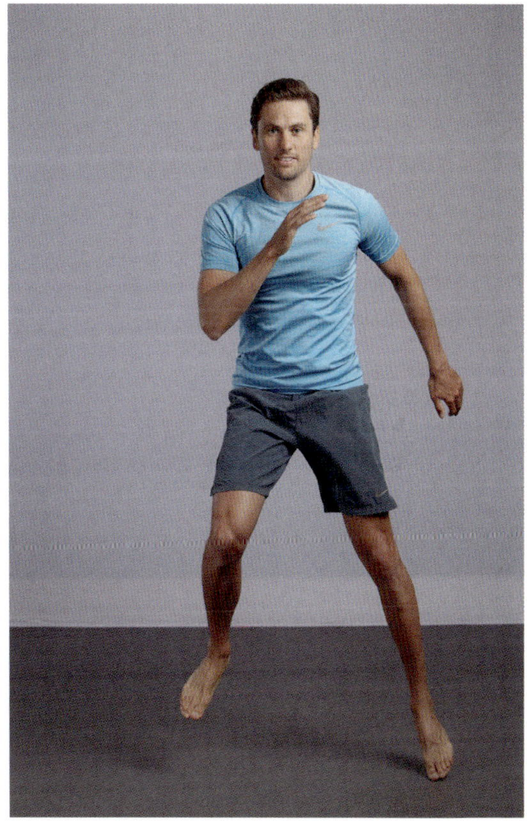

1 Stellen Sie sich aufrecht hin und fangen Sie mit diagonalem Armschwung an, zu einer Seite zu springen.

2 Ziehen Sie die Knie jeweils weit hoch und wiederholen Sie den Seithopser 1 Minute lang.

Aufgepasst: Achten Sie auf einen ebenen, möglichst weichen Untergrund für den Seithopser.

Warum: Diese Übung koordiniert und verbessert Ihre Beinmotorik.

LATERAL LUNGE

Sie brauchen: Socken, Tisch

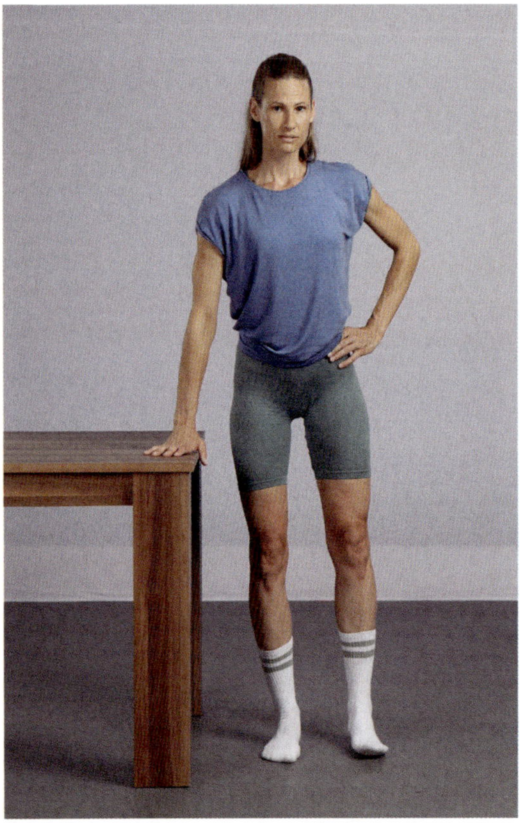

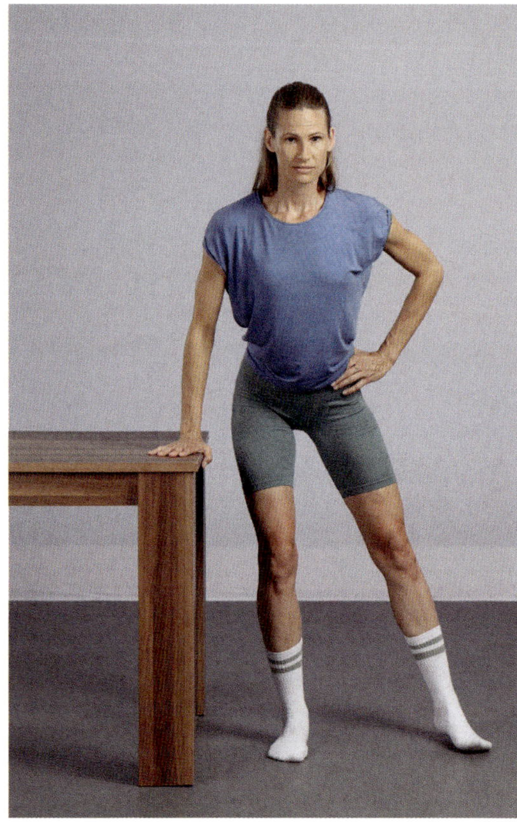

1 Ziehen Sie sich Socken an. Stellen Sie sich seitlich an einen Tisch und halten Sie sich dort mit einer Hand fest.

2 Schieben Sie einen Fuß seitlich weg. Nehmen Sie den Fuß wieder zurück und wiederholen Sie diese Übung 10-mal.

Aufgepasst: Schieben Sie Ihr Bein nicht zu weit heraus; so behalten Sie die Kontrolle über den Bewegungsablauf.

Warum: Diese Übung kräftigt die innere und äußere Beinmuskulatur und fördert die Beinmotorik.

BALLON HOCHHALTEN

Sie brauchen: Luftballon

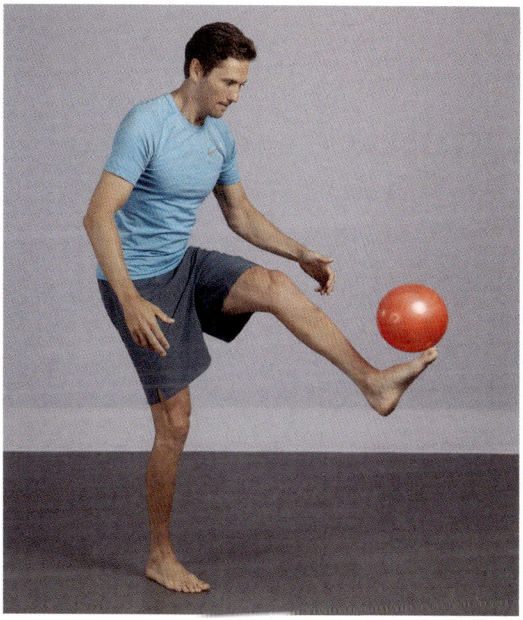

Nehmen Sie einen aufgeblasenen Luftballon in die Hände und stellen Sie sich aufrecht hin. Kicken Sie den Ballon mit einem Fuß wiederholt in die Luft. Führen Sie die Übung durch, solange Sie können.

Aufgepasst: Üben Sie erst mit einer und dann mit der anderen Seite.

Warum: Mit dieser Übung trainieren Sie spielerisch koordinativ Ihre Bewegungsfreude und Bewegungsfreiheit.

STANDWAAGE

Sie brauchen: kein Equipment

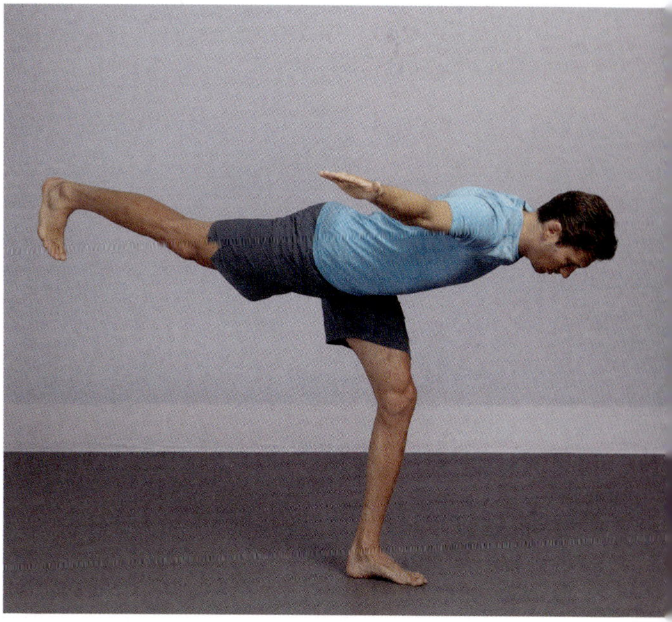

Stellen Sie sich aufrecht hin und strecken Sie ein Bein weit nach hinten oben; gleichzeitig breiten Sie Ihre Arme seitlich aus. Bleiben Sie, so gut Sie können, etwa 1 Minute lang so stehen.

Aufgepasst: Überstrecken Sie nicht das Knie auf der Standbeinseite.

Warum: Mit dieser Übung trainieren Sie spielerisch koordinativ Ihre Bewegungsfreude und Bewegungsfreiheit.

GRÄTSCHE

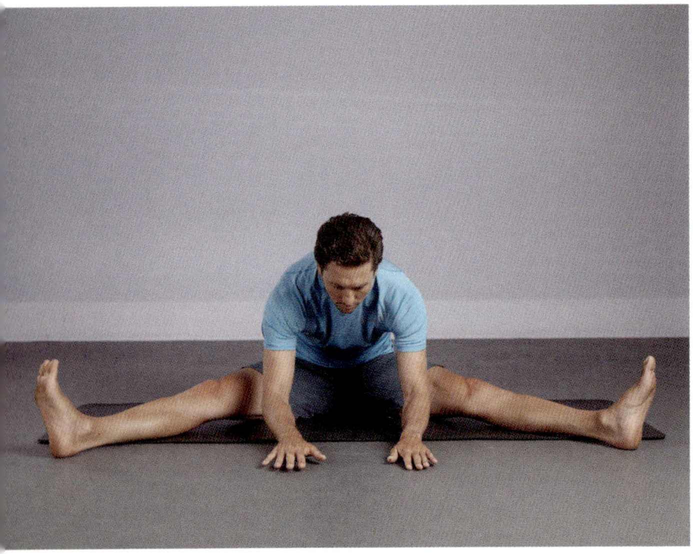

Sie brauchen: Matte

Setzen Sie sich im Langsitz auf den Boden und spreizen Sie Ihre Beine, soweit Sie es können. Beugen Sie sich mit Ihrem Oberkörper 1 Minute lang vornüber.

Aufgepasst: Fangen Sie langsam und sanft mit dieser Übung an.

Warum: Mit der Grätsche dehnen und kräftigen Sie Ihre Beinmuskeln.

SCHATTENBOXEN

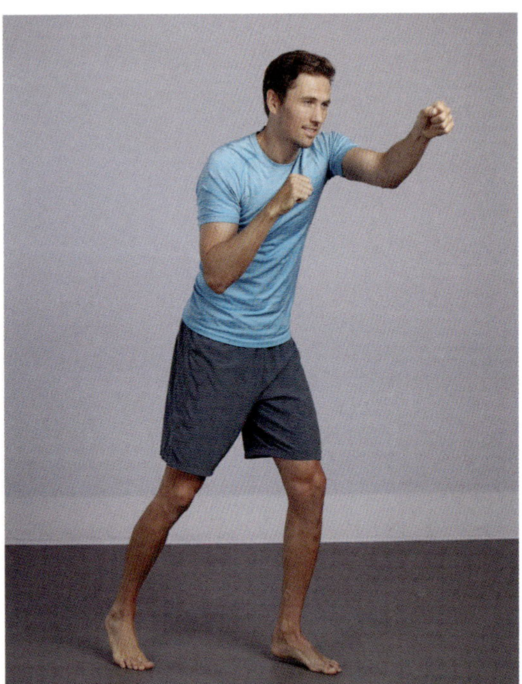

Sie brauchen: kein Equipment

Stellen Sie sich aufrecht hin und beginnen Sie, auf den Beinen tänzelnd, mit den Armen zu boxen. Führen Sie die Übung durch, solange Sie können.

Aufgepasst: Achten Sie auf einen ebenen, möglichst weichen Untergrund für die Beine.

Warum: Diese Übung trainiert spielerisch koordinativ die Beinmuskulatur und fördert Bewegungsfreude und Bewegungsfreiheit im ganzen Körper.

KNEE TUCK CRUNCHES

Sie brauchen: Matte

1 Setzen Sie sich im Langsitz auf den Boden und heben Sie beide Beine gebeugt vom Boden ab.

2 Strecken Sie die Beine vor Ihrem Körper aus und ziehen Sie sie 10-mal im Wechsel wieder zum Körper heran.

Aufgepasst: Beginnen Sie zunächst sehr kontrolliert mit der Übung, um auch die Oberkörperspannung halten zu können.

Warum: Diese Beuge- und Streckübung trainiert die Beinmuskulatur und die Bauchmuskeln.

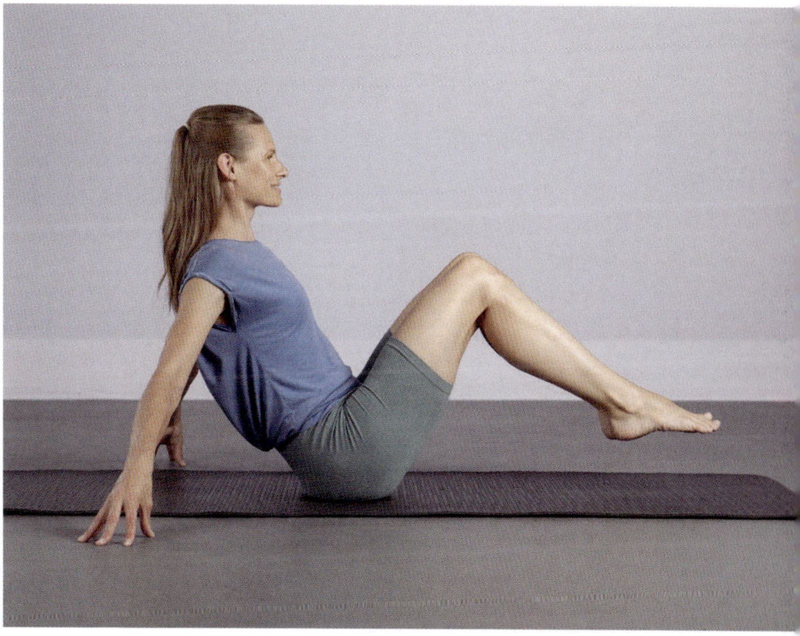

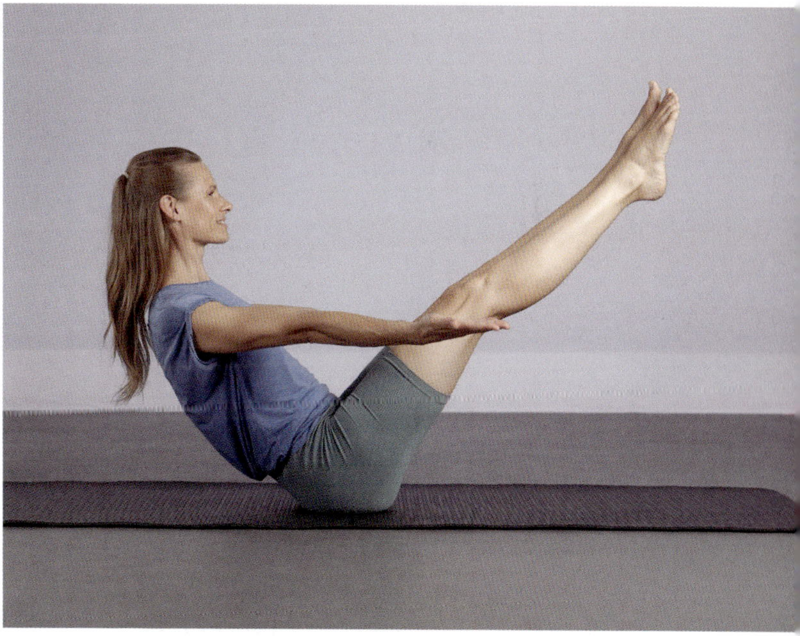

SIDE STEP SQUATS

Sie brauchen: kein Equipment

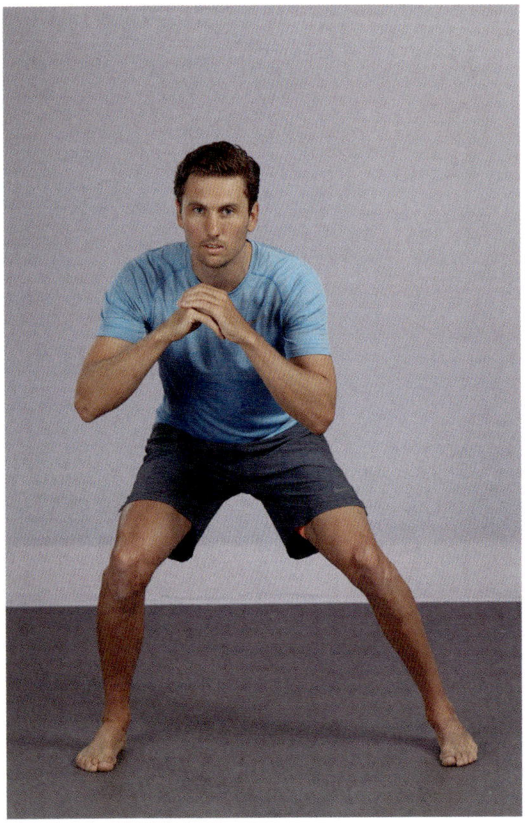

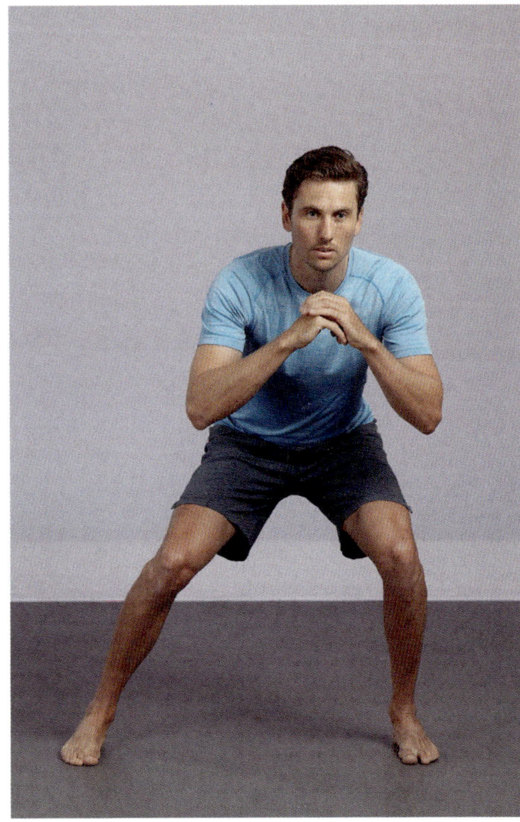

1 Stellen Sie sich aufrecht hin, halten Sie Ihre Füße fußbreit voneinander entfernt und nehmen Sie Ihre Arme vor den Körper. Machen Sie einen Seitschritt nach rechts und gehen Sie in die Kniebeuge. Kommen Sie wieder zurück in die Ausgangsstellung.

2 Machen Sie einen Seitschritt nach links und gehen Sie in die Kniebeuge. Kommen Sie wieder zurück in die Ausgangsstellung. Wiederholen Sie den Bewegungsablauf 5-mal zu jeder Seite.

Aufgepasst: Lassen Sie bei den Kniebeugen Ihre Fersen immer am Boden stehen.

Warum: Diese Übung trainiert die gesamte Beinmuskulatur koordinativ.

JUST FOR FUN

Haben Sie wieder Freude an der Bewegung! Üben Sie auch mal zu zweit. Jetzt kommt die Bewegungsfreiheit ganz spielerisch zurück.

RADFAHREN ZU ZWEIT

Sie brauchen: Matte, Trainingspartner

1 Legen Sie sich beide rückwärts so auf den Boden, dass sich Ihre Fußsohlen in der Luft berühren. Beginnen Sie die Radfahrbewegung.

2 Führen Sie die Übung langsam und kontrolliert aus, Ihr Partner und Sie bewegen sich vom Kraftaufwand her möglichst ausgeglichen. Radeln Sie 2 bis 3 Minuten lang entspannt in der Luft.

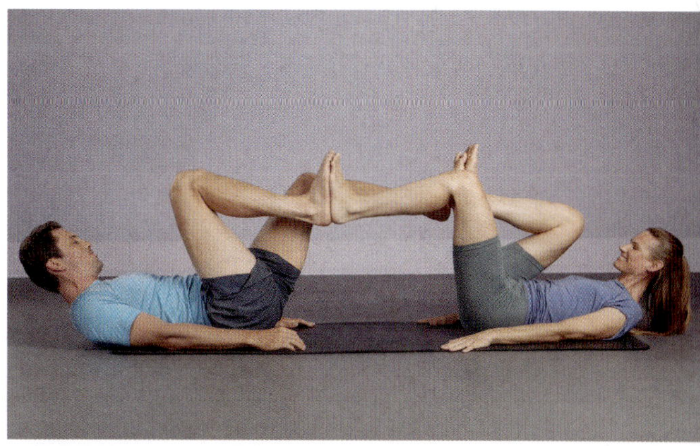

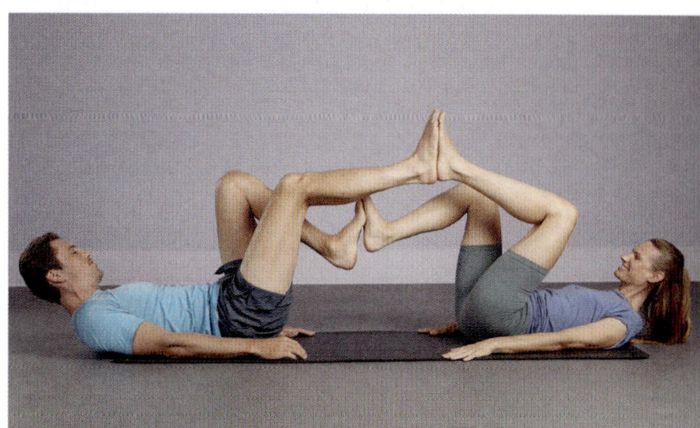

Aufgepasst: Bleiben Sie mit Ihren Fußsohlen beieinander und verlieren Sie die Spannung nicht.

Warum: Das Radfahren in der Luft bewegt Ihre Knie lässig, da die Belastung für die Kniegelenke minimal ist. Die Beinmuskeln werden aktiviert. Diese Übung kann einfach zum Spaß oder auch im Stadium der Teilbelastung eingesetzt werden.

KNIESTEMME ZU ZWEIT

Sie brauchen: Matte, Trainingspartner

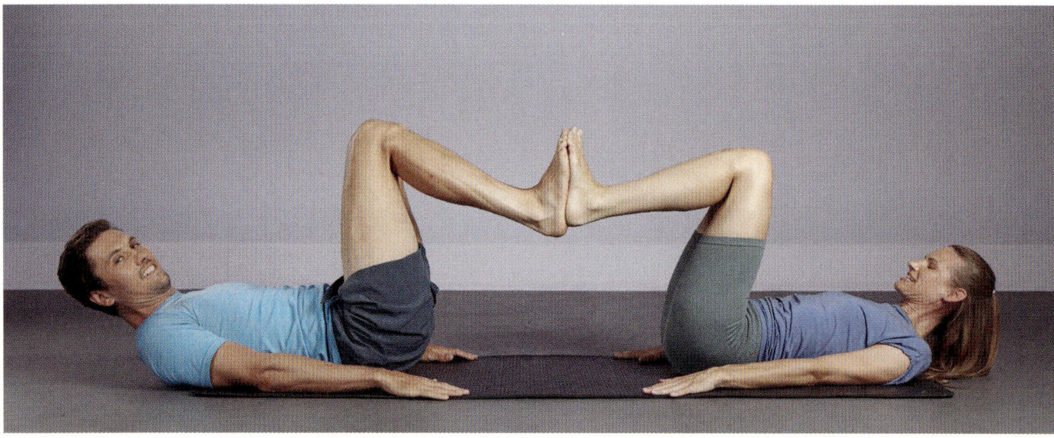

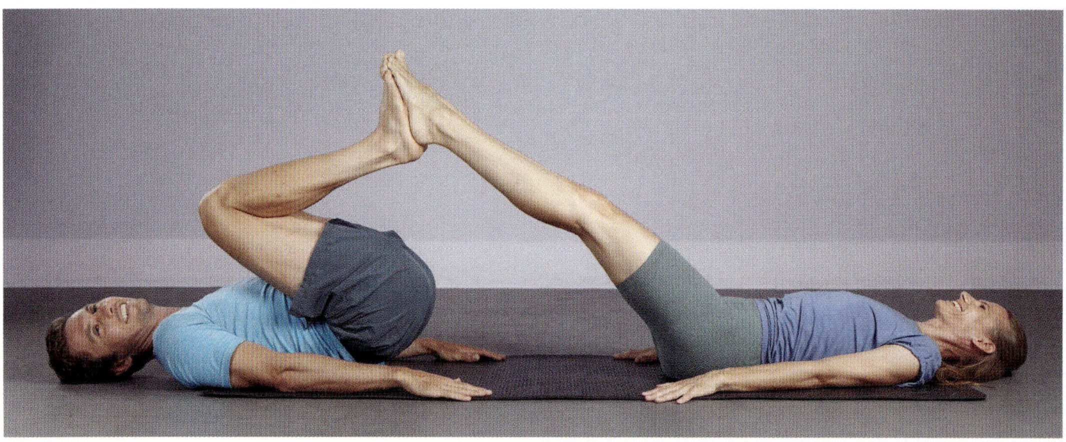

1 Legen Sie sich beide rückwärts so auf den Boden, dass sich Ihre Fußsohlen in der Luft berühren.

2 Strecken und beugen Sie Ihre Knie im Wechsel. Üben Sie den Bewegungsablauf 2 bis 3 Minuten lang.

Aufgepasst: Bleiben Sie mit Ihren Fußsohlen beieinander und verlieren Sie die Spannung nicht.

Warum: Das Kniestemmen in der Luft bewegt Ihre Knie lässig, da die Belastung für die Kniegelenke minimal ist. Die Beinmuskeln werden aktiviert. Diese Übung kann einfach zum Spaß oder auch im Stadium der Teilbelastung eingesetzt werden.

SCHUBSTRAINING ZU ZWEIT

Sie brauchen: Balance-Pad, Trainingspartner

Stellen Sie sich entspannt auf das Balance-Pad. Ihr Partner stellt sich neben Sie und schubst Sie leicht und abwechselnd in verschiedene Richtungen. Sie behalten Ihre Ausgangsstellung trotzdem gut bei.

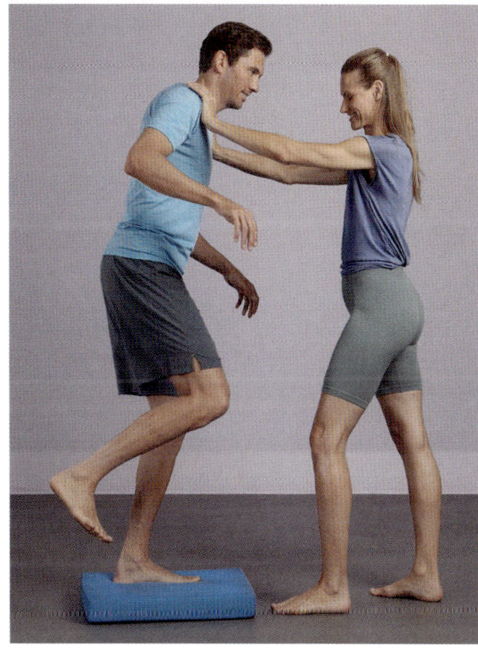

Aufgepasst: Überstrecken Sie nicht Ihre Knie.

Warum: Das Schubsen aktiviert Ihre tiefen Beinmuskeln und übt Stand-, Gang- und Trittsicherheit ein.

BALL HOCHHALTEN

Sie brauchen: Ball

Sollten Sie Freude am Fußball haben, nehmen Sie einen leichten Ball in die Hände und stellen Sie sich aufrecht hin. Kicken Sie den Ball mit einem Fuß wiederholt in die Luft. Führen Sie die Übung durch, solange Sie können.

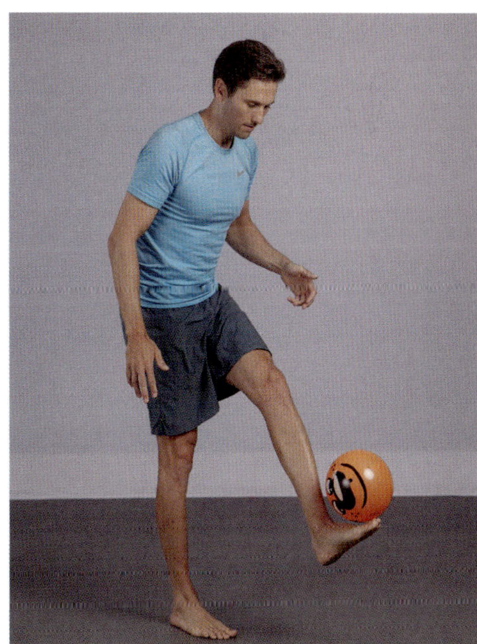

Aufgepasst: Üben Sie erst mit einer und dann mit der anderen Seite.

Warum: Diese Übung trainiert Sie spielerisch koordinativ und bringt Bewegungsfreude und Bewegungsfreiheit zurück.

ÜBUNGS- UND MASSNAHMENVERZEICHNIS

LITERATURVERZEICHNIS

Bizzini, Mario; Mathieu, Nicolas; Steens, J.-C.: »Propriozeptives Training der unteren Extremität auf instabilen Ebenen.« In: *Manuelle Medizin* 29 (1991): S. 14–20

Brokmeier, Alf Anso: *Lehrbuch Manuelle Therapie.* Norderstedt: Books on Demand, 2009

DAK Gesundheit: »Versorgungsreport 2022: Knieschmerzen/Gonarthrose«. Verfügbar unter: https://www.dak.de/dak/unternehmen/reporte-forschung/versorgungsreport-2022-knieschmerzen-gonarthrose_27704. Aufgerufen am 18.12.2023

Fuchs, Judith; Prütz, Franziska: »Prävalenz von Gelenkschmerzen in Deutschland«. In: *Journal of Health Monitoring.* Berlin: RKI (DEGS1), 2017

Guimberteau, Jean-Claude; Armstrong, Collin: *Faszien. Architektur des menschlichen Fasziengewebes.* Berlin: KVM Verlag, 2016

Gustavsen, Rolf: *Fra aktiv avspenning til trening.* Oslo: Norlis Bokhandel, 1997

Haas, Christian; Turbanski, Stephan; Schmidtbleicher, Dietmar: »Stochastisches Resonanz-Training«. In: *Forschung Frankfurt* 04 (2006): S. 19–24

Hassane, Elias: *Die Wirksamkeit der Traktion mit Gewichtsmanschetten sowie Beinachsentraining auf den Schmerz und die Beweglichkeit bei Gonarthrose.* Masterarbeit am Institut für Sportwissenschaft Graz, 2018

Heiderscheit, Bryan C.; Chumanov, Elizabeth S.; Michalski, Max P.; Wille, Christa M.; Ryan, Michael B.: »Effects of Step Rate Manipulation on Joint Mechanics during Running«. In: *Medicine & Science in Sports & Exercise* 2011 43 (2): S. 296–302

Kapandji, Adalbert I.: *Funktionelle Anatomie der Gelenke.* Stuttgart: Georg Thieme Verlag, 2016

Kiesling, Gabriele: *Nacken – schmerzfrei in 30 Tagen.* München: riva Verlag, 2023

Kiesling, Gabriele: *Rücken – schmerzfrei in 30 Tagen.* München: riva Verlag, 2022

Kiesling, Gabriele: *Physiotherapie Hausapotheke.* München: riva Verlag, 2021

Kiesling, Gabriele: *Schmerzfrei durch Cupping.* München: riva Verlag, 2020

Kiesling, Gabriele: *Physiotherapie für zu Hause.* München: riva Verlag, 2018

Kiesling, Gabriele: *Neuroorthopädie fängt dort an, wo allgemeine Krankengymnastik aufhört. Neuroorthopädischer Befund, Dokumentation und Berichtsform.* Berlin: diqp, 2013

Kiesling, Gabriele: *Physiotherapie heute ist viel mehr, als ausschließlich zu behandeln.* Berlin: diqp Verlag, 2010

Lewit, Karel: *Manuelle Medizin bei Funktionsstörungen des Bewegungsapparates.* München: Elsevier, 2014

Schleip, Robert: *Faszien Fitness.* München: riva Verlag, 2018

Schleip, Robert (Hrsg.): *Lehrbuch Faszien. Grundlagen – Forschung – Behandlung.* München: Urban & Fischer/Elsevier, 2014

Simons, David G.; Travell, Janet G. et al.: *Handbuch der Muskel-Triggerpunkte.* München: Urban & Fischer, 2014

Stecco, Carla: *Atlas des menschlichen Fasziengewebes.* München: Elsevier, 2016

Winkel, Dos; Vleeming, Andry; Fisher, Sally: *Nichtoperative Orthopädie und Manualtherapie, Teil 3.* Stuttgart: Gustav Fischer Verlag, 1997

DANK

Für die vertrauensvolle Zusammenarbeit mit dem riva Verlag möchte ich mich an allererster Stelle bedanken. Mit Katharina May als leitender Redakteurin ist es mir nicht bange, Buch für Buch zu schreiben. Danke für die tolle Unterstützung seit sechs Jahren.

Wären wieder die großartigen Fotografien von Nils Schwarz nicht, hätten meine Übungen nicht die gewünschten Aussagen und die tolle Ausstrahlung. Die wunderbaren Models Christine und Thomas haben beim Shooting besonders hilfreich zur Seite gestanden.

Das fachmännische Lektorat lag in den bewährten Händen von Ulrike Reinen. Für das kollegiale und aufmerksame Gegenlesen bedanke ich mich bei Rosa Fuss, Johannes Doering und Astrid Regine Schmidt.

Schließlich möchte ich noch meinem eigenen Knie für 75 Jahre schmerzfreie Tragfähigkeit danken. Als ich kürzlich, das erste Mal im Leben, richtige Kniebeschwerden hatte, haben mir meine eigenen Übungen endlich mal selbst und nachhaltig geholfen.

ÜBER DIE AUTORIN

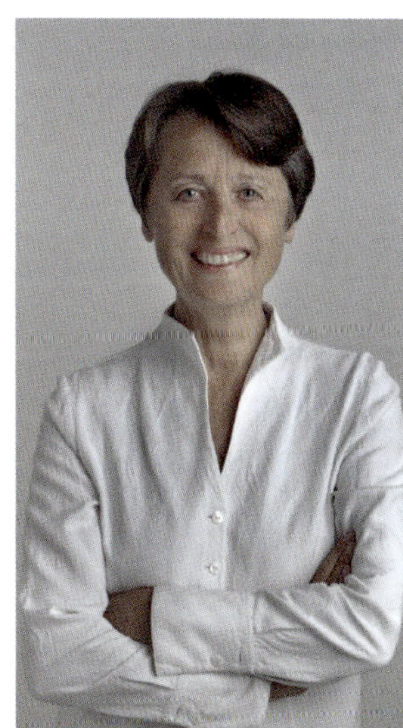

Gabriele Kiesling ist Physiotherapeutin mit eigener Praxis in Berlin und Geschäftsführerin des Deutschen Instituts für Qualität in der Physiotherapie (diqp). Schon seit Jahrzehnten befasst sie sich mit der empirischen Beurteilung und Behandlung von Körperfaszien. Dieses Fachwissen begründet die von ihr benannte Faszien-Physiotherapie; die Wirksamkeit ihrer Übungsmethodik wurde in randomisierten Studien bestätigt. Mit ihren erfolgreichen Büchern der »Physiotherapie für zu Hause«-Reihe ist Gabriele Kiesling Expertin verstehbarer Übungsliteratur für Patienten und Laien.

Besuchen Sie unter »Gabriele Kiesling – Die Physiotherapie Expertin« den Youtube-Kanal der Autorin und ihre Websites diqp.de und faszien-physiotherapie.de.

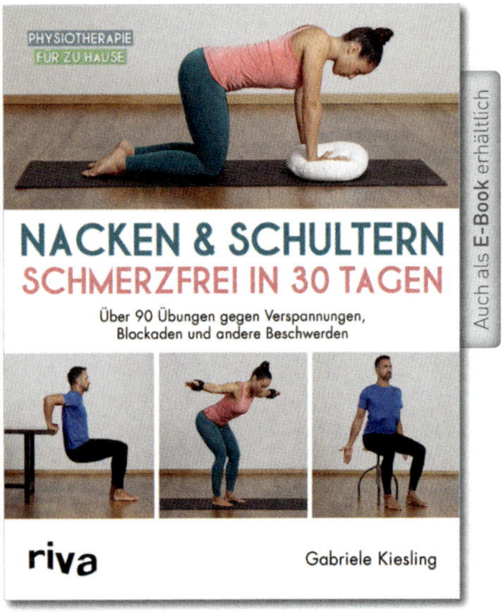

Nacken & Schultern – schmerzfrei in 30 Tagen

Über 90 Übungen gegen Verspannungen, Blockaden und andere Beschwerden

20,00 € (D) | 21,50€ (A)
ISBN 978-3-7423-2295-1

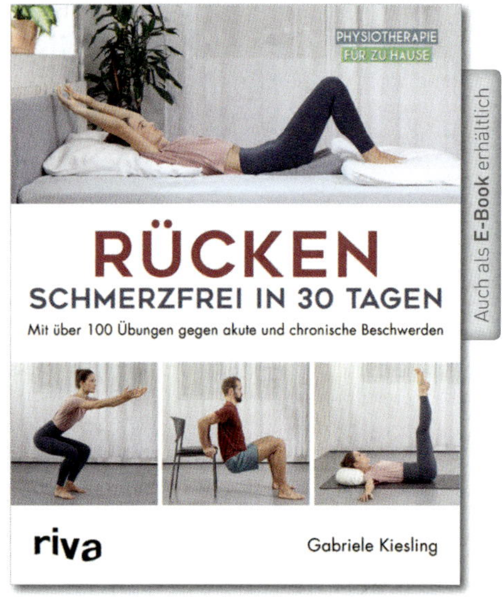

Rücken – schmerzfrei in 30 Tagen

Mit über 100 Übungen gegen akute und chronische Beschwerden

20,00 € (D) | 20,95 € (A)
ISBN 978-3-7423-1972-2

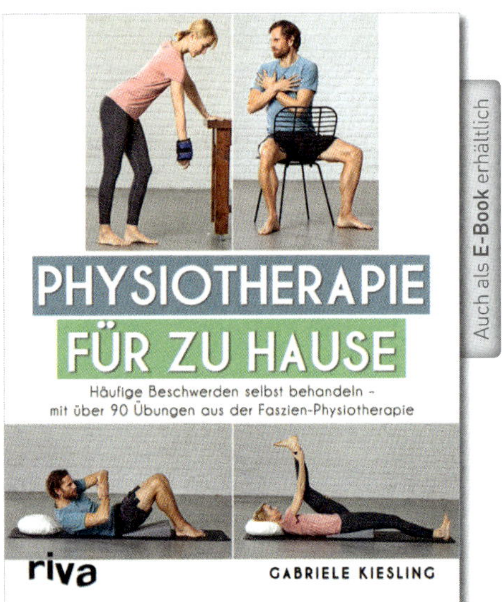

Physiotherapie für zu Hause

Häufige Beschwerden selbst behandeln – mit über 90 Übungen aus der Faszien-Physiotherapie

19,99 € (D) | 20,90 € (A)
ISBN 978-3-7423-0615-9

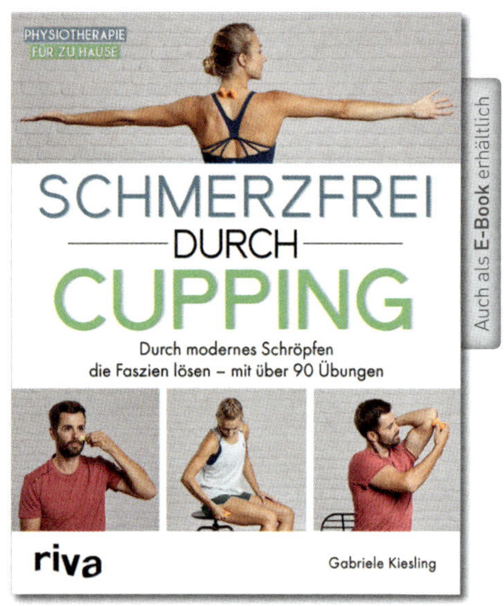

Schmerzfrei durch Cupping

Durch modernes Schröpfen die Faszien lösen – mit über 90 Übungen

19,99 € (D) | 20,90 € (A)
ISBN 978-3-7423-1213-6